**속근육 이완에 최적화 된 솔루션**

# 볼테라피
# 재활홈트

속근육 이완에 최적화된 솔루션
# 볼테라피 재활홈트

© 김민석 2021

1판 1쇄 인쇄  2021년 7월 15일
1판 1쇄 발행  2021년 7월 31일

**지은이**  김민석
**지은이**  김민석
**발행인**  김민석
**발행처**  페인프리북스 PAINFRRE BOOKS
**디자인**  여름날 스튜디오
**인쇄**  조은피앤피
**모델**  김규리
**일러스트**  장소희, 최경숙
**출판등록**  2019. 7. 30. 제 25100-2019-000017호
**주소**  22613 인천광역시 미추홀구 경인로 358 2층 페인프리테라피
**전화**  032-872-7555
**팩스**  02-2264-6118
**전자우편**  painfredu@gmail.com
**홈페이지**  painfreetherapy.co.kr

ISBN  979-11-967898-0-0 (93510)

• 이 책은 저작권법에 따라 보호받는 저작물이므로 무단전재와 무단복제를 금지하며, 이 책 내용의 전부 또는 일부를 이용하려면 반드시 저작권자와 PAINFREE BOOKS의 서면 동의를 받아야 합니다. (CIP제어번호 : CIP2019032430)

※ 책값은 뒤표지에 있습니다. 잘못된 책은 교환해 드립니다.

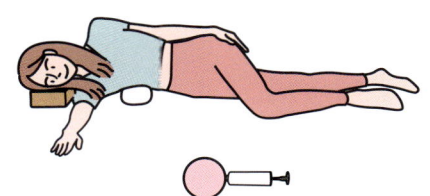

만성통증과 체형교정은 속근육이 답!

속근육 이완에 최적화 된 솔루션

# 볼테라피 재활홈트

김민석 지음

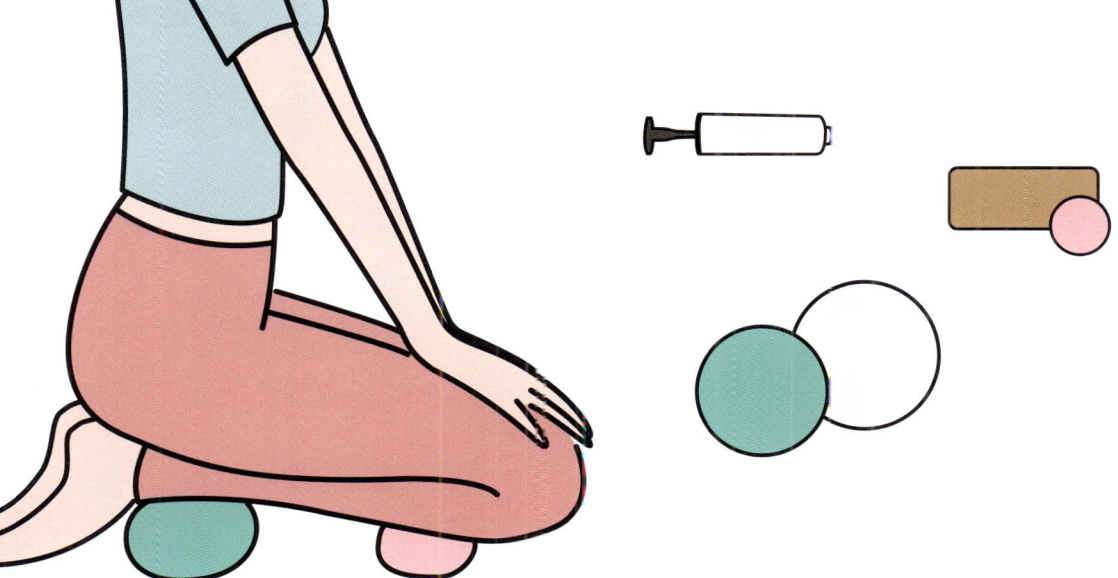

PAINFREE BOOKS

## 들어가는 말

대부분의 현대인들은 만성통증 해소를 위해 다양한 방법을 찾습니다. 병원, 요가, 필라테스, 헬스, 마사지 등 정말 다양한 방법으로 내 몸을 치유하려 합니다. 최근에는 더 나아가 집에서 스스로 몸을 관리하는 '홈트레이닝' 즉 홈트가 새로운 트렌드입니다. '홈트'는 경제적, 시간적, 공간적 제약 없이 집에서 할 수 있는 최고의 건강 관리법입니다. '홈트레이닝'은 트레이너가 직접 고객의 집에 방문하는 1:1 홈트, 핸드폰 어플리케이션이나 TV 동영상을 보며 스스로 따라하는 홈트 등 다양한 방법이 있지만, 요즘에는 마사지볼을 이용한 자가 건강 관리법으로 볼테라피가 새로운 트렌트로 주목을 받고 있습니다. 이에 많은 마사지볼들이 사용되고 있지만, 공의 특성, 몸과 통증의 이해 없이 사용하다 보니, 지속적으로 사용하기 힘든 상황입니다. 마사지볼이 효과가 없어서 사용하지 않는 것이 아니라, 사용법을 몰라서 방치된 것입니다. '볼테라피 재활 홈트"는 방치된 마사지볼을 다시 활용할 수 있는 좋은 길잡이가 될 수 있습니다.

PAINFREE EDU

재활과학 박사 김민석

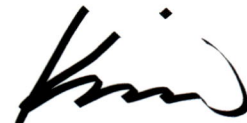

## 볼테라피란?

현대인들은 만성통증 치료를 위해 수술적 치료, 주사치료, 약물치료, 물리치료, 도수치료(추나요법, 카이로프랙틱, 정골요법) 등을 쉽게 경험 할 수 있습니다. 이러한 치료적 접근은 시간, 비용, 접근성 측면에서 현실적인 제약이 따릅니다. 이에 반해, 볼테라피는 시간, 비용, 접근성 측면에서 매우 효율적이며 그 효과 또한 매우 탁월합니다. 특히, '볼테라피'의 최대 장점은 도수치료적 효과를 기대 할 수 있다는 것입니다. 볼테라피는 이러한 도수치료적 효과를 근육, 관절, 신경의 해부생리학적 관점에서 설명 할수 있습니다.

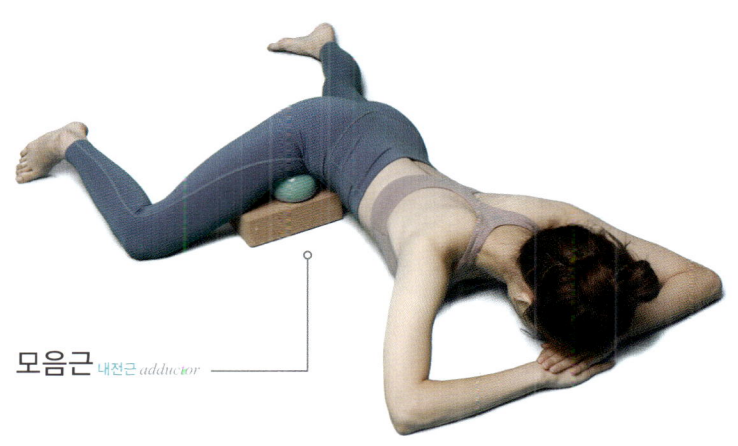

모음근 내전근 *adductor*

### ❶ 볼테라피 효과와 원리

1. 근신경 재활 솔루션: 근신경 활성화

2. 근막이완 솔루션: 근막 장력을 활용한 볼테라피

3. 자가 관절가동술 솔루션 볼테라피: 힘줄인대 속근육 스트레칭

4. 속근육 이완 스트레칭 재활 솔루션 볼테라피: 사람손으로는 접근불가능한 속근육 이완 스트레칭 효과

5. 표면근육 이완 스트레칭 재활 솔루션 볼테라피: 근육 시작점 부착점 원리 활용 볼테라피

6. 신경자극 볼테라피: 근육, 관절 등에 압박받은 과흥분된 신경 이완

- 중추신경계중 척수신경은 척추정렬의 정상화로 기능회복에 도움이 되며, 척수신경과 뇌신경과의 상호 작용으로 중추신경계의 전체적인 기능 회복에 효과적임.

- 말초신경계는 체성신경계와 자율신경계로 나뉠수 있는데 호흡훈련을 통해 자율신경계를 정상화를 도우며, 근육 관절 등에 압박 받은 과흥분된 체성신경의 과흥분을 이완시킴

※ 볼테라피 전공교재인 《볼테라피 바이블》에서 보다 전문적인 내용을 확인 할 수 있습니다.

## 볼테라피 차별성

### ❶ 말랑한 탄력이 있는 마사지볼

시중에 판매되고 있는 다양한 마사지볼 가운데 대부분의 마사지볼은 크기가 작고, 강도가 높아 각 신체부위에 적용하기 제한적이고, 매우 딱딱해서 뼈와 가까운 얇은 근육이나, 신경과 혈관이 지나는 근육에 사용하기에는 제한적입니다. 근육, 신경, 혈관, 근막의 손상을 최소화 하면서 통증을 관리해야 하기 때문에 "볼테라피 재활홈트"는 말랑하고 탄력이 있는 마사지볼 사용을 권장합니다.

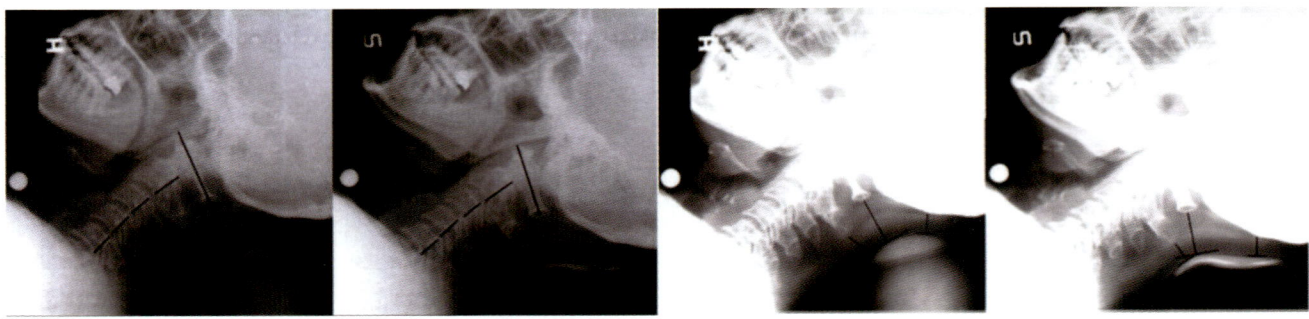

부드러운 마사지볼이 딱딱한 마사지볼보다 속근육 이완에 더욱 효과적임(2019, Yushin Kim)

### ❷ 정적인 볼테라피

정적인 동작의 운동방법이 다른 마사지공 방법들과 가장 큰 차이점 입니다. 동적인 움직임일 경우 근육의 국소적인 이완과 일시적인 이완 정도의 효과를 기대할 수 있지만, 정적인 볼테라피는 중추말초신경계를 직간접적으로 자극해 단축된 근육을 이완 할 수 있습니다.

※ 세부적인 해부생리학 내용은 볼테라피 전문 교재를 참고하세요《볼테라피 바이블 - 근육·체형·신경》

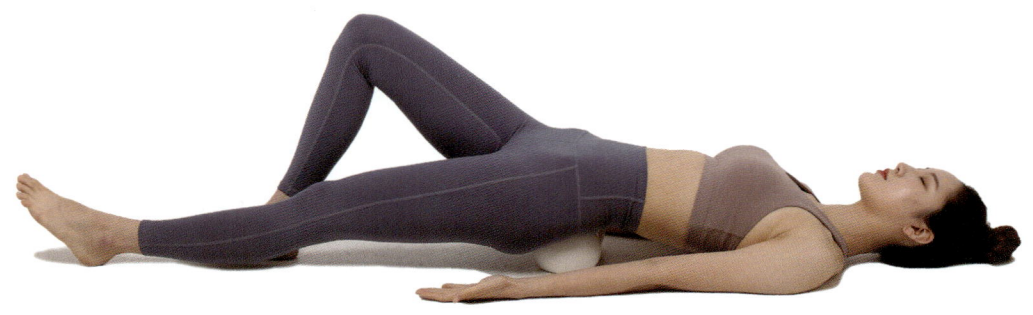

### ❸ 볼테라피 전용 볼

《볼테라피 재활 홈트》는 기본생리학과 기능해부학의 기본적인 적용 원리를 통해 볼테라피 효과를 설명합니다. 볼테라피 재활 홈트는 효과와 안전을 극대화 하기 위해 페인프리볼을 사용할 것을 권장합니다.

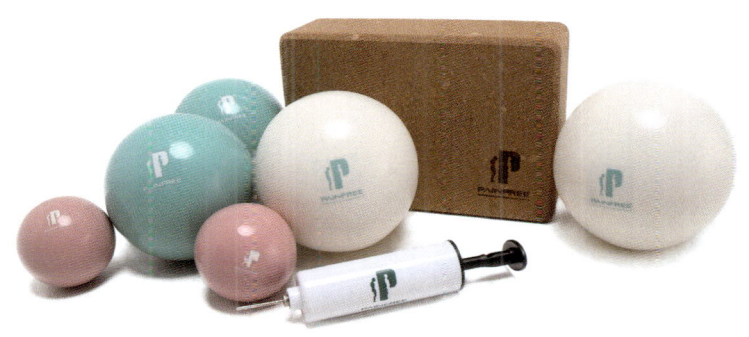

《페인프리볼 세트》

### ❹ 볼테라피 생리학적 효과와 원리

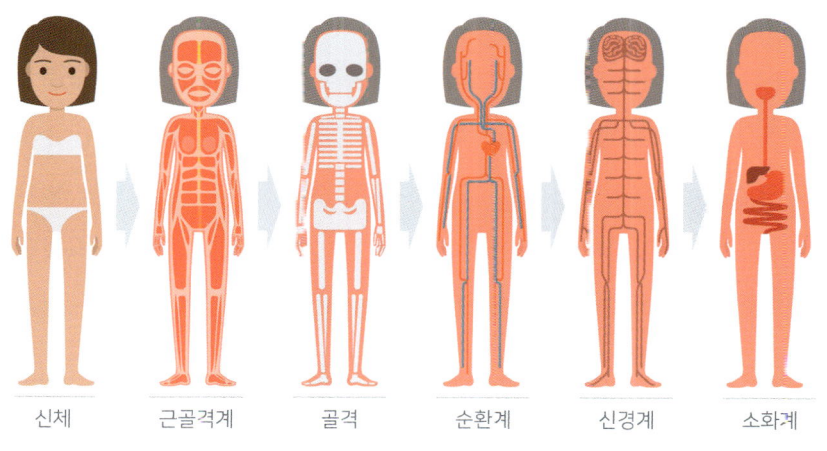

《볼테라피의 다각적 효과》

볼테라피는 만성통증을 겪고 있는 사람들의 통증 관리를 통해 통증감소, 체형교정을 목표로 합니다. 볼테라피 재활홈트는 본 저자의 임상적 경험과 의학 전공지식을 기반으로 해부학, 기능해부학, 도수치료관련 등 다양한 전문서적과 논문을 참고하였습니다. 볼테라피 재활홈트는 통증감소와 신체 근신경 기능향상을 위해 자기이완의 도구로써 말랑말랑한 공기압 조절식 페인프리볼을 이용해서 근육・관절・신경학적 관점에서 사용 할 수 있는 볼테라피 자가 운동 서적입니다. 볼테라피는 치료적 개선 효과를 마사지 개념으로 비비고, 누르는 단순한 개념으로 설명하는 것이 아니라, 근육의 기 시점과 부착점, 물리적 에너지 개념, 트리거 포인트, 신경, 관절 등의 기본 해부생리학, 생체역학, 임상의 경험적 근거, 기초 의학을 기반으로 설명하였습니다.

| 근육학적 효과 | 관절학적 효과 | 신경학적 효과 |
|---|---|---|
| 근육과 근막이완<br>근육의 활성화 증가<br>근육의 기능향상<br>근육의 신경압박 개선 | 관절견인 효과<br>관절 공간확보<br>관절가동범위 증가<br>관절정렬 정상화 | 자율신경계 향상성 개선<br>주동근-길항근 균형 개선<br>호흡능력 개선<br>뇌척수액 흐름 원활 |
| 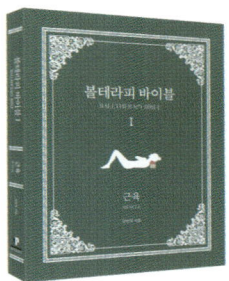 | 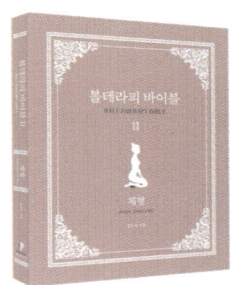 | 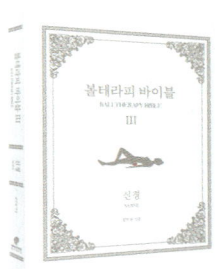 |
| 《볼테라피 바이블 근육》 | 《볼테라피 바이블 체형》 | 《볼테라피 바이블 신경》 |

## ❺ 볼테라피 기대 효과

파열, 골절, 종양 등의 조직의 구조적인 손상은 병원의 전문적인 치료가 필요하지만, 인대·힘줄·근육과같은 연부조직의 만성통증은 볼테라피로 관리가 충분히 가능합니다. 오십견, 만성 목·허리통증과 같은 만성질환은 급성으로 발생하는 것이 아닌 연부조직의 컨디션이 서서히 저하되면서 질병으로 발전하기 때문에 볼테라피를 통해 개선·관리·예방이 가능합니다.

볼테라피는 표면적으로 통증감소, 신체기능 개선 등의 효과를 기대할 수 있지만, 근본적으로는 볼의 물리적인 힘, 중력, 해부생리학적 이해를 통해 신체 구조와 기능의 정상화를 기대할 수 있습니다. 신체의 정상화를 통해 근육과 관절의 불균형, 근신경 기능이 회복될 수 있으며 체형교정이 가능한 이상적인 신체를 회복하는 과정입니다.

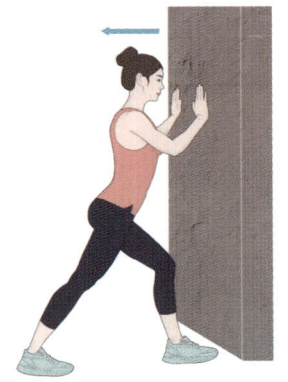

작용 반작용 원리

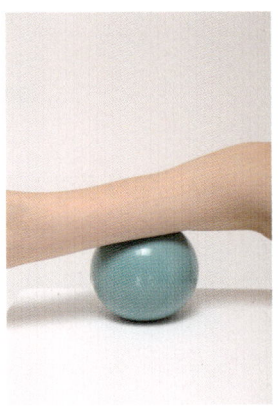

볼과 신체 사이의 작용 반작용

근골격계 통증의 원인은 매우 다양하지만, 근본적인 이유로는 연부조직의 불균형으로 인한 관절 변형이 주요원인 중 하나입니다. 관절변형은 결국 체형의 부정렬을 야기하고, 만성통증의 근본적인 이유가 됩니다. 이러한 문제점을 해결하기 위해서는 막연히 운동을 열심히 하는 것이 아니라, 내 몸에 맞는 운동을 통해 신체 기능과 관절변형을 회복해 체형교정을 하는 것이 매우 중요합니다. 이는 마치, 어깨손상환자가 수영을 열심히 하는 꼴입니다. 어깨손상환자가 수영을 열심히 하면, 근력, 심폐지구력, 근지구력 등에는 효과적일 수 있지만, 어깨관절에는 해가 되기 때문에 내 몸에 맞는 운동을 하는 것이 매우 중요한 것입니다.

올바른 체형교정은 바른 몸의 정렬을 이룬 후에 어떠한 운동을 하여도 신체에 도움이 되는 운동 효과를 기대할 수 있습니다. 볼테라피는 체형교정을 위한 기초가 되어야 하는 신체의 정렬을 올바르게 바로잡는 최고의 솔루션이 될 수 있습니다.

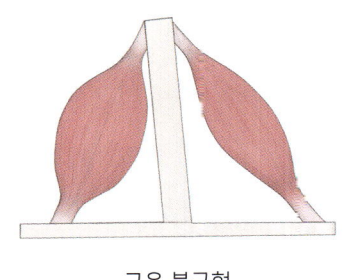
근육 불균형

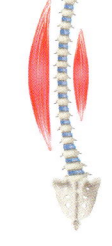
관절불균형

### ❻ 관리 예방 가능한 대표 만성근골격계 질병

볼테라피는 신체 구조적인 손상이 아닌 근육의 기능부전에 의한 만성 근골격계 통증 개선과 신체기능 저하에 매우 효과적입니다. 볼테라피는 질병의 치료가 아닌 예방과 관리에 최적화된 자가 건강 관리법 self-healthy health management입니다.

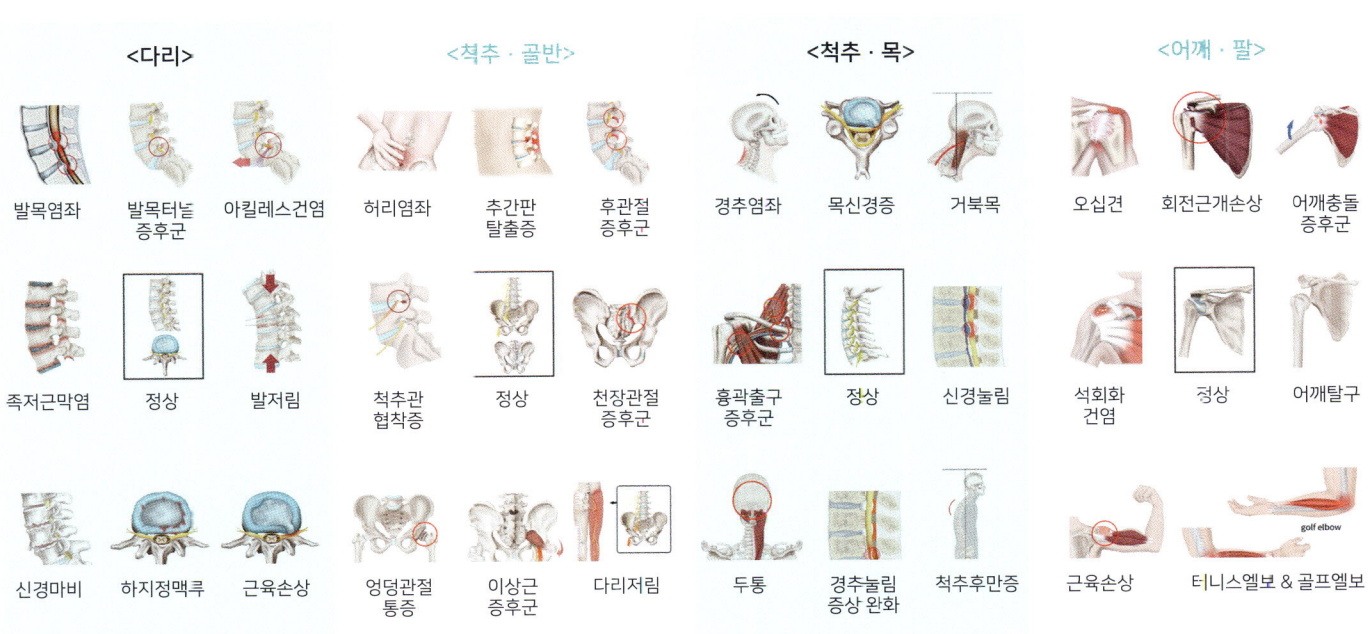

관리·예방이 가능한 근골격계 질환: 턱관절 증후군, 목디스크, 어깨충돌 증후군, 테니스엘보, 골프엘보우, 손목건초염, 만성허리통증, 골반통증, 무릎통증, 근육파열, 족저근막염, 회전근개 파열.

## 볼테라피 사용방법

### ❶ 볼테라피 루틴 시퀀스

볼테라피는 조직이 이완되는 시점인 '스틸포인트'를 90초로 설정하였습니다. 사용자는 90초 동안 볼에 체중을 싣고 신체조직의 충분한 이완을 경험 할 수 있습니다. 그 후 간단하게 공 적용 부위에 자극을 가하기 위해 '미동'정도의 흔들림을 적용합니다. 이는 뇌가 공의 자극에 적응과 순응하기 때문에, 이를 깨어주기 위함입니다. 그 다음, 깊은 심호흡을 통해 더욱 완벽한 이완을 경험 할 수 있습니다. 깊은 호흡은 근육의 이완 뿐만 아니라, 과흥분된 신경계의 정상화를 촉진시킵니다. 깊은 호흡은 교감신경을 억제하고, 부교감 신경을 항진 시켜 속근육의 안정화와 근육들의 협응 능력을 향상시킵니다. "호흡이 정상화되지 않는다면 어떤 움직임 패턴도 정상화될 수 없다"(Karl Lweit, 2008, Liebenson)처럼 호흡은 신체 움직임에 매우 중요합니다. 근골격계와 신경계 변화를 유도하기 위한 볼테라피의 이상적인 적용 시간은 20분입니다. 따라서 볼테라피를 집중적으로 타겟근육에 설정해 사용하는 것이 효과적입니다. 볼테라피 재활홈트는 약 200개 핵심동작과 응용동작을 통한 부작용 없는 안전한 볼테라피 운동 동작을 소개합니다.

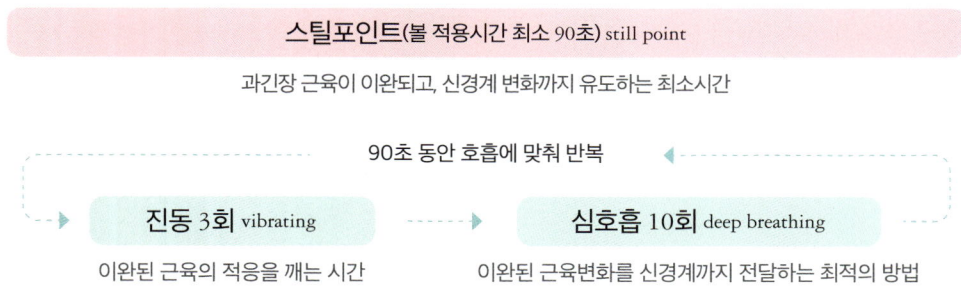

### ❷ 볼테라피 호흡

볼테라피 적용시 볼의 적용 위치 못지 않게 중요한 것은 호흡입니다. 볼테라피 재활 전문과 과정에서는 단순한 호흡이 아니라 자율신경계를 자극할 수 있는 깊은 호흡을 권장합니다. 볼테라피 적용 부위에 따라 허리아래 부위는 복식호흡, 허리 위쪽 부위는 흉식호흡을 해야합니다. 이는 척추분절에 분포하는 자율신경계를 효율적으로 자극하기 위한 방법으로, 코르셋 근육이라 불리는 높아진 긴장감의 복부근육과 주요 근육과 장기가 담겨있는 흉곽의 움직임을 유도하기 위함입니다.

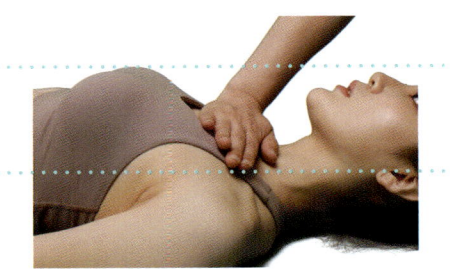 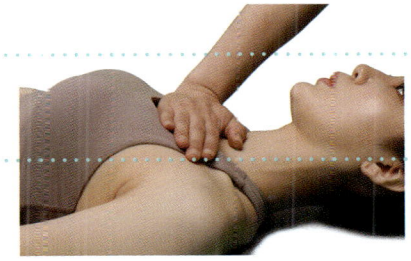

<흉곽 움직임 상하 차이>

## 마사지볼 소개

볼테라피는 심호흡을 통해 들숨시에는 볼이 몸을 밀어내는 것 (누르는 것) 같지만, 날숨시에는 볼이 몸을 들어올리는 작용 반작용의 효과를 통해 몸과 볼의 끊임없는 소통을 하는 과정입니다.

### ❶ 볼테라피 도구

#### ① 페인프리볼 소개

| 종류 | 맥스볼 | 미듐볼 | 미니볼 |
|---|---|---|---|
| 주요용도 | 큰관절 근육<br>척추관절 엉덩근육 | 중간관절 국소근육<br>어깨관절 다리근육 | 힘줄, 인대, 뼈막, 얇은근육, 손목 관절, 팔근육 |
| 압력조절 | O | O | O |
| 지름 | 12-13cm | 10-11cm | 6.5-7cm |
| 무게 | 130-135g | 120-125g | 60-65g |
| 두께 | 0.4mm | 0.4mm | 0.5mm |

공기 주입에 따라 지름에 차이가 발생할 수 있습니다.
볼 무게와 두께에 따라 자극 정도에 차이가 발생할 수 있습니다.
제품 제조과정에서 불순물이 표면에 묻어나올 수 있습니다. 제품 성능과는 무관하니 안심하고 사용하셔도 됩니다.

## ② 용도에 따른 압력

| 공기압 Level | 압력 | | | | | | |
|---|---|---|---|---|---|---|---|
| | -3 | -2 | -1 | 0 | 1 | 2 | 3 |
| | 30% | 50% | 70% | 100% | 110% | 120% | 130% |
| 미니볼 | 4cm | 5cm | 6cm | 7cm<br>기본압력:<br>핀만 꽂은 압력상태 | 7.5cm<br>3번 주입 | 8cm<br>6번 주입 | 9cm<br>10번 주입 |
| 미듐볼 | 6.5cm | 7.5cm | 8.5cm | 10cm<br>기본압력:<br>핀만 꽂은 압력상태 | 11cm<br>6번 주입 | 11.5cm<br>12번 주입 | 12cm<br>20번 주입 |
| 맥스볼 | 8cm | 9cm | 10cm | 11cm<br>기본압력:<br>핀만 꽂은 압력상태 | 12cm<br>10번 주입 | 13cm<br>20번 주입 | 13.5cm<br>30번 주입 |
| 주요 용도 | ·통증이 극심할 경우<br>·극심한 방사통 발생<br>·심호흡시 극심한 통증 발생<br>·어지럼증이 발생 | ·통증이 심할 경우<br>·방사통이 심한 경우<br>·심호흡시 통증 발생 | ·중간정도 통증 발생<br>·얕은 방사통 | ·약한 통증의 경우<br>·시원한 통증발생 | ·강한자극을 원할 때<br>·약한 통증의 경우<br>·시원한 통증발생 | ·더욱 강한 자극을 원할 때<br>·약한 통증의 경우<br>·시원한 통증발생<br>·균형 유지를 위한 골격 받침대 역할 | ·보다 더 강한 자극을 원할 때<br>·약한 통증의 경우<br>·더시원한 통증발생<br>·균형 유지를 위한 골격 받침대 역할 |

통증과 불편감 정도는 개인에 따라 다르기 때문에 볼 압력을 자신에 맞게 설정해서 사용해 주세요.
볼압력 예시는 일반적인 사용 강도입니다.
제조 특성상 볼크기에 오차가 발생할 수 있습니다. 제품 성능과는 무관하니 안심하고 사용하셔도 됩니다

③ 상대적인 볼 강도

사용자에 따라 볼의 자극강도가 다르게 느껴질 수 있습니다. 통증이 유발되는 역치점이 각 개인마다 다르기 때문에, 구체적으로 볼의 강도나 탄력을 규격화 시킬 수는 없지만, 중요한 점은 시원한 통증이 아닌 마사지볼로 유발되는 직접적인 통증이 느껴질 경우 사용을 중단해야 합니다. 안전을 위해 최대한 말랑한 탄력있는 페인프리볼 사용을 권장합니다.

④ 용도에 따른 압력볼 압력 조절

볼 압력에 대한 통증 정도는 개인에 따라 다를 수 있습니다. 권장하는 볼의 압력은 일반적인 신체조건을 기준으로 제안하는 정도 입니다. 볼테라피에서 기본으로 사용되는 볼의 압력은 Level 0 입니다. 핀을 꽂은 채 볼의 압력과 외부 공기압이 평형을 이루는 단계입니다. Level 0을 기준으로 핀을 꽂은 채 볼을 눌러 압력을 낮추는 3단계(Level -3, -2, -1)와, Level 0, 추가 펌프질을 통해 볼의 압력을 올리는 3단계(Level 1, 2, 3), 총 7단계 입니다. 볼의 압력을 자유롭게 사용할 수는 있으나 볼테라피 커스텀시퀀스에서 안내하는 안전 단계 위주로 사용하기를 권장합니다. 통증정도나 불편감이 적응된다면 Level 2, 3 단계까지 사용해도 무방합니다. 통증이 심할 경우 볼의 압력 단계를 낮추고, 목표 부위를 살짝 벗어나 적용해 주세요. 통증정도가 감소되거나 적응된 후에 볼의 압력을 높이거나 목표 부위에 다시 적용해 주세요.

## 효과적인 책 활용법

### ❶ 해부학 근육 친해지기
명칭은 순서대로 아래와 같습니다.

**신용어** 구용어 영어용어

### ❷ 준비물 확인하기
볼테라피 시작전 볼 종류, 개수, 블럭 등을 미리 준비해 주세요. 각 개인이 통증과 불편감이 허용되는 범위내 권장 공기압 사용을 지향 하지만, 통증과 불편감이 적응이 되면 볼압력을 더욱 높여 사용해도 됩니다. 단! 앞톱니근과 복장뼈 적용은 갈비뼈 골절위험이 있으니 볼의 압력을 낮춰 사용하길 권장합니다.

## 어깨올림근 견갑거근 levator scpulae

근육설명: 어깨올림근은 경추에서 시작하여 어깨뼈에 부착되기 때(문에) 목 통증 뿐만 아니라, 어깨 통증이 있을 경우에도 이완이

**준비물** 미니볼 1개 블럭 1개

**공기압** 0 ~ 2

-3 -2 -1 0 1 2 3

**호흡법** 흉식 호흡

### ❸ 공기압 확인하기
공기압 레벨
-3. -2, -1, 0, 1, 2, 3 총 7단계로 조절해주세요.
레벨 0: 기본압력
레벨 1, 2, 3 볼 크기에 따라 공기주입 횟수가 다릅니다.
통증정도에 따라 알맞게 조절해 주세요.
(볼 압력 조절 상세 설명, 12페이지 참고)

### ❹ 호흡법 확인하기
복식호흡과 흉식호흡을 정확히 구별해야 볼테라피 효과를 극대화 시킬 수 있습니다.

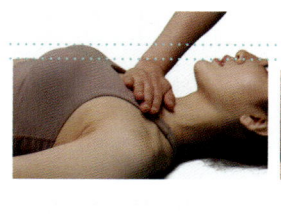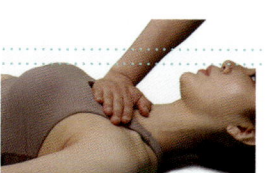

흉식 호흡

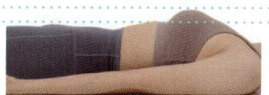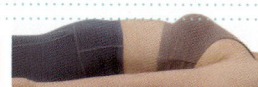

복식 호흡

### ❺ 트리거포인트(압통점 확인하기)

불편함 부위를 확인하거나, 통증이 심할 경우 트리거포인트를 확인해 보세요. 볼테라피 적용 전후 컨디션 차이를 비교해 주세요

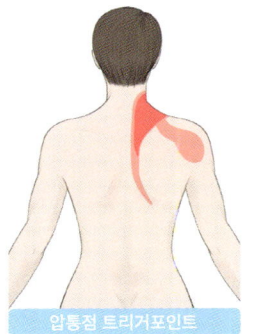

*BALLTHERAPY*
*REHABILITATION*
*HOME TRAINING*

때문에, 목과 어깨 움직임에 동시에 관여합니다. 어깨올림근은 ～이 필요한 근육입니다.

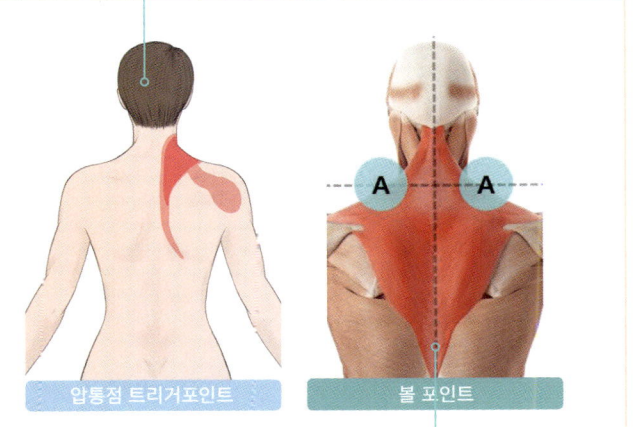

### ❻ 챕터별 통증 기능부전설명

챕터별로 볼테라피에 대한 근육 설명의 설명을 제공합니다. 같은 볼 포인트와 근육이라도 상세설명의 내용이 증상과 부위에 따라 다릅니다. 볼테라프 에 대한 정확한 이해를 위해 근육 설명을 이해하는 것이 중요합니다.

### ❼ 볼포인트 확인하기

볼포인트 확인을 통해 정확한 볼 적용부위를 인지하세요. 복식호흡과 흉식호흡을 정확히 구별해야 볼테라피 효과를 극대화 시킬 수 있습니다.

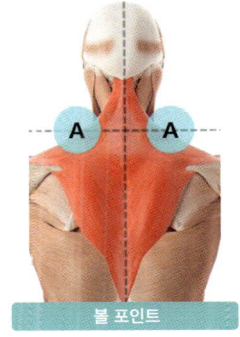

# ❶ 볼테라피 루틴 4 포인트

효율적인 볼테라피 효과를 위해 모든 동작의 준비단계로 엉치뼈 – 흉추 – 아랫목 – 윗목의 루틴 4 포인트를 기본으로 시작하는 것을 권장합니다.

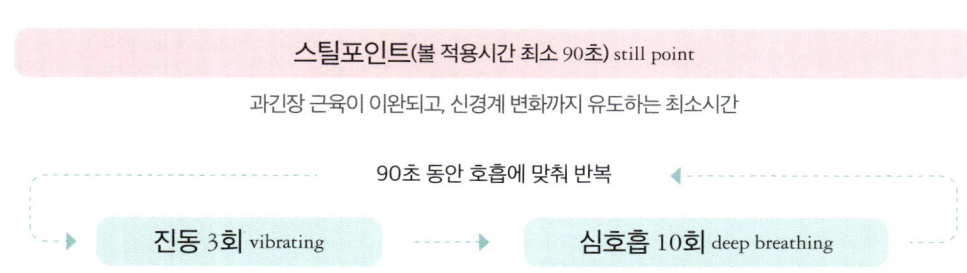

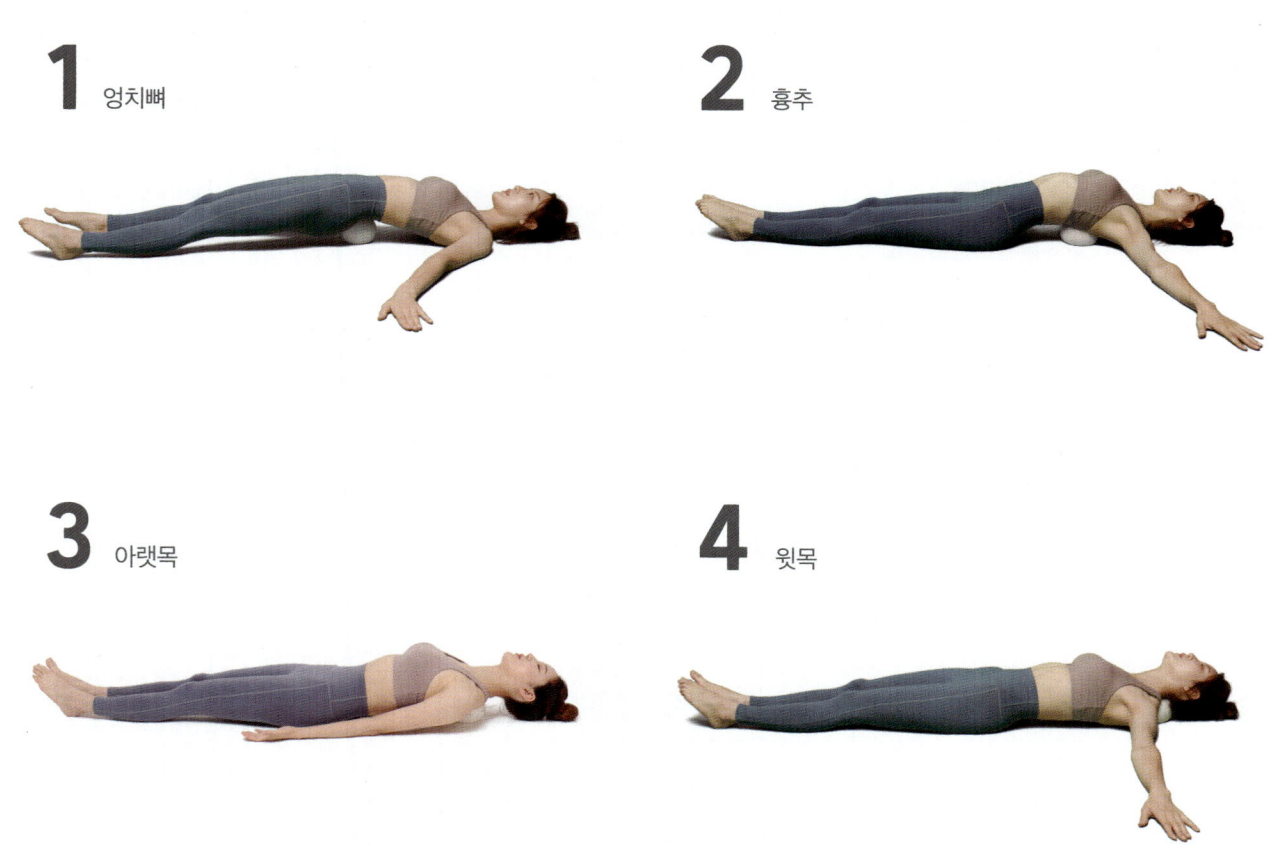

## ❷ 기능 테스트 따라하기

볼테라피 효과를 느껴보기 위해 볼테라피 전후 기능테스트를 통해 통증, 근력, 관절가동범위, 움직임 등을 비교해 보세요.

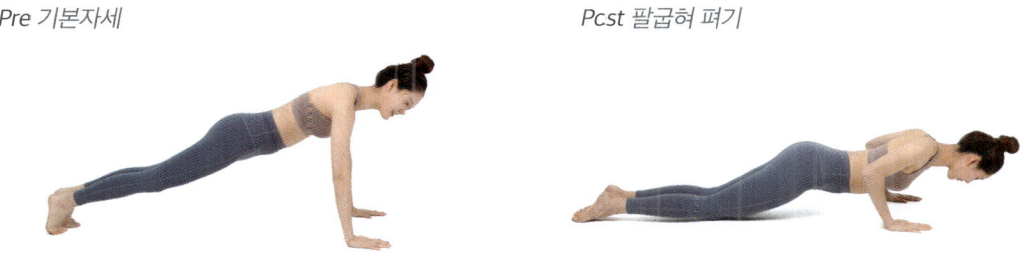

*Pre* 기본자세

동작이 어려울 경우 무릎을 굽혀 시작해주세요.

*Pcst* 팔굽혀 펴기

팔굽혀 펴기 시, 근력, 움직임 속도를 비교해 주세요.

## ❸ 볼 자극 조절하기

볼자극 조절은 볼의 공기압, 자세조절, 근육 시작점·부착점 원리를 이용해 다양하게 조절 할 수 있습니다. 그중에서 자세조절과, 근육의 시작점·부착점 원리를 응용하는 것이 볼테라피 효과를 최대화 시킬 수 있습니다.

### 1 기본자세

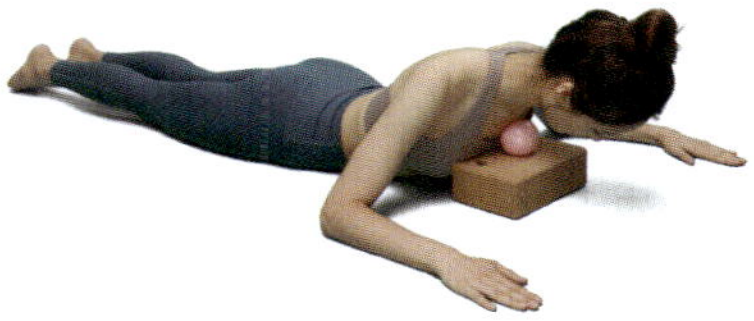

### 2 팔꿈치높이낮추기
팔꿈치를 옆으로 벌려, 높이조절을 통해 볼의 압력을 조절해 주세요.

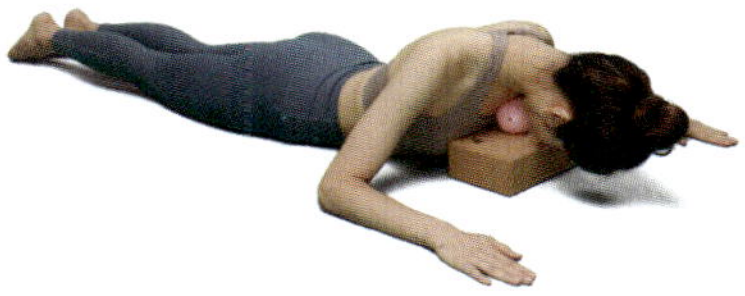

### 3 반대편 팔 내리기

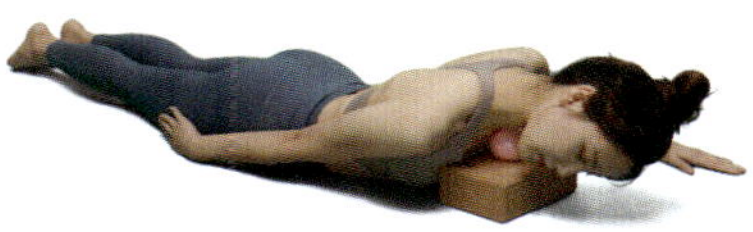

### 4 고개 돌리기
머리를 볼을 적용한 반대방향으로 돌려주세요.

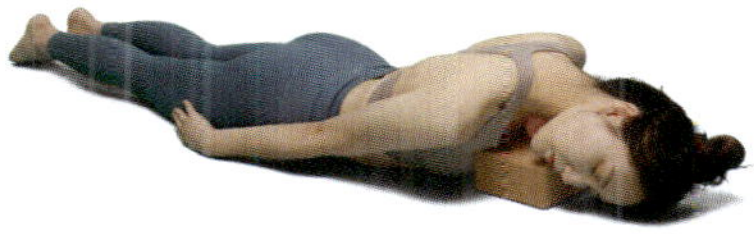

### 5 반대편 다리 벌리기
볼을 적용한 반대편의 다리를 허리옆으로 굽혀 주세요.

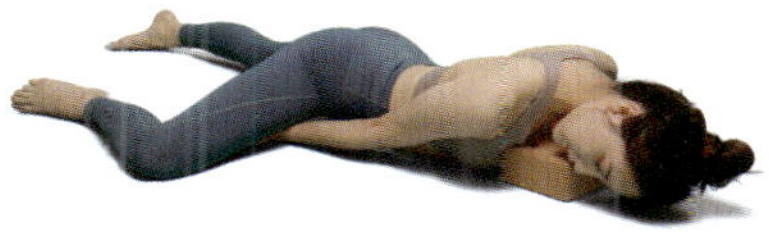

### 6 반대편 다리 벌리기

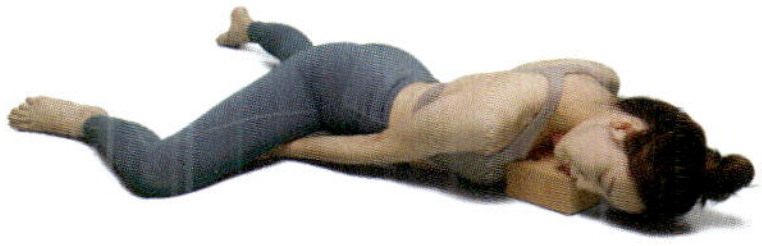

### 7 반대편 팔로 밀어 붙이기
볼을 적용한 반대팔을 굽혀, 볼 적용 방향으로 무거중심을 옮겨 압력을 높여 주세요.

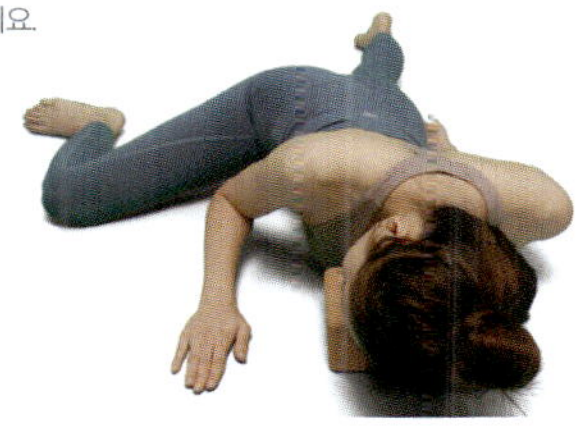

## ④ 중복동작과 커스텀시퀀스 익히기

'볼테라피 재활홈트'는 기능·통증개선과 체형교정 파트로 나뉩니다. 각각의 근육은 단일 작용만 하는 것이 아니라, 복합적인 기능을 수행하기 때문에 볼테라피를 이용해 단일근육의 기능개선만으로도 동시다발적 효과를 기대할 수 있습니다. 결과적으로, 중복되는 동작이 발생할 수 있지만, 목적에 따라 각기 다른 효과를 기대 할 수 있습니다.또한, 볼테라피를 효과적으로 사용하기 위해서는 루틴시퀀스와 함께 커스텀시퀀스를 일정순서대로 사용하면 그효과를 극대화 시킬 수 있습니다.

<대표 동작>

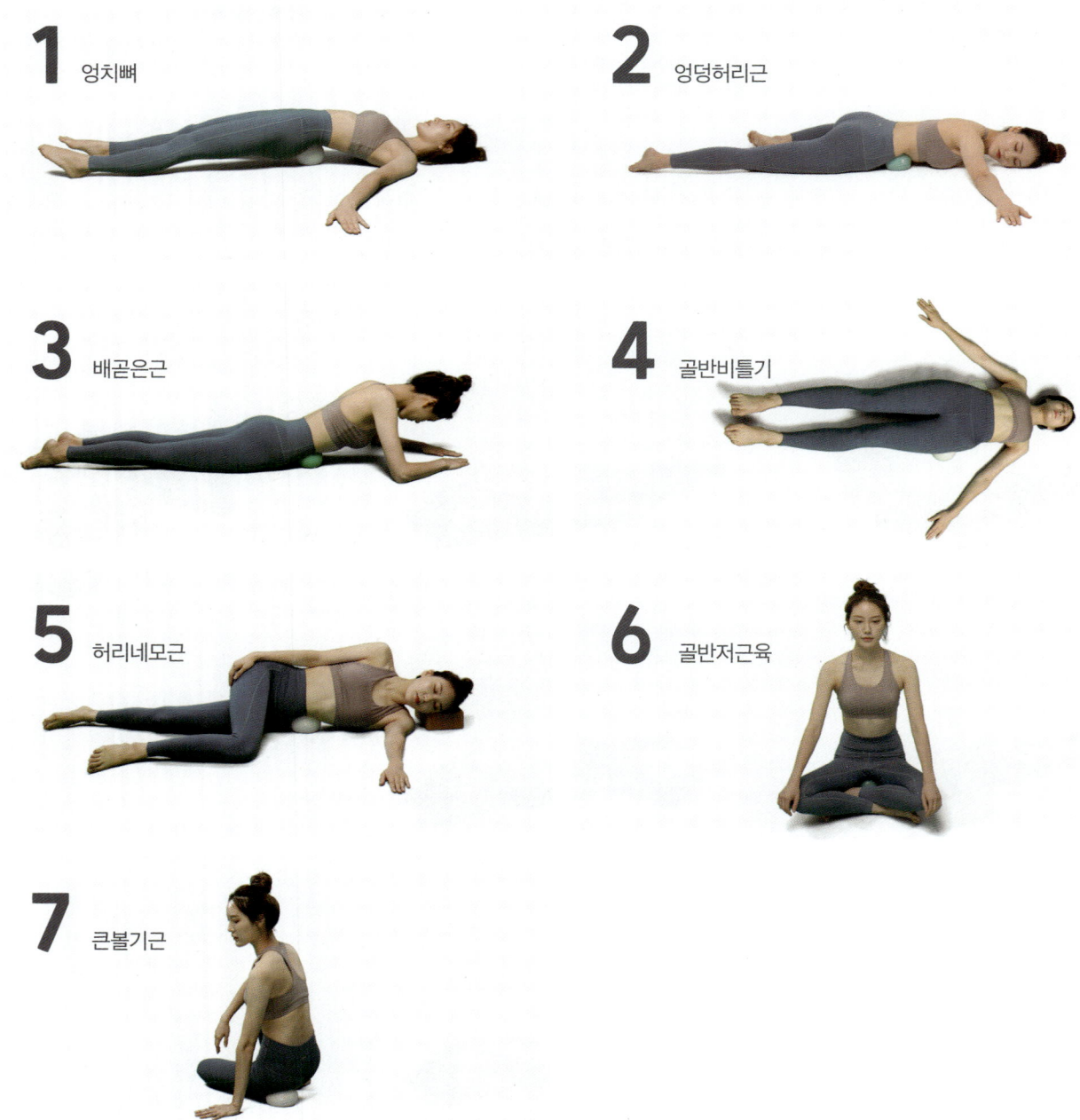

1 엉치뼈
2 엉덩허리근
3 배곧은근
4 골반비틀기
5 허리네모근
6 골반저근육
7 큰볼기근

# 통증 관리

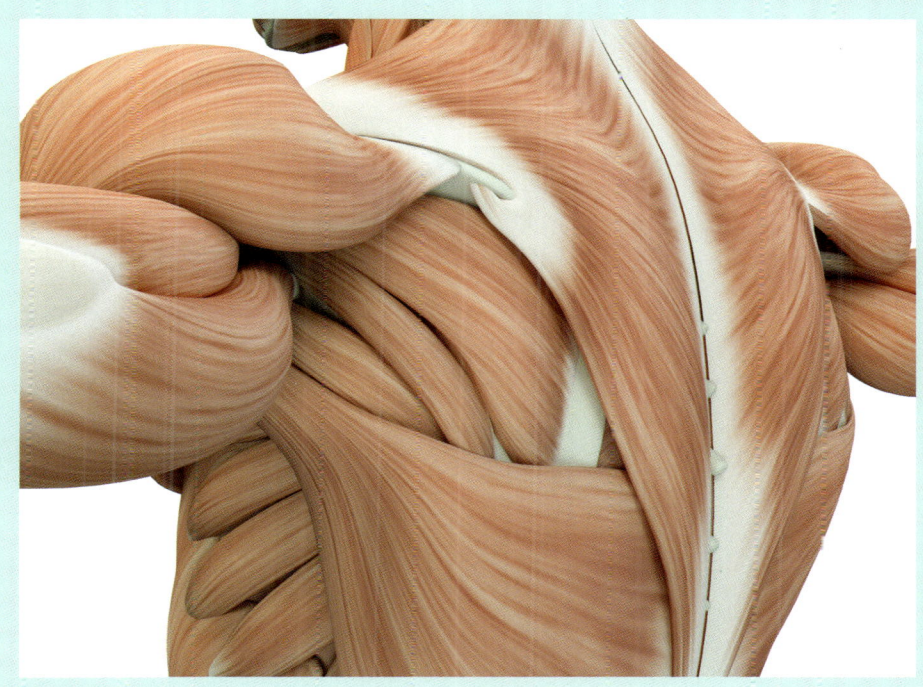

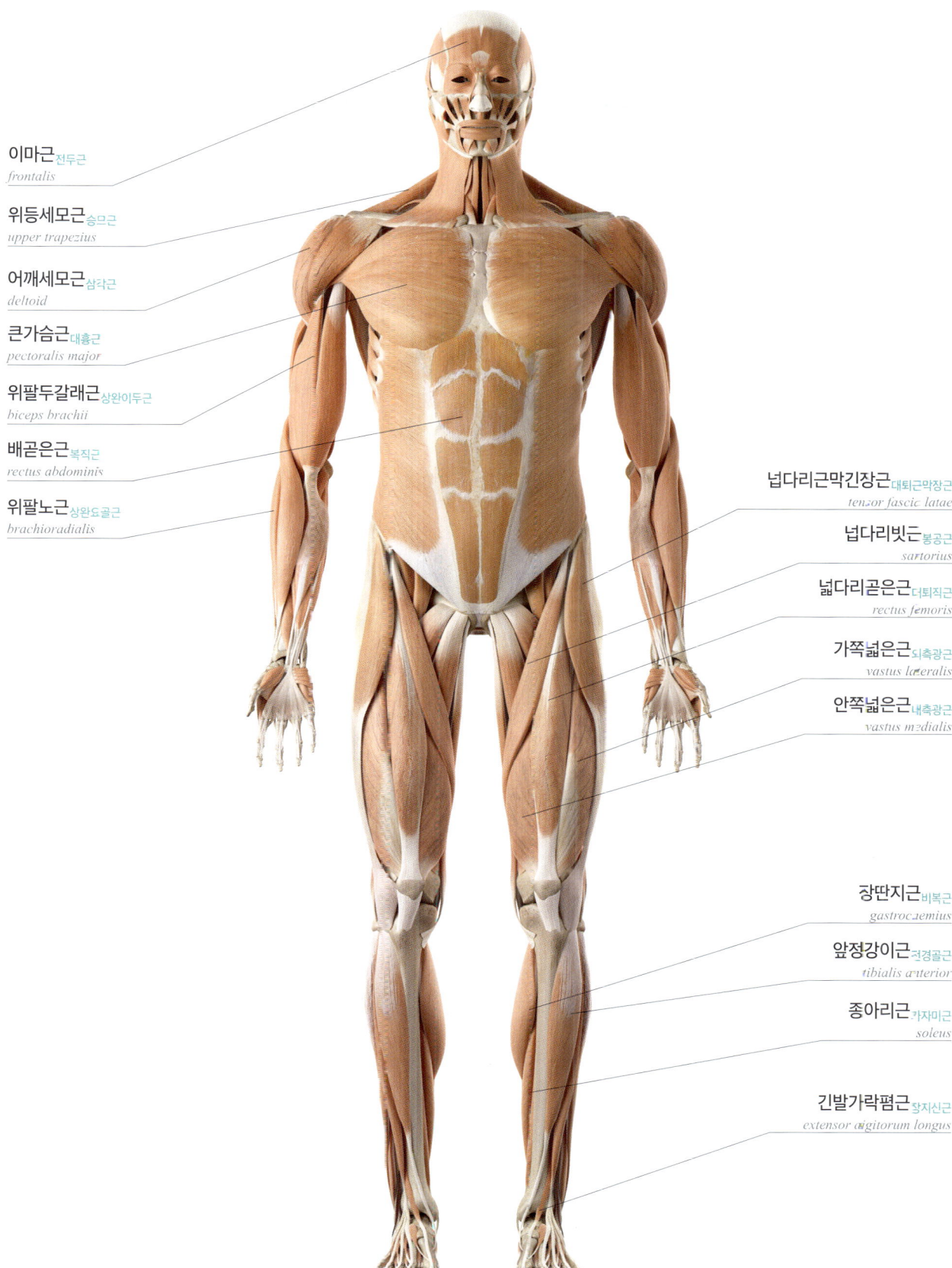

<전면근육>

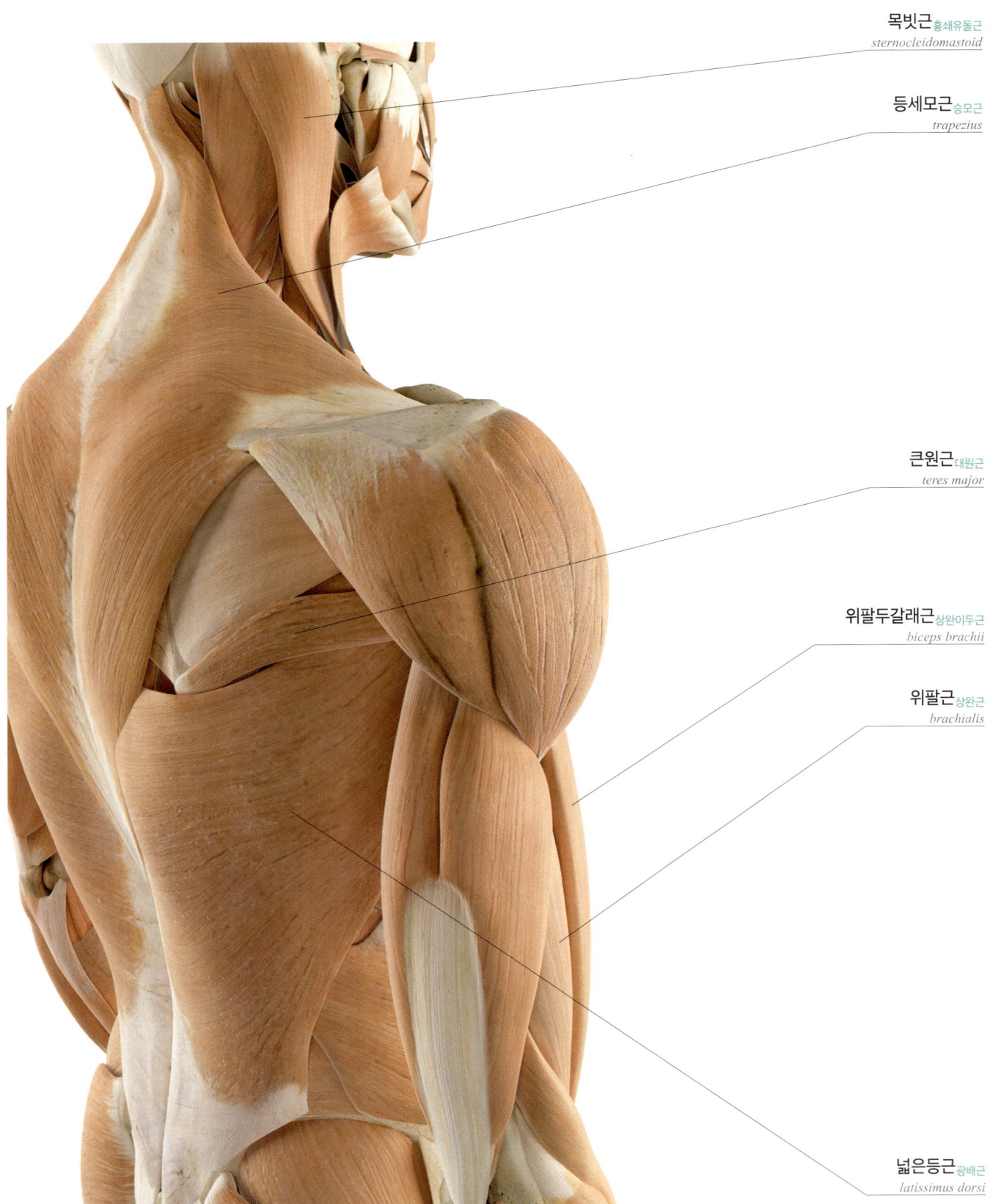

&lt;측면 - 표면근육&gt;

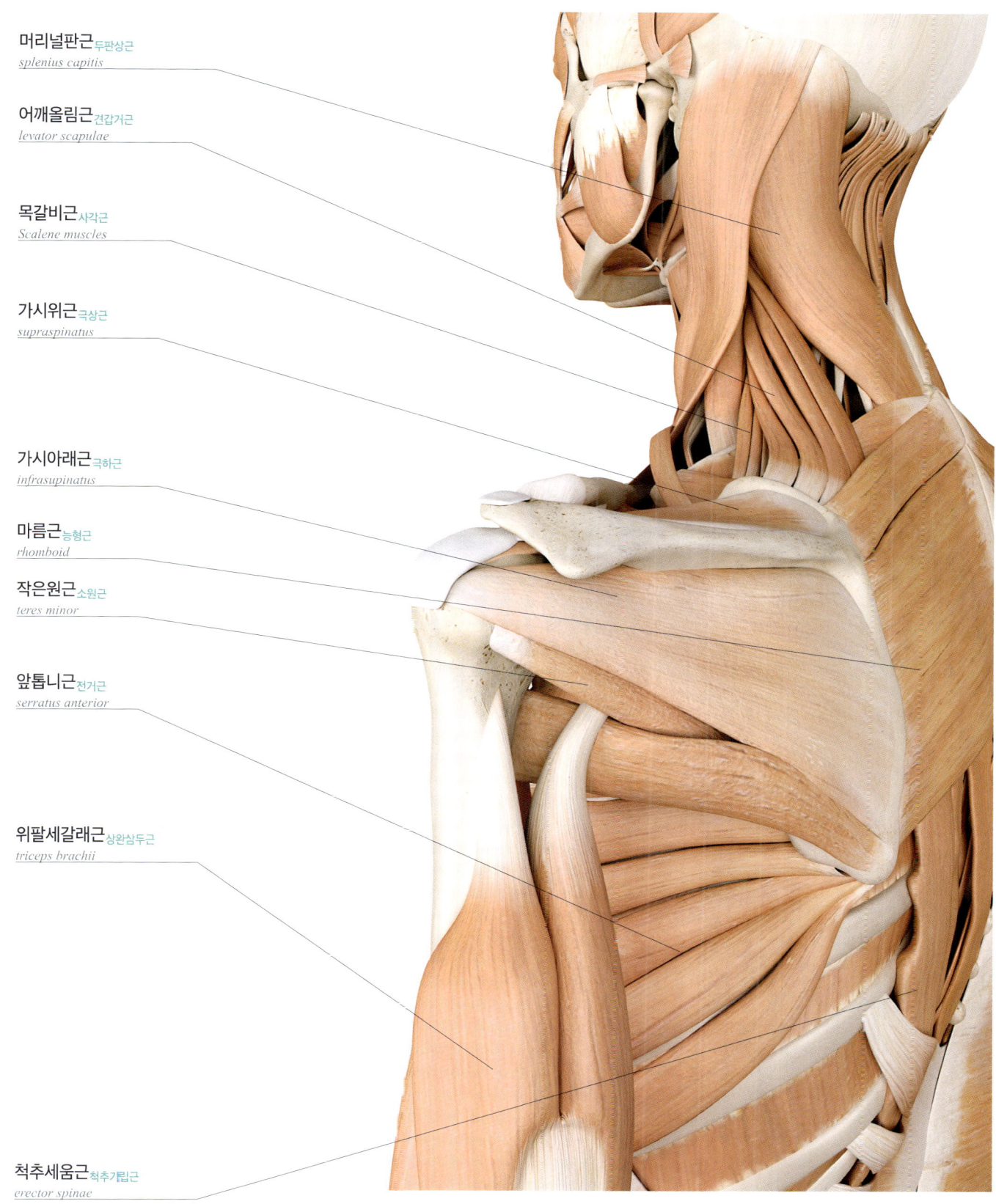

<측면 - 속근육>

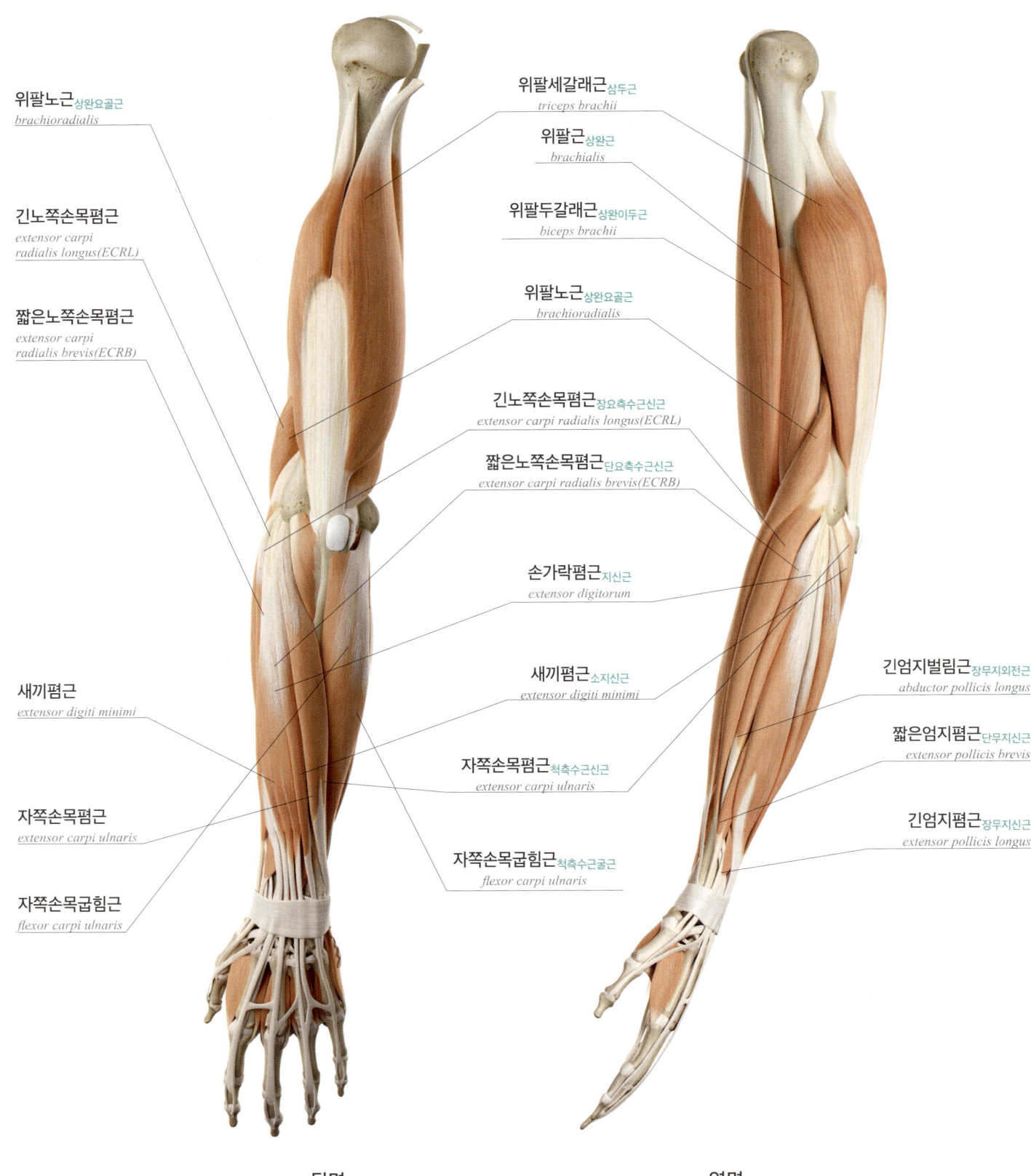

-뒷면-    -옆면-

<팔 근육>

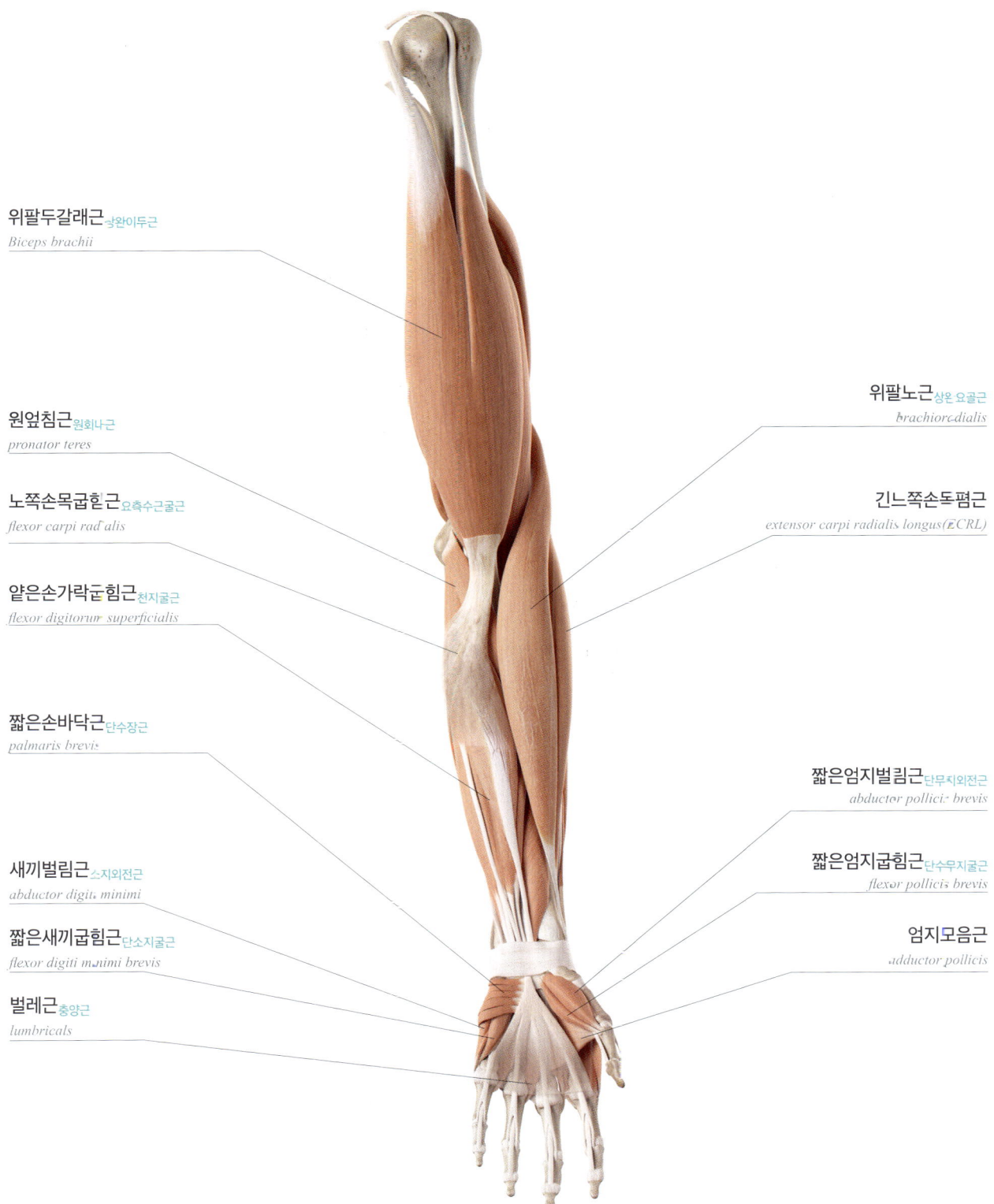

-앞면-

<팔 근육>

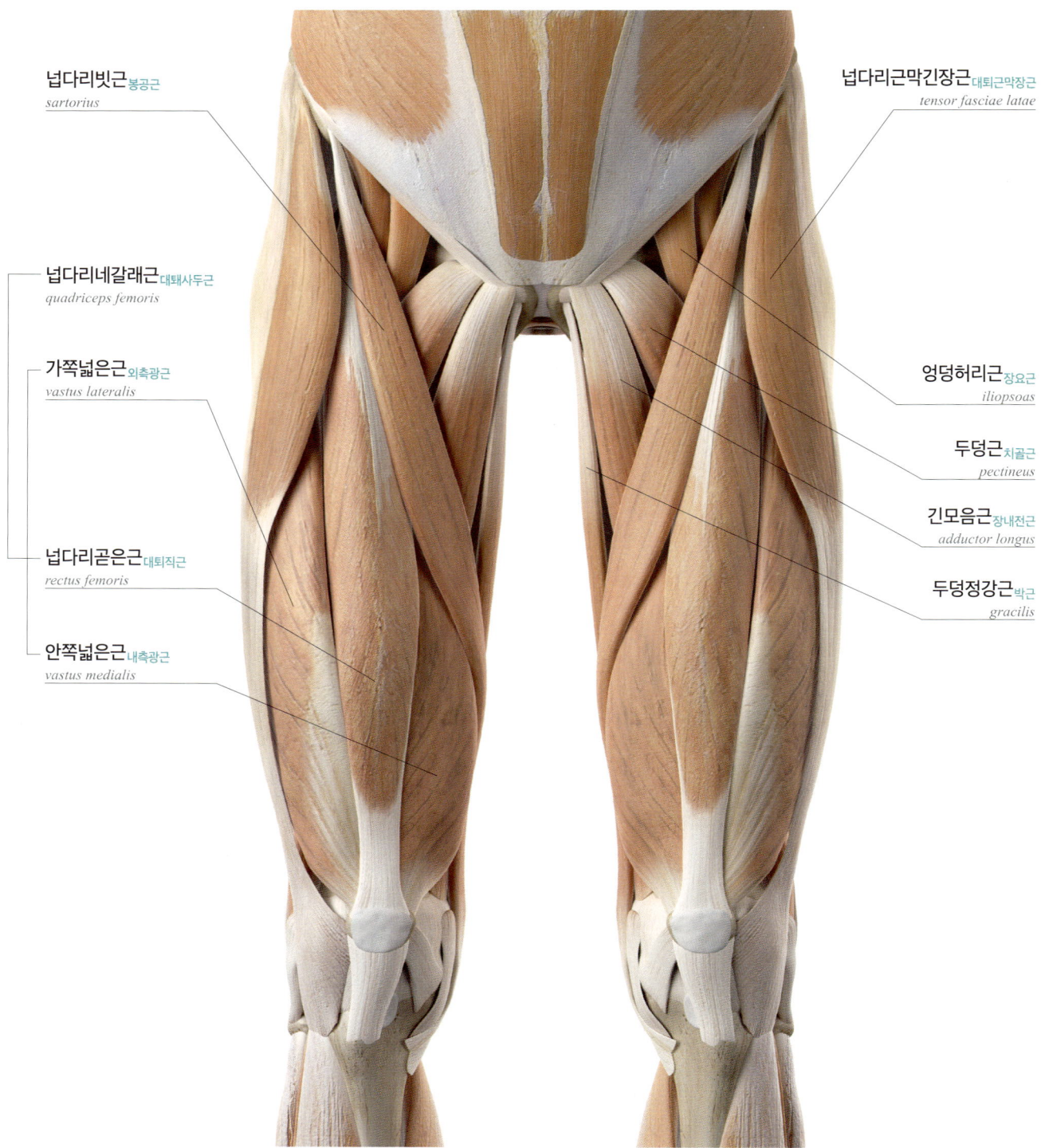

<윗다리근육 - 앞면>

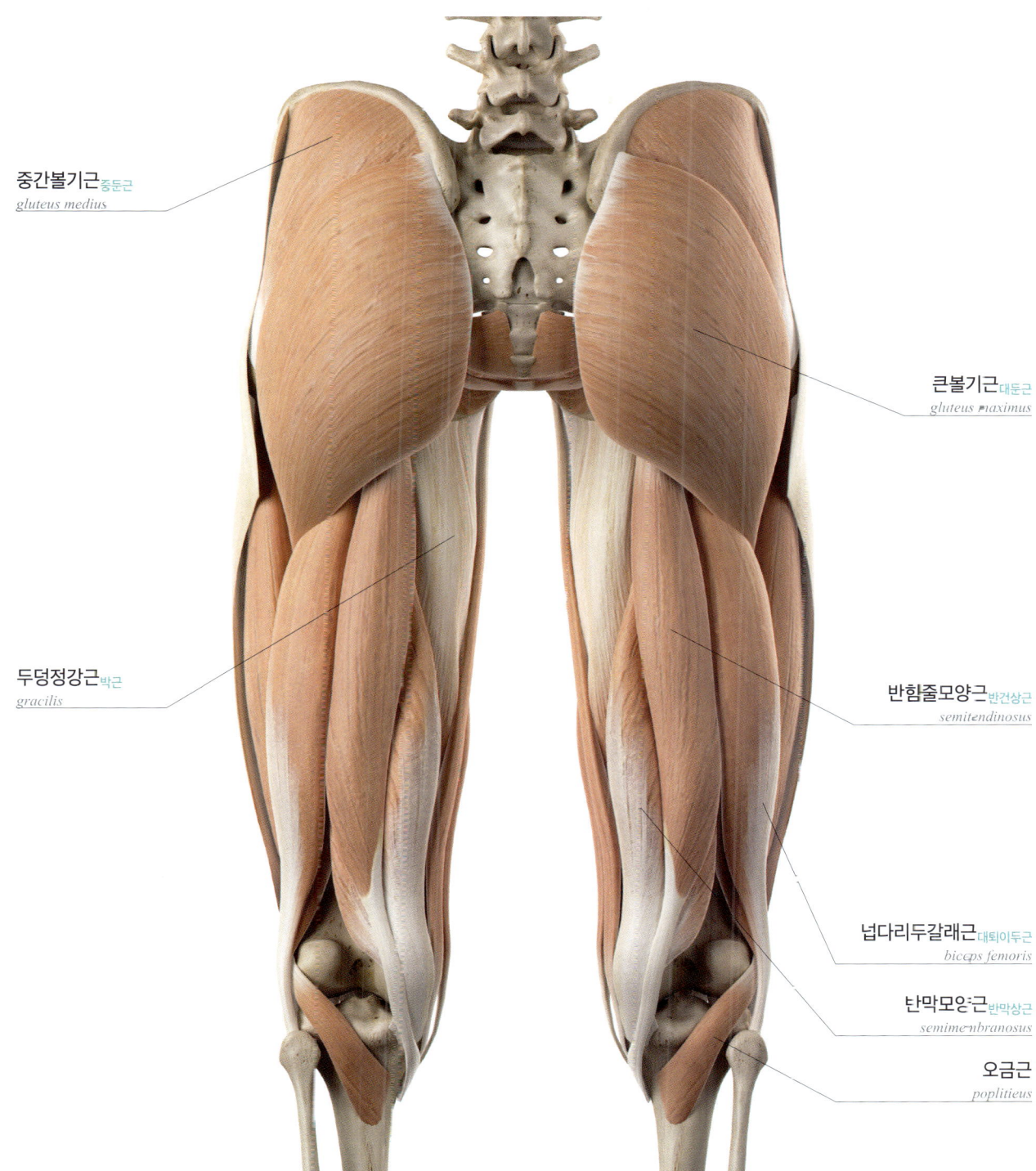

<윗다리근육 - 뒷면>

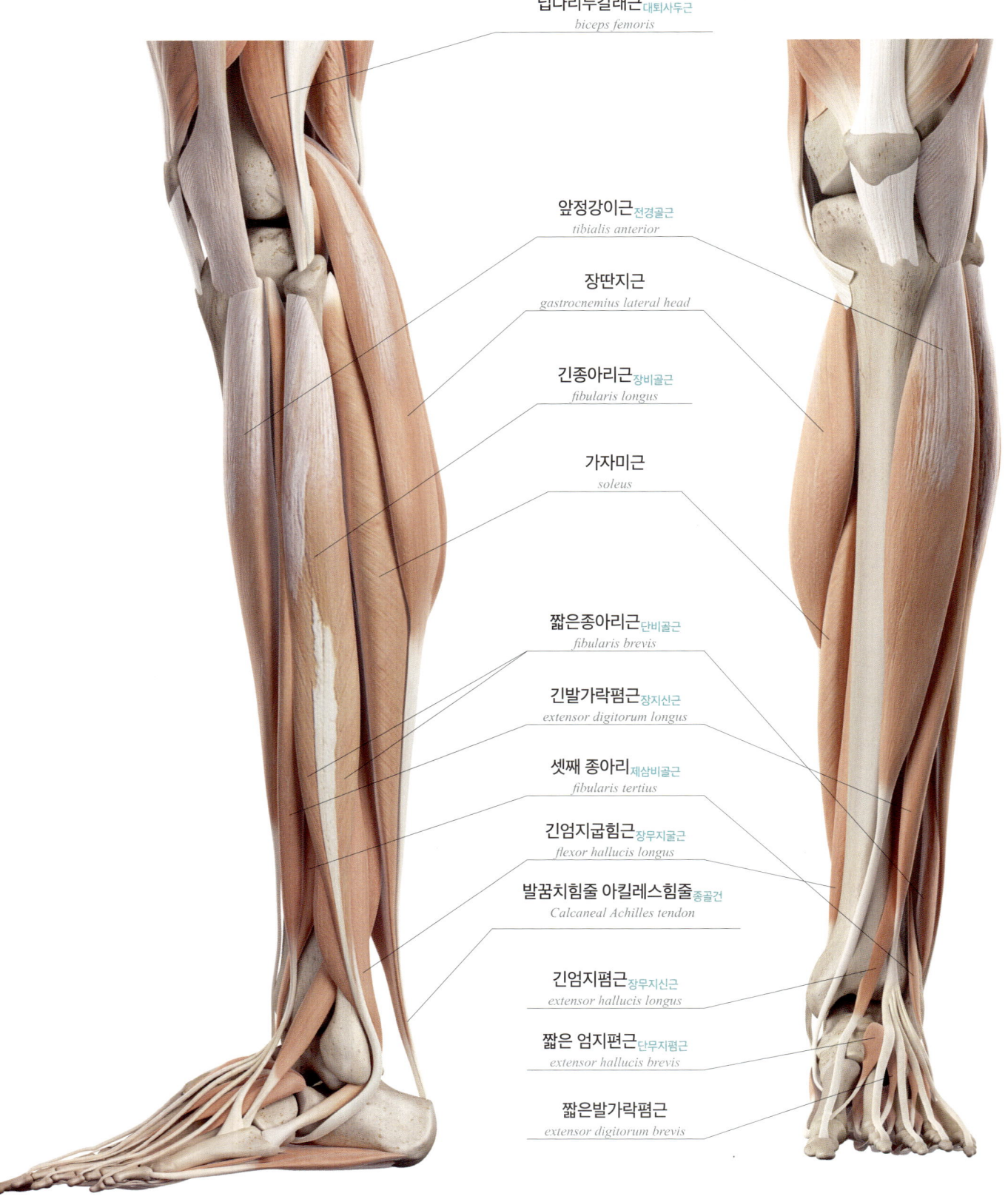

<아래다리 근육 - 옆 - 앞면>

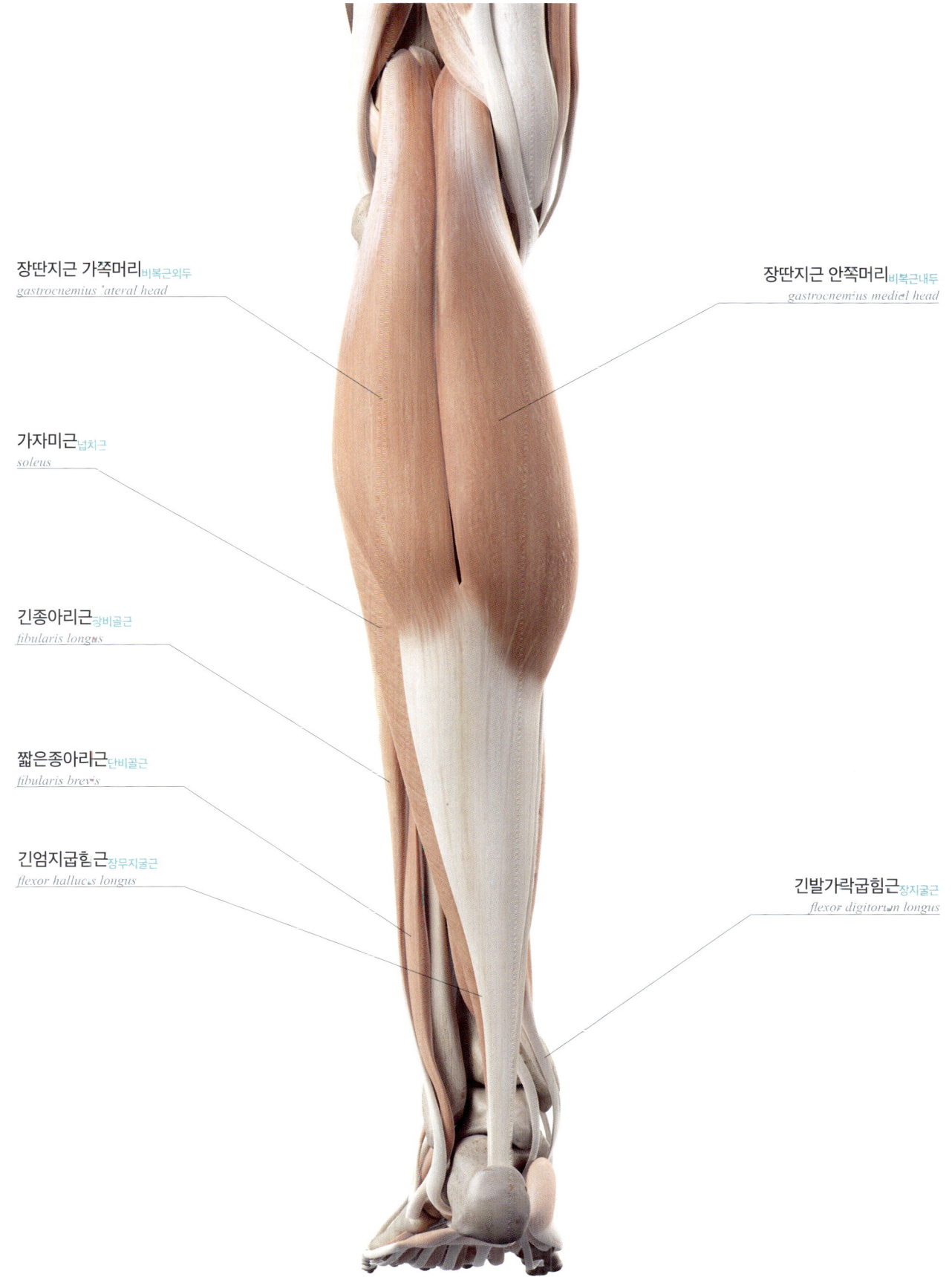

<아래다리 근육 - 뒷면>

TABLE OF CONTENTS

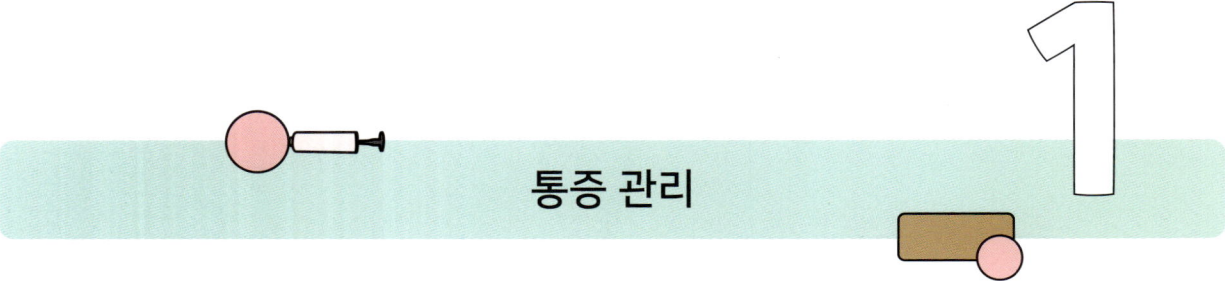

# 1 통증 관리

루틴시퀀스 34

## 목 통증 & 두통 34

목커브만들기 37 | 위등세모근 39 | 어깨올림근 42
뒤통수밑근 44 | 머리널판근 45 | 프목빗근 47
목갈비근 50 | 관자근 52

## 어깨통증 54

위쪽 큰가슴근 54 | 중간큰가슴근 57
바깥쪽 큰가슴근 59 | 작은원근 62 | 앞톱니근 64
마름근 66 | 넓은등근 69 | 가시위근 72
가시아래근 74 | 위등세모근 76

## 가슴통증 79

흉추커브만들기 79 | 마름근 81
앞톱니근 84 | 복장뼈 86

## 허리통증 88

요추커브만들기 88 | 엉덩허리근 90
배곧은근 94 | 배가로근 97
골반비틀기 99 | 허리네모근 & 빗근 101

## 골반통증 103

골반저근육 103 | 큰볼기근 106 | 넙다리네갈래근 108
바깥넙다리네갈래근 111 | 넙다리뒤근육 113
궁둥구멍근 116 | 중간볼기근 118
모음근 120 | 두덩뼈 122 | 엉덩뼈가시 124

## 무릎통증 126

앞정강이근 126 | 아래넙다리네갈래근 128
넙다리뒤근육 130 | 거위발건 133 | 장딴지근 135

## 발목통증 138

앞정강이근 138 | 종아리근 140 | 뒤정강이근 142
긴엄지굽힘근 & 발가락굽힘근 144 | 넙치근 146

## 발바닥통증 149

발바닥근육 149 | 무지외반증통증 151

## 팔꿈치 & 손목통증 153

손가락굽힘근육군 153 | 손가락폄근육군 156
위팔두갈래근 159

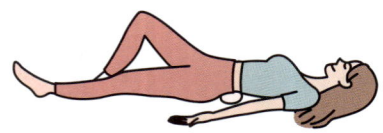

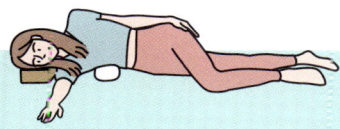 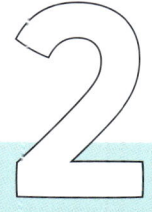

# 2 체형 개선

체형교정이란? 164

## 거북목 & 라운드숄더 168

목빗근 168 | 목빗근 스트레칭 170 | 배곧은근 172
중간큰가슴근 174 | 위등세모근 177 | 목커브만들기 179
마름근 182 | 요추커브만들기 184 | 복장뼈 186
몸 중심선 이동 188

## 척추 측만증 189

앞톱니근 189 | 허리네모근 & 빗근 191 | 넓은등근 192
골반비틀기 195 | 중간볼기근 197 | 골반저근육 198

## 척추후만증 200

흉추커브 만들기 200 | 복장뼈 202 | 앞톱니근 204
중간 큰가슴근 205 | 배곧은근 207 | 목커브 만들기 209

## 척추전만증 211

요추커브 만들기 211 | 척추세움근 213 | 엉덩허리근 215
넙다리네갈래근 218 | 모음근 220 | 넙다리뒤근육 221
큰볼기근 223

## 골반틀어짐 224

골반비틀기 224 | 요추커브만들기 226 | 넙다리네갈래근 228
엉덩허리근 230 | 넙다리뒤근육 235 | 골반저근육 237

## 엄지발가락가쪽휨증 239

발바닥근육군 239 | 긴엄지폄근 241 | 뒤정강이근 243
발바닥 궁 형성 244

## X다리 245

모음근 245 | 엉덩허리근 247 | 큰볼기근 250
모음근 강화 252

## O다리 253

중간볼기근 253 | 넙다리뒤근육 254 | 모음근 256
배곧은근 258 | 엉덩정강근막띠 260

## 발목안정화 262

앞정강이근 262 | 종아리근 264 | 장딴지근 252
넙치근 267

## 호흡개선 트레이닝 269

흉추커브 만들기 269 | 복장뼈 271 | 앞톱니근 273
위뒤톱니근 274 | 목빗근 스트레칭 275 | 목갈비근 276

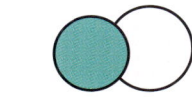

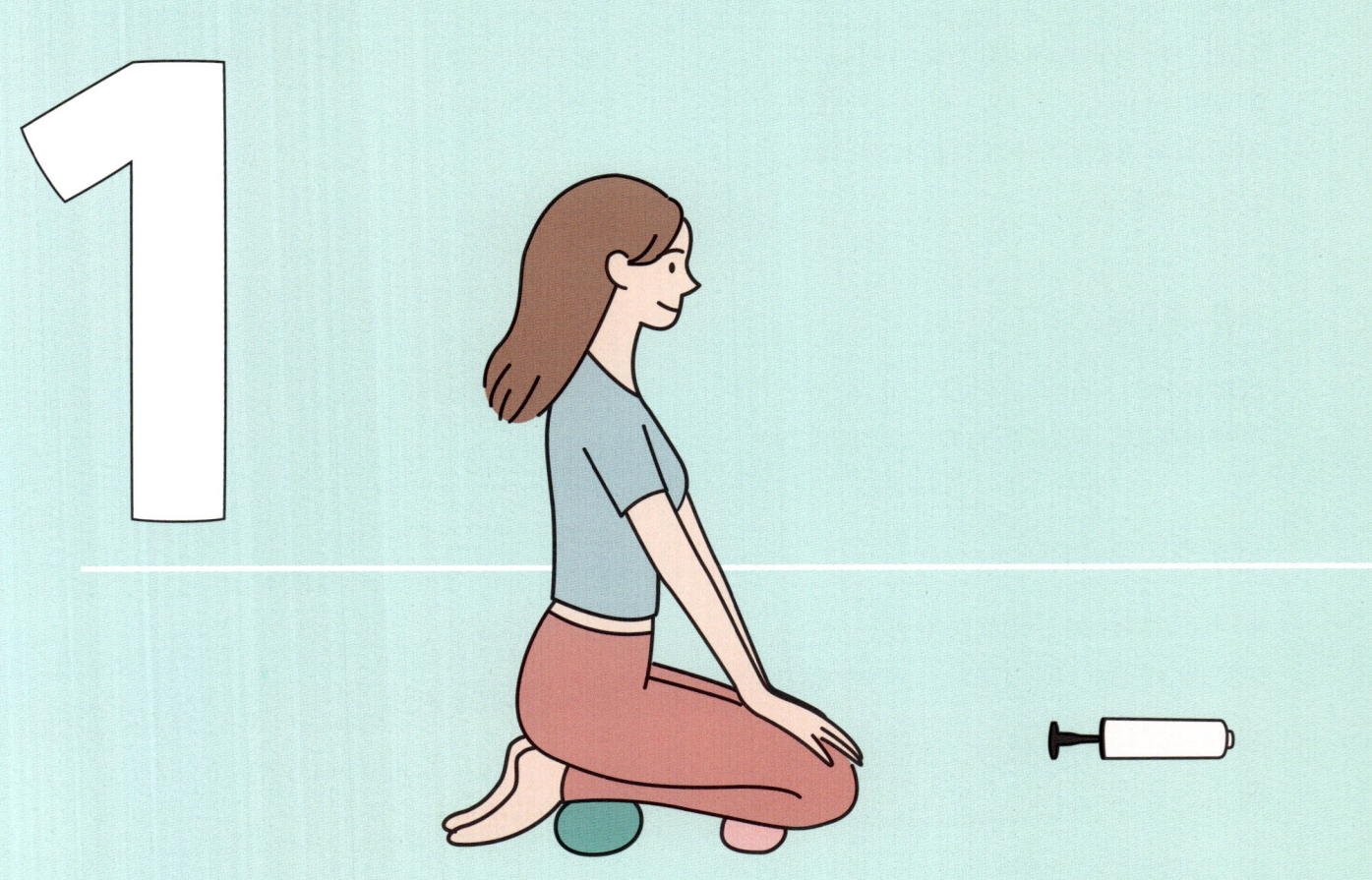

# 통증 관리

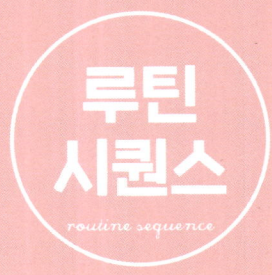

# 루틴시퀀스 *routine sequence*

BALLTHERAPY
REHABILITATION
HOME TRAINING

 「루틴 시퀀스」는 볼테라피 재활 홈트의 가장 기본적인 시퀀스로 모든 볼테라피 루틴의 준비운동 개념으로 이해하면 됩니다. 루틴 시퀀스는 근육, 관절, 신경학적 관점에서 접근 가능한 다양한 효과를 기대할 수 있습니다. 엉치뼈 - 흉추 - 아래목 - 윗목으로 이어지는 루틴 4 포인트는 돌림근 돌림근회전근rotatores, 허리가로돌기사이근횡돌기간근intertransversarii, 척추사이근추간근interspinalis과 같은 속근육의 이완과 척추관절의 관절가동술 및 견인효과, 척추라인을 따라 형성된 자율신경계(교감신경, 부교감신경) 회복을 통해 동시다발적 생리학적 변화와 개선을 기대할 수 있는 가장 기본이 되는 자극 포인트)입니다.

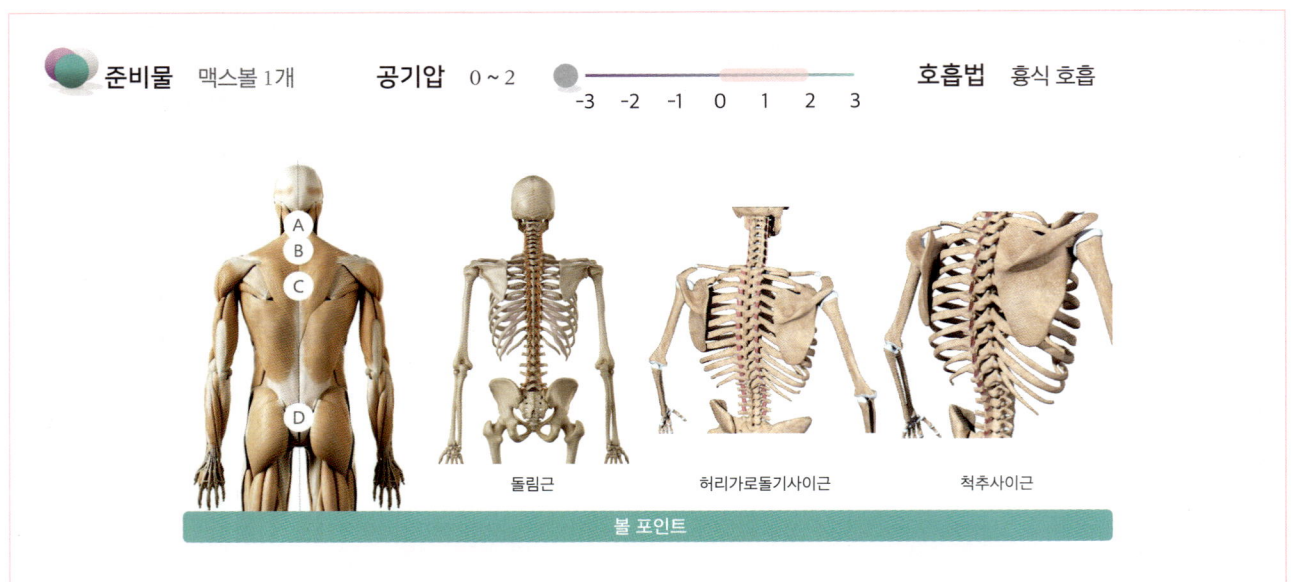

**볼 포인트**: 돌림근 / 허리가로돌기사이근 / 척추사이근

준비물: 맥스볼 1개  공기압: 0~2  호흡법: 흉식 호흡

### 스틸포인트(볼 적용시간 최소 90초) still point

과긴장 근육이 이완되고, 신경계 변화까지 유도하는 최소시간

90초 동안 호흡에 맞춰 반복

▶ **진동 3회** vibrating — 이완된 근육의 적응을 깨는 시간

▶ **심호흡 10회** deep breathing — 이완된 근육변화를 신경계까지 전달하는 최적의 방법

① **루틴시퀀스** *routine sequence* - 루틴 4 포인트

**1** 기본자세

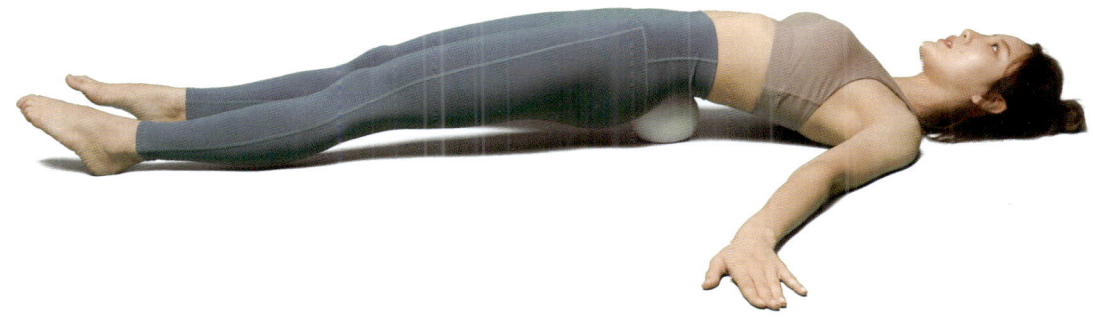

항문 위 엉치뼈 D에 맥스볼을 위치시킵니다.

**2**

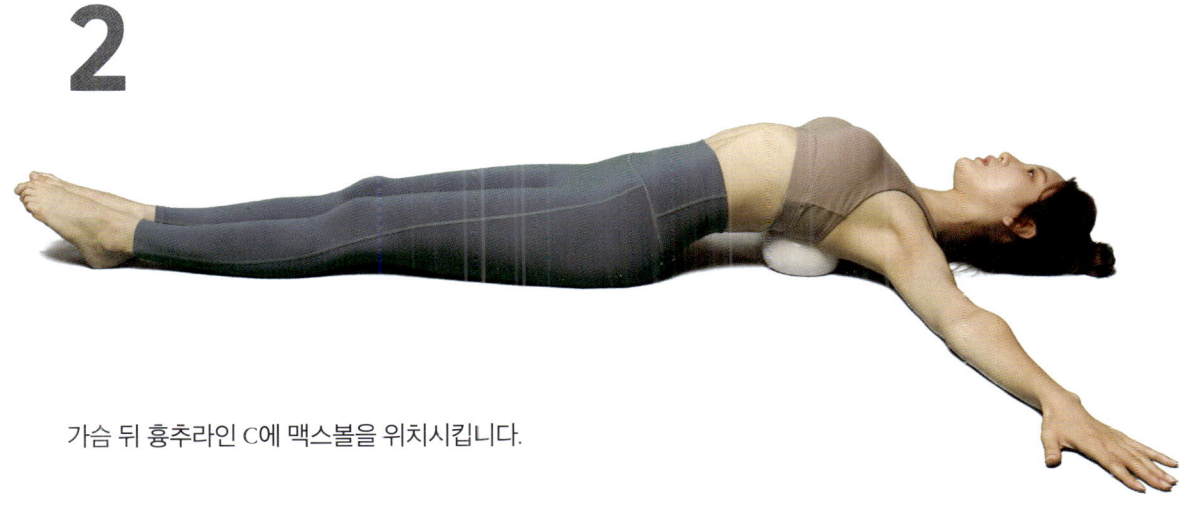

가슴 뒤 흉추라인 C에 맥스볼을 위치시킵니다.

# 3

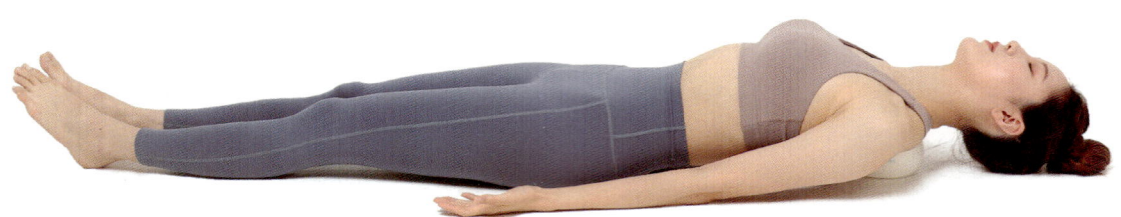

어깨높이인 목 아래부분 B에 맥스볼을 위치시킵니다.

# 4

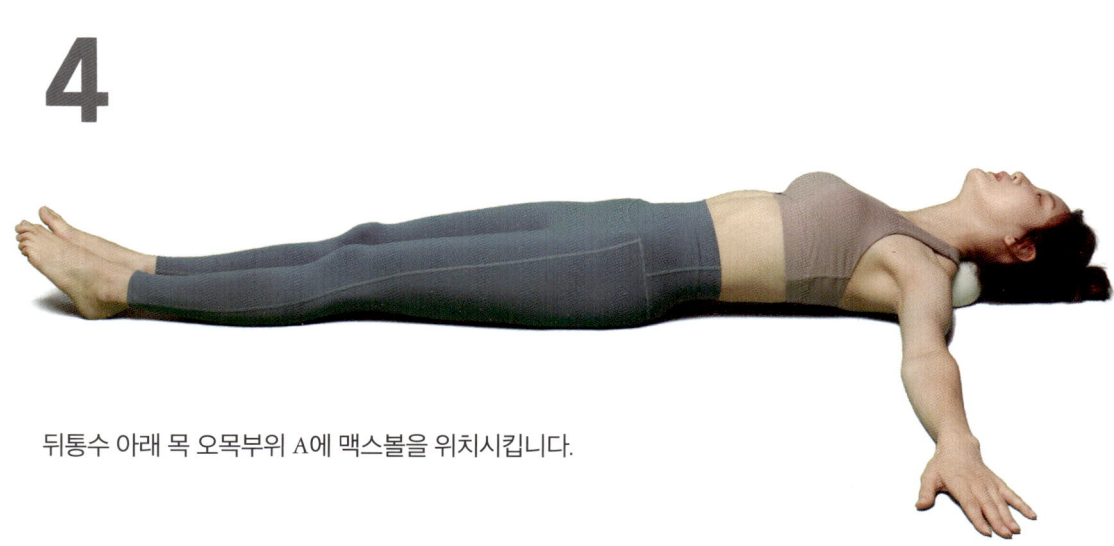

뒤통수 아래 목 오목부위 A에 맥스볼을 위치시킵니다.

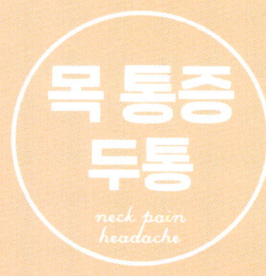

## 목 통증 두통
*neck pain headache*

일반적으로 목 통증은 어깨 통증을 동반하는 경우가 많습니다. 목 통증은 단순히 목 통증에 국한된 것이 아니라, 목과 어깨에 연결된 근육과 깊은 관련성이 있습니다. 또한, 목 통증이 심한 경우에는 거북목 및 라운드 숄더 증상을 보이며, 이는 큰가슴근과 배곧은근 복직근 *rectus abdominis*의 단축과도 관련성이 높습니다.

**순서** | 목커브만들기 | 위등세모근 | 어깨올림근 | 뒤통수밑근 | 머리널판근 | 목빗근 | 목갈비근 | 관자근

## 목커브 만들기 *shaping neck curve*

**근육설명** 목통증의 근본적인 원인 중 하나는 목의 부정렬입니다. 목의 부정렬은 관절, 근육, 신경에 직간접적 영향을 미쳐, 목의 기능부전과 통증을 야기합니다. 이를 개선하기 위해서는 올바른 경추의 정렬 회복이 필수적입니다.

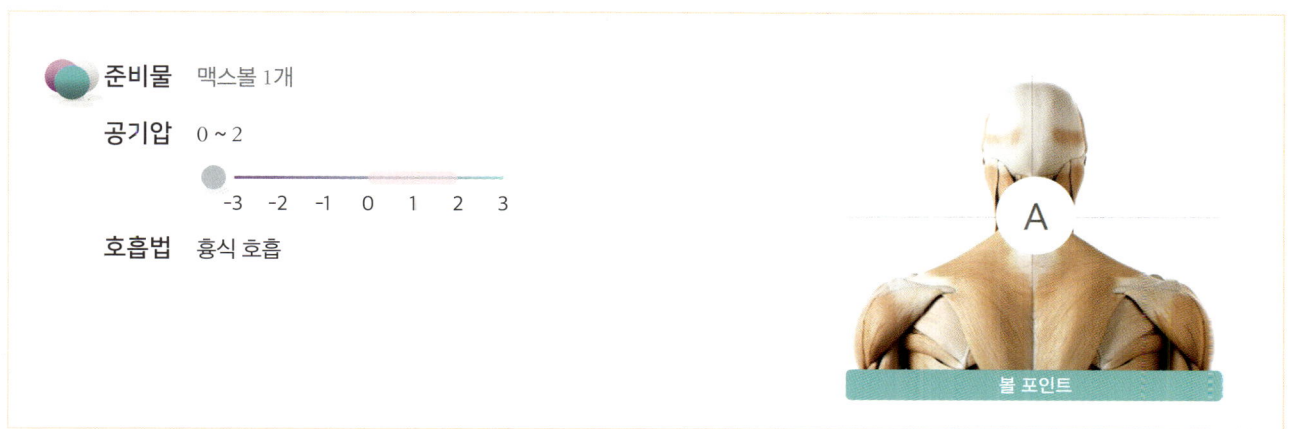

- 준비물: 맥스볼 1개
- 공기압: 0 ~ 2  (-3 -2 -1 0 1 2 3)
- 호흡법: 흉식 호흡

볼 포인트

### ① 커스텀시퀀스 *custom sequence*

**1** 기본자세

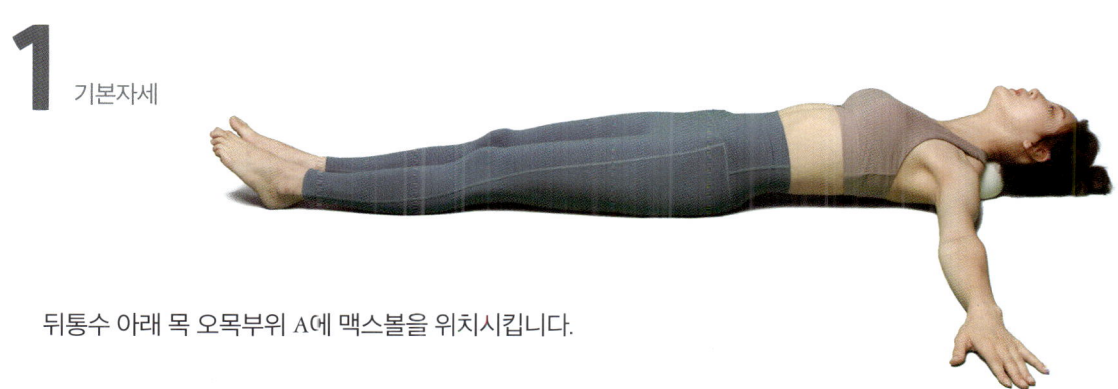

뒤통수 아래 목 오목부위 A에 맥스볼을 위치시킵니다.

## 2

맥스볼을 적용한 채 좌우 방향으로 목을 회전시켜주세요

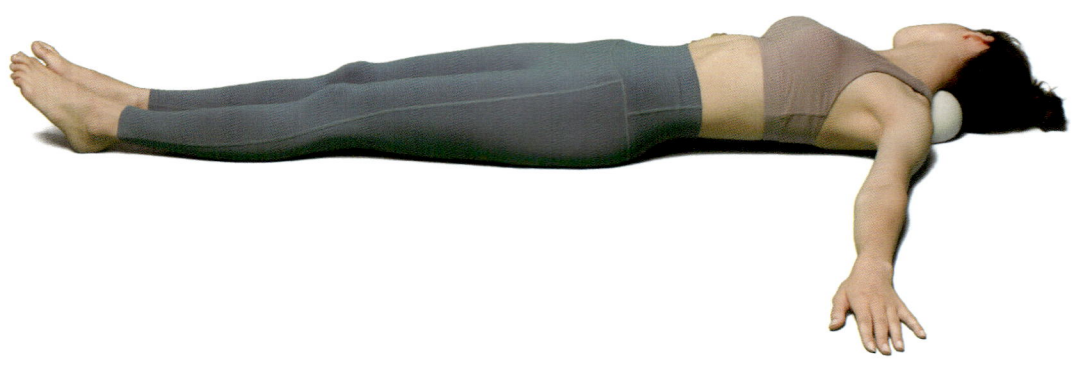

## 3

맥스볼을 흉추부위에 적용한 채 양팔을 교차하여 가슴앞으로 위치시켜주세요.
어깨뼈의 움직임과 목주변 근육 사용으로 미세한 차이를 발생시킵니다.

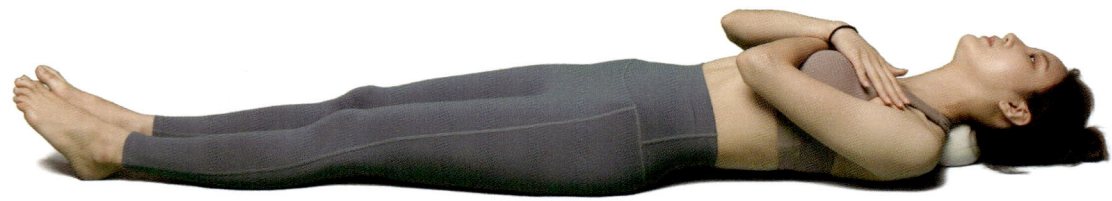

# 위등세모근 상부승모근 *trapezius*

**근육 설명** 목 주변부위에서 가장 큰 근육 중 하나인 위등세모근은 목과 어깨 움직임에 중요한 역할을 맡고 있는 표면 근육입니다. 등세모근통증은 어깨올림근 통증과 구별지을수 있는데 목 뒤쪽의 긴장성통증은 어깨올림근이 원인이고 어깨부 위통증은 위등세모근이 통증의 원인이 될 수 있습니다.

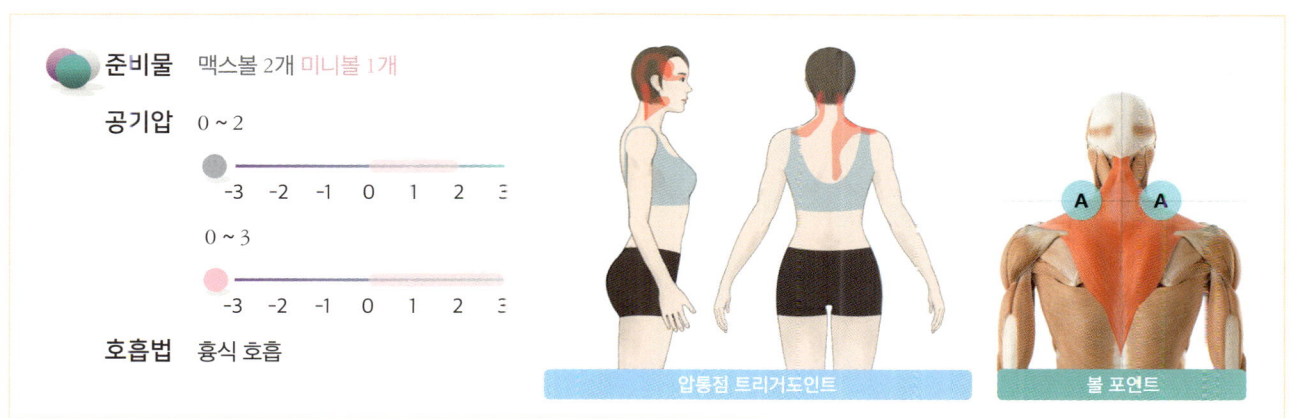

**준비물** 맥스볼 2개 미니볼 1개
**공기압** 0 ~ 2 / 0 ~ 3
**호흡법** 흉식 호흡

압통점 트리거포인트 | 볼 포인트

## ① 기능 테스트 *functional test*

어깨를 올려보세요. 움직임의 가벼움을 비교해 보세요.

*Pre* 기본자세

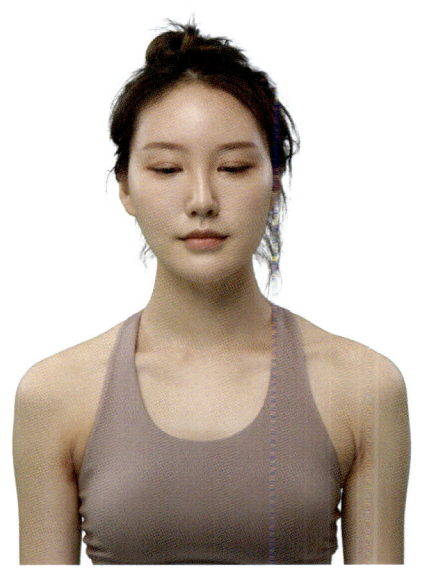

*Post* 어깨 들어 올리기

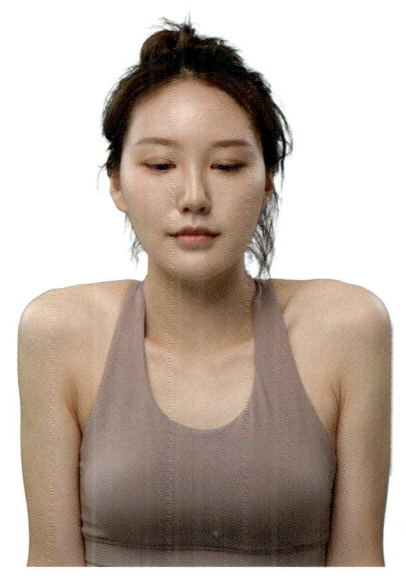

## ② 커스텀시퀀스 *custom sequence*

# 1 기본자세

손가락으로 위등세모근을 잡을 때 가장 두껍게 잡히는 부위 A에 미듐볼을 위치시켜 주세요.

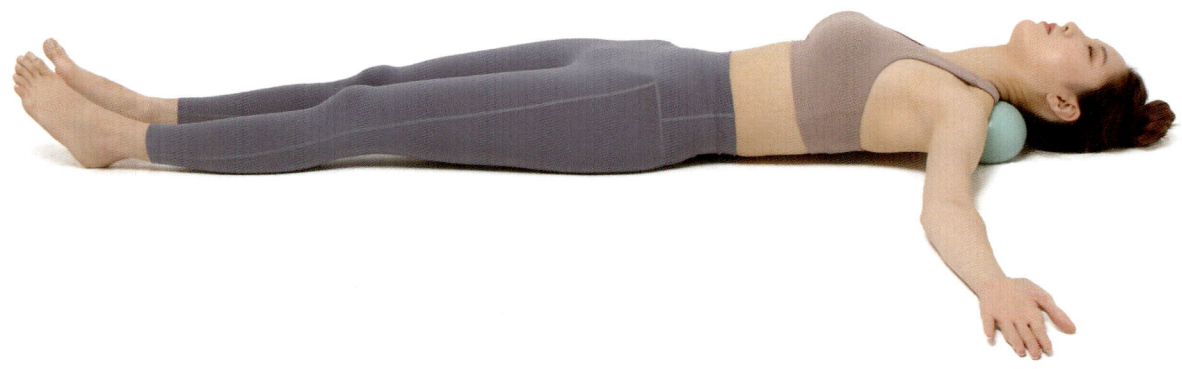

## ③ 볼자극 조절 *ajusting stimulation*

**1**

공 1개를 사용할 경우, 미듐볼이 놓인 반대 방향으로 고개를 60°정드 돌립니다.

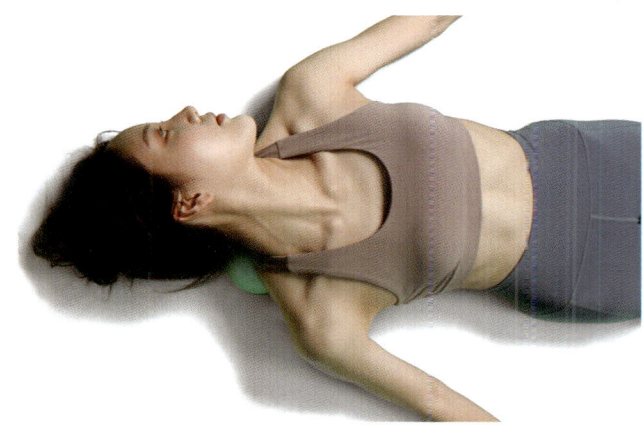

**2**

미듐블 방향과 같은 방향의 팔을 머리위로 곧게 폅니다.

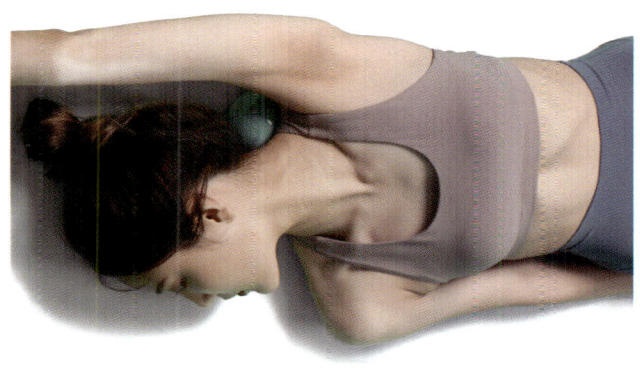

**3**

허리를 굽힌 후, A부위 위쪽에 미니볼을 놓고 체중을 이용해 자극해주세요.

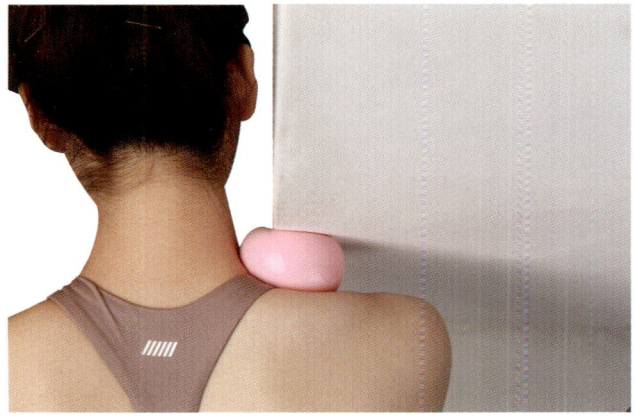

*tip*

고개를 볼의 반대방향으로 돌리면, 등세모근보다 어깨올림근에 더욱 효과적입니다.

# 어깨올림근 *견갑거근 levator scpulae*

**근육 설명** 어깨올림근은 경추에서 시작하여 어깨뼈에 부착되기 때문에, 목과 어깨 움직임에 동시에 관여합니다. 어깨올림근은 목 통증 뿐만 아니라, 어깨 통증이 있을 경우에도 이완이 필요한 근육입니다.

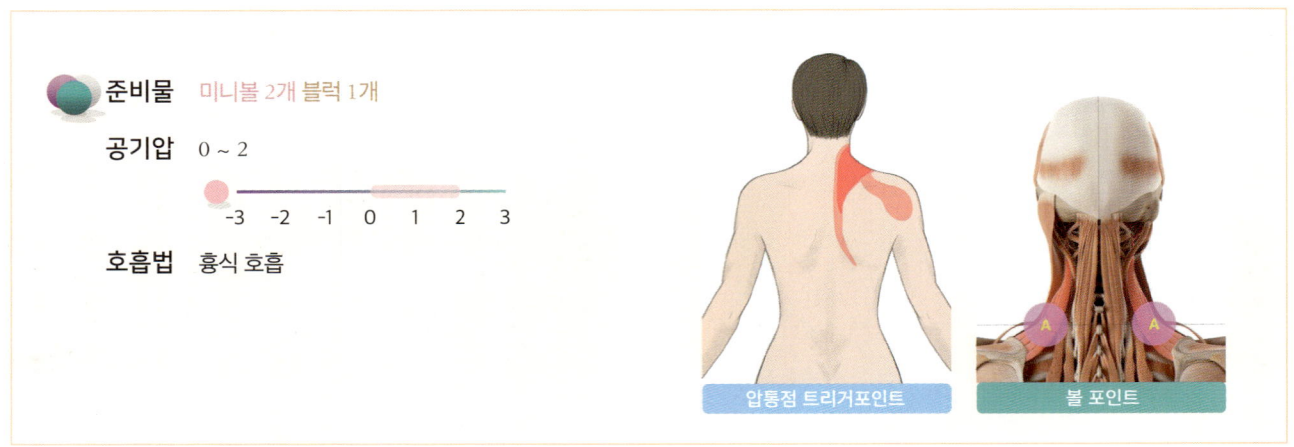

- **준비물** 미니볼 2개 블럭 1개
- **공기압** 0 ~ 2
- **호흡법** 흉식 호흡

BALLTHERAPY
REHABILITATION
HOME TRAINING

## ① 기능 테스트 *functional test*

어깨를 올려보세요. 움직임의 가벼움을 비교해 보세요.

*Pre* 기본자세

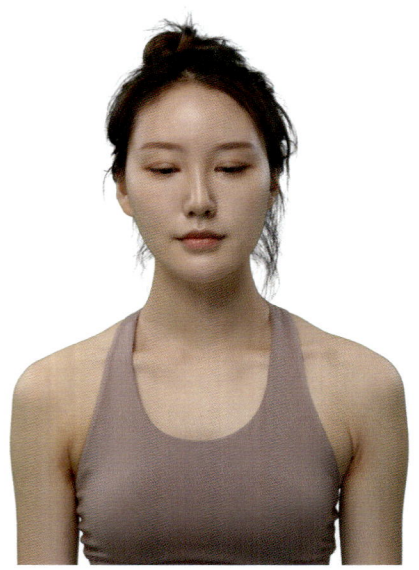

*Post* 어깨 들어 올리기

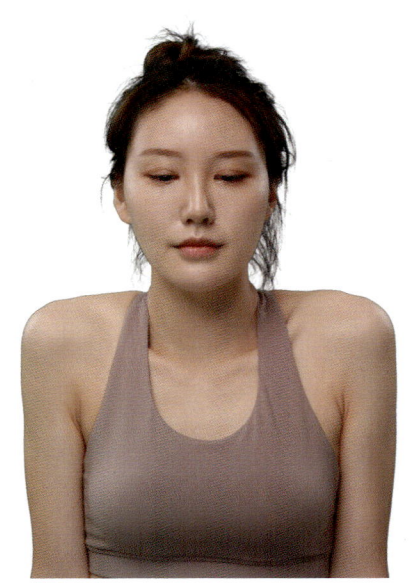

## ② 커스텀시퀀스 *custom sequence*

**1** 기본자세

A에 미니볼을 올려놓고 가볍게 누릅니다. 목부위보다는 어깨부위가 더 가깝다고 생각하시면 됩니다.

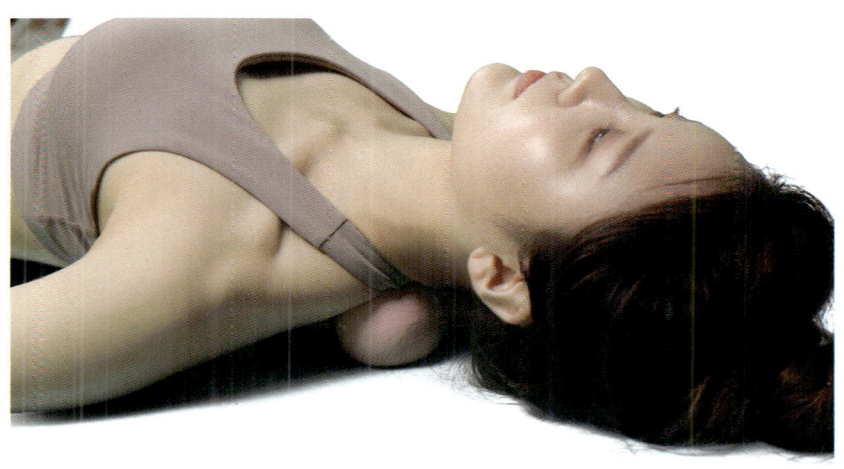

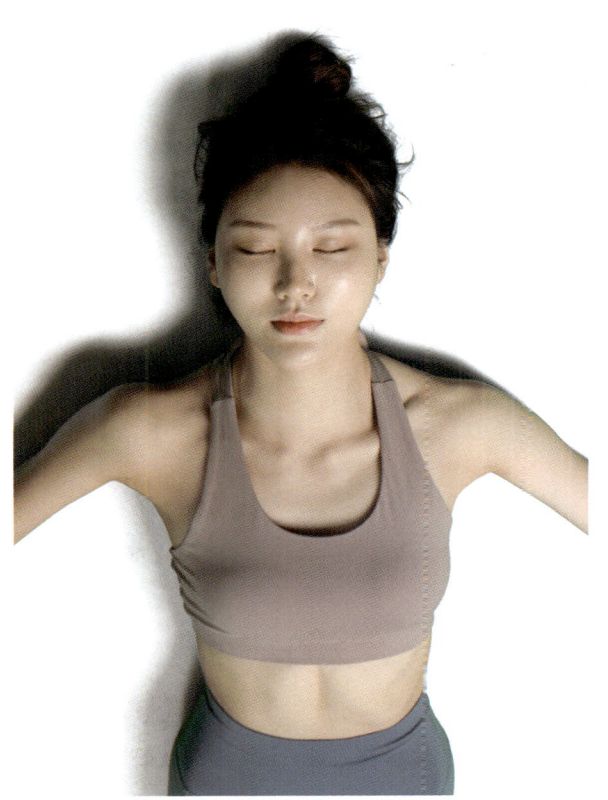

**2**

경우에 따라 양쪽을 동시에 자극해도 되지만, 한 방향만 집중적으로 자극하는게 더욱 효과적입니다.

*tip*

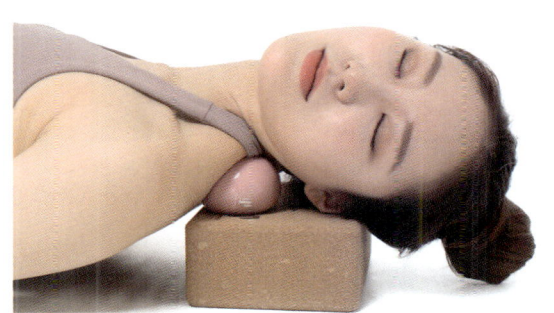

더욱 큰 자극을 원할 경우에는 블럭을 이용하셔도 됩니다.

# 뒤통수밑근 후두하근육 *suboccipital muscles*

BALLTHERAPY
REHABILITATION
HOME TRAINING

**근육 설명** 뒤통수밑근은 목 통증과 기능부전의 가장 근본적인 원인 중 하나입니다. 목 주변의 다른 근육들에 비해 고유수용감각이 집중적으로 분포해 등세모근, 목빗근 등과 같은 목 움직임 근육을 긴장시키는 1차 센서라고 할 수 있습니다. 뒤통수밑근의 근긴장 이완없이 두통감소는 기대하기 어렵습니다.

**준비물** 미니볼 1개 블럭 1개

**공기압** 0 ~ 2

-3 -2 -1 0 1 2 3

**호흡법** 흉식 호흡

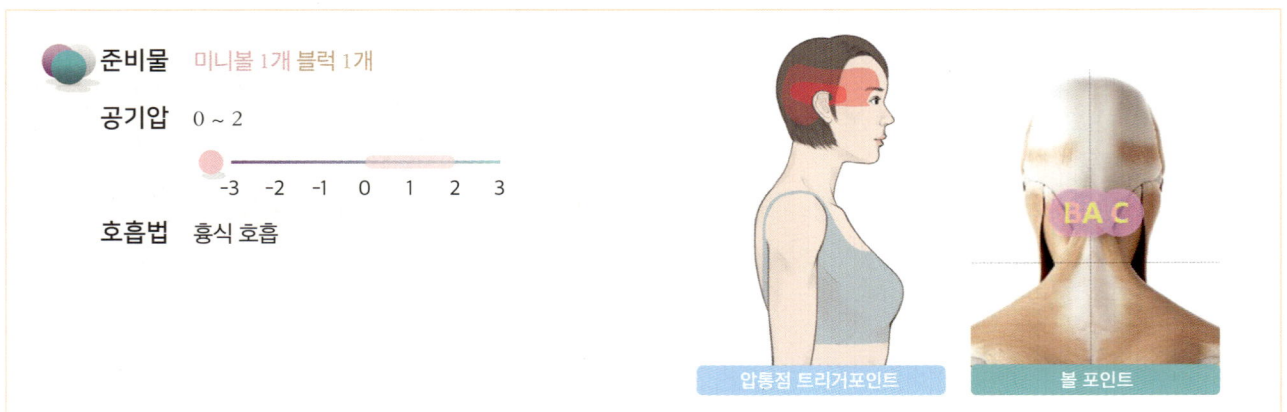

압통점 트리거포인트 | 볼 포인트

## ① 기능 테스트 *functional test*

턱을 가볍게 당겨보세요. 뒤통수 밑근부위에서의 근육긴장감을 비교해보세요.

## ② 커스텀시퀀스 *custom sequence*

**1** 기본자세

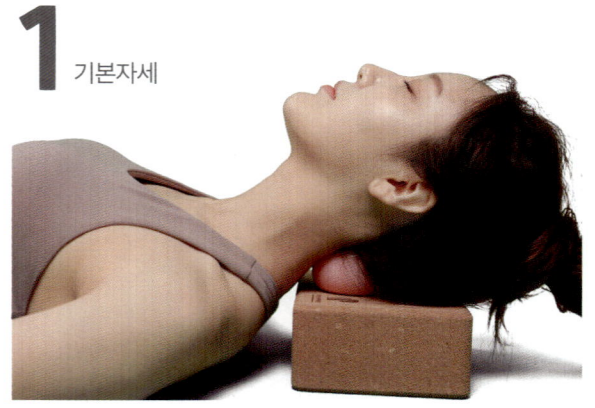

뒤통수밑 움푹 파인 A부위에 미니볼을 위치시켜주세요.

**2**

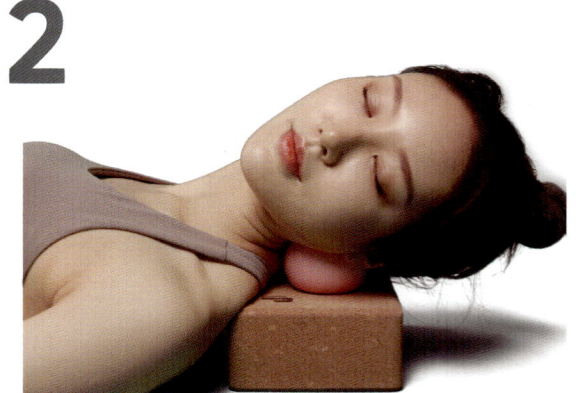

A부위를 기준으로 한쪽 방향으로 2~3Cm만 고개를 돌려주세요. 고개를 돌리면 자연스럽게 볼이 B와 C 위치로 이동하게 됩니다.

**tip** 목 디스크 증상이 있는 경우에는, 목 스트레칭과 함께 공을 사용하면 더욱 좋은 효과를 기대할 수 있습니다.

# 머리널판근 두판상근 *splenius capitis*

 **근육 설명** 머리널판근은 목의 폄과 회전 동작에 관여하는 근육으로 과긴장이 되면 반가시근과 함께 두통을 유발하는 근육으로 알려져 있습니다. 목통증이 심해지면 두통과 함께 턱관절 통증까지 초래할 수 있으며 더욱 심해지면 눈 주위 통증까지 발생될 수 있습니다.

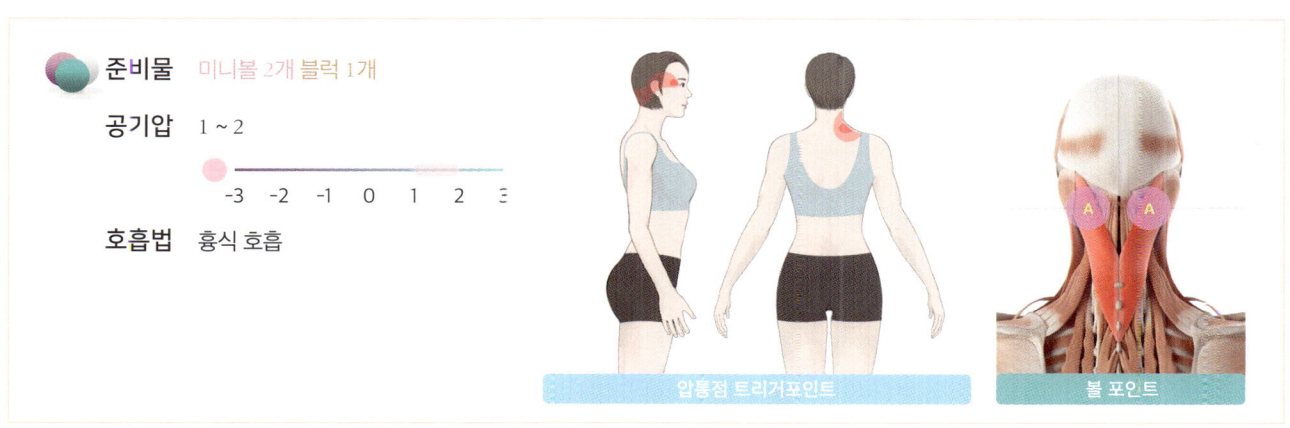

- **준비물** 미니볼 2개 블럭 1개
- **공기압** 1~2
- **호흡법** 흉식 호흡

## ① 기능 테스트 *functional test*

고개를 뒤로 가볍게 젖힌 후, 30° 정도 옆 굽힘해주세요. 관절가동범위를 비교해부세요.

*Pre* 기본자세

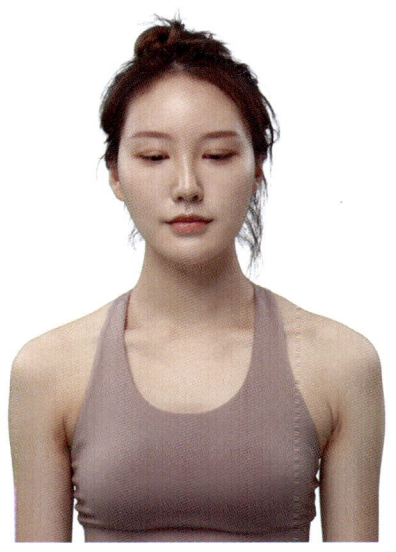

*Post* 머리 대각선 뒤방향으로 굽히기

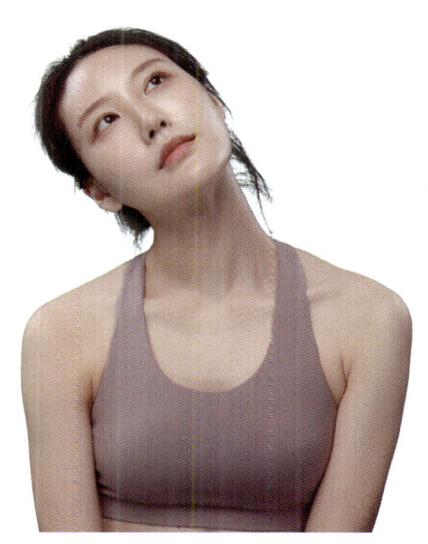

## ② 커스텀시퀀스 *custom sequence*

**1** 기본자세

공 1개를 사용할 경우, 미듐볼이 놓인 반대 방향으로 고개를 30°정도 돌립니다.

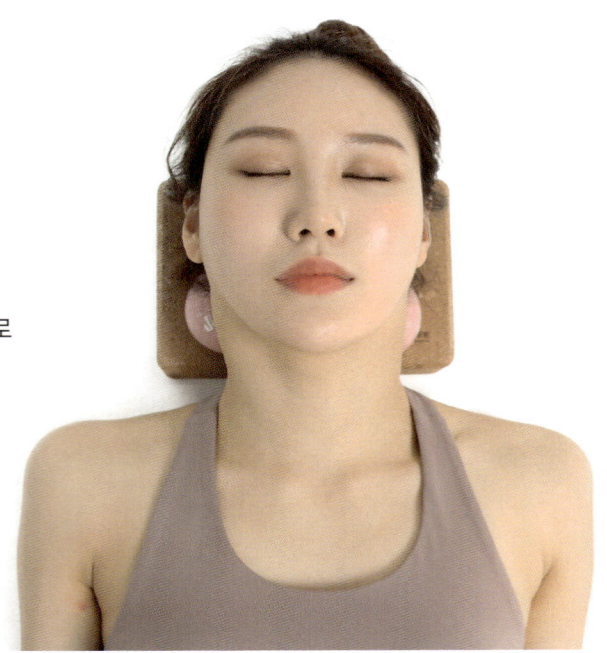

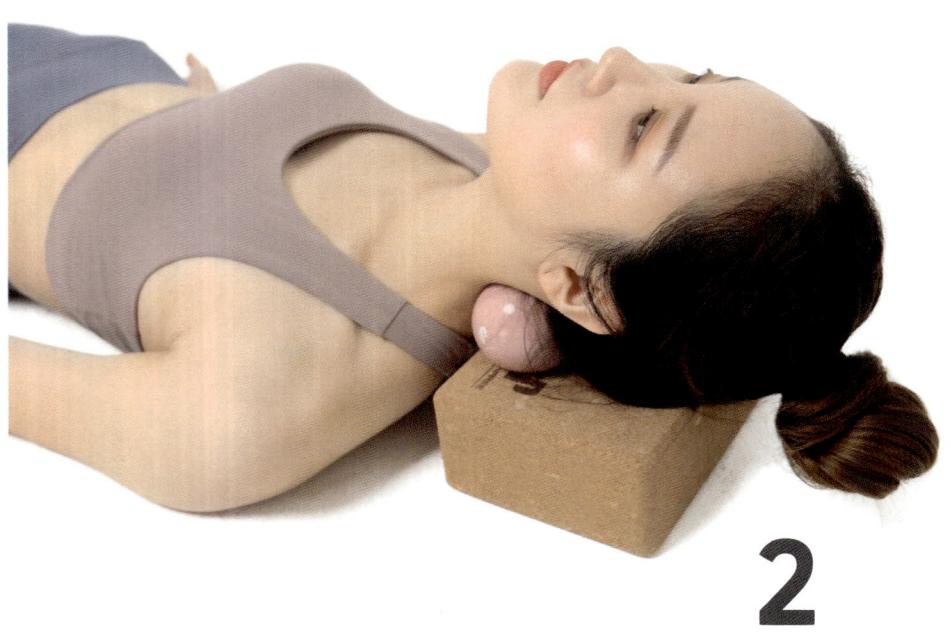

**2**

뒤통수 밑 양쪽에 움푹 파인 A부위에 미니볼을 위치시켜 주세요.

# 목빗근 *흉쇄유돌근 sternocleidomstoid*

**근육 설명** 목빗근은 목의 좌우회전과 앞굽힘 작용을 하는 근육입니다. 거북목 체형과 관련성이 매우 높은 근육입니다. 또한, 목빗근의 이완은 등세모근의 이완에도 효과적입니다.

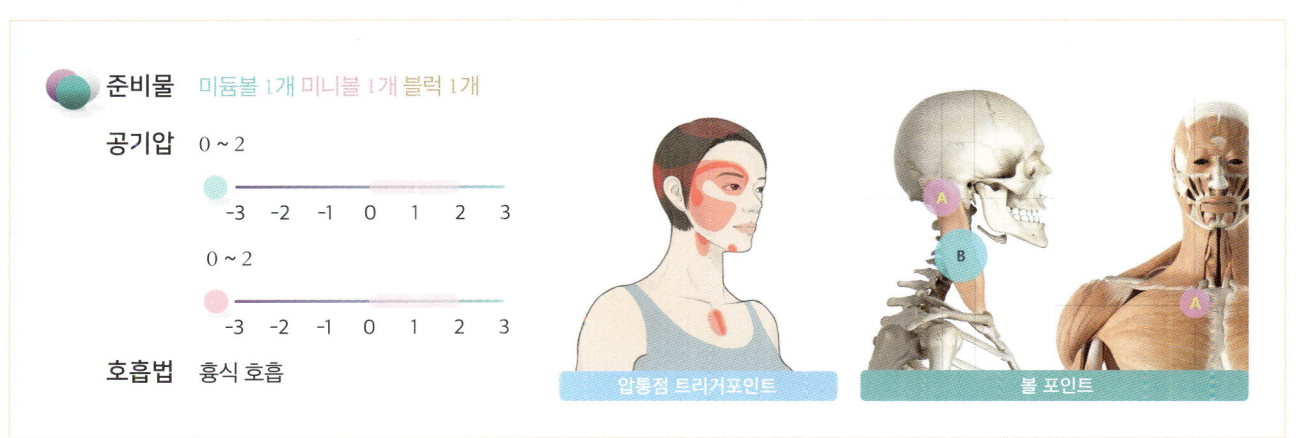

## ① 기능 테스트 *functional test*

바로누운 자세에서 목을 굽혀 들어 올려주세요. 목 굽힘 동작의 근력, 관절가동범위를 비교해 주세요.

*Pre* 기본자세

*Post* 머리 들어 굽히기

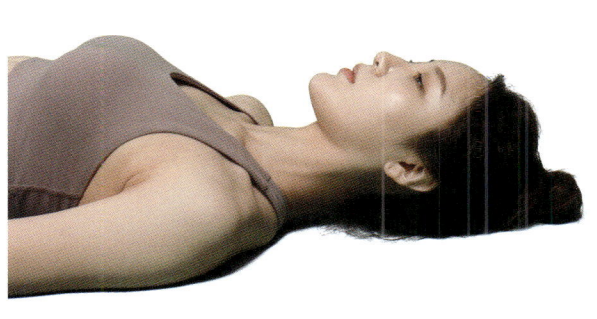
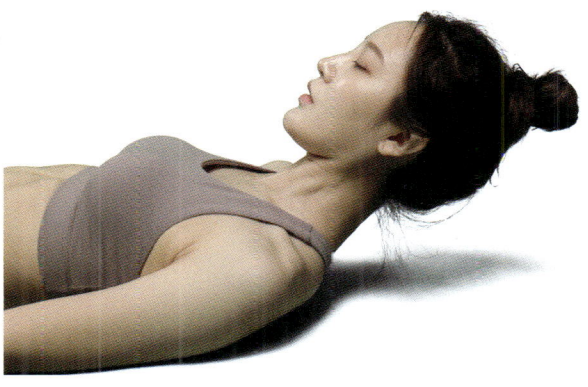

## ② 커스텀시퀀스 *custom sequence*

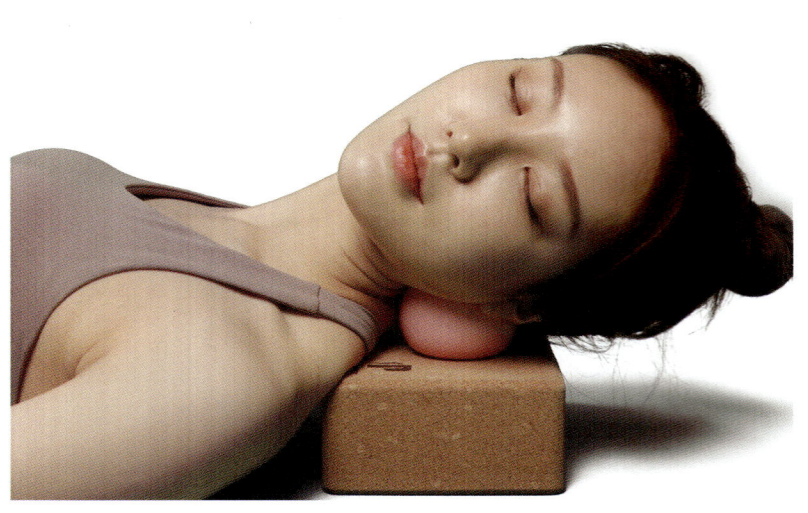

**1** 기본자세 - 목빗근 시작점 자극

귀뒷부분 움푹 파인 A부위에 미니볼을 위치시켜 주세요.

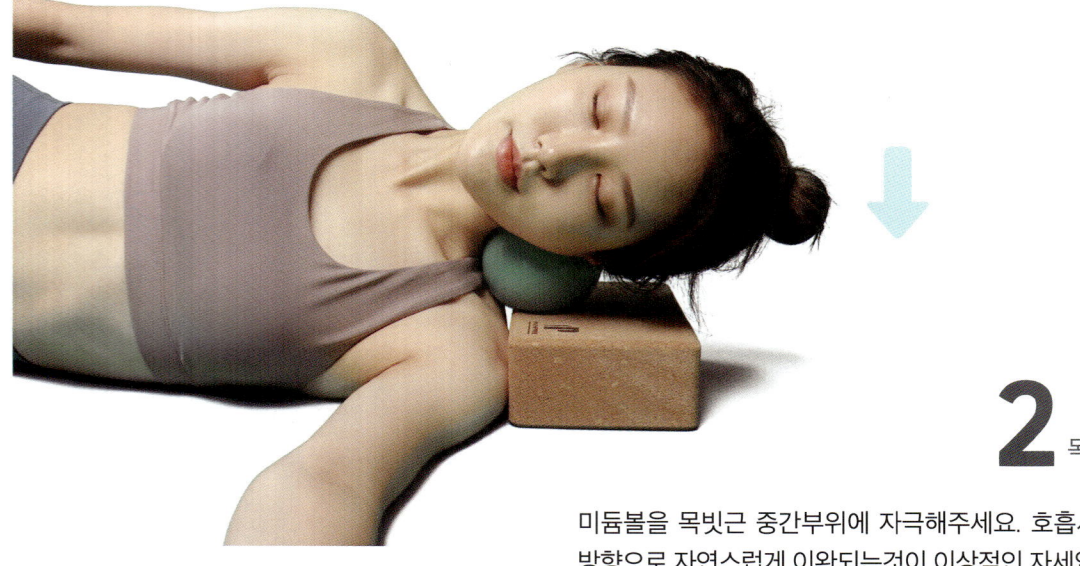

**2** 목빗근 중간점 자극

미듐볼을 목빗근 중간부위에 자극해주세요. 호흡시 머리가 화살표 방향으로 자연스럽게 이완되는것이 이상적인 자세입니다.

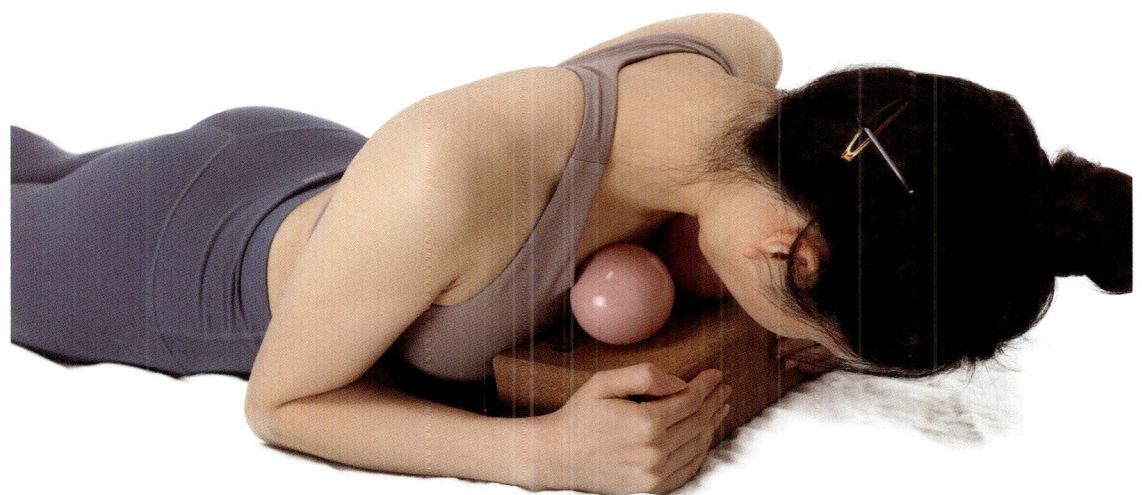

### 3 목빗근 부착점 자극

미니볼을 빗장뼈 가장 안쪽부위 바로 밑에 위치시켜 주세요.
빗장뼈에 부착되는 목빗근을 간접적으로 이완시켜 줄 수 있습니다.

**tip**

목빗근은 회전 방향과 수축방향이 반대되는 근육입니다.
오른쪽 회전에는 왼쪽 목빗근이 수축합니다

# 목갈비근 *사각근 scalene muscles*

**근육설명** 목갈비근은 목의 측면 굽힘 역할을 주로 합니다. 현수교 형태를 띄는 목갈비근이 과긴장되어 단축되면 경추사이의 공간을 협소하게해 목 움직임을 제한하면서 심할경우 기능부전과 통증을 야기할 수 있습니다.

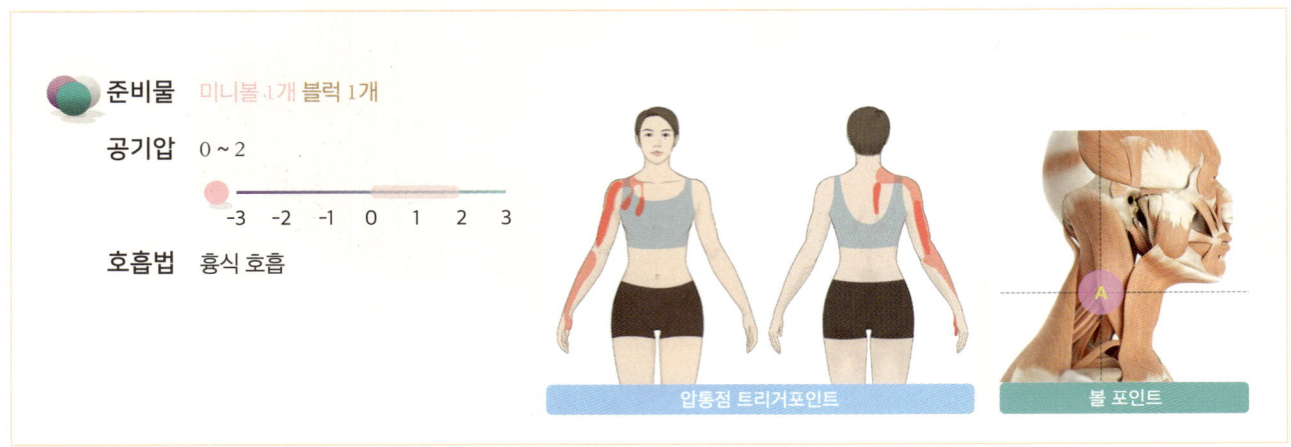

- **준비물**: 미니볼 1개, 블럭 1개
- **공기압**: 0 ~ 2
- **호흡법**: 흉식 호흡

## ① 기능 테스트 *functional test*

목을 측면으로 굽힘 해주세요. 목 굽힘의 관절가동범위를 비교해 주세요.

*Pre 기본자세*

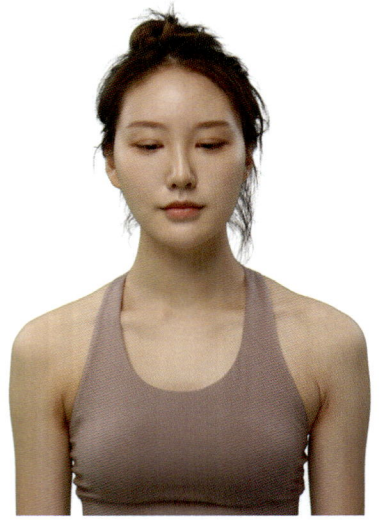

*Post 옆 굽힘하기*

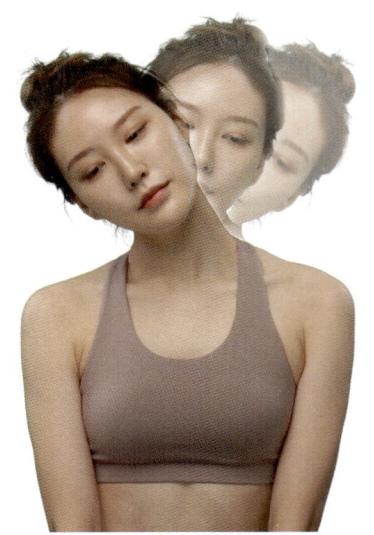

## ② 커스텀시퀀스 *custom sequence*

**1** 기본자세

블럭위에 미니볼을 위치시킨 후, 목뼈 4 - 6번을 중심으로 A 위치를 미니볼로 자극해주세요.

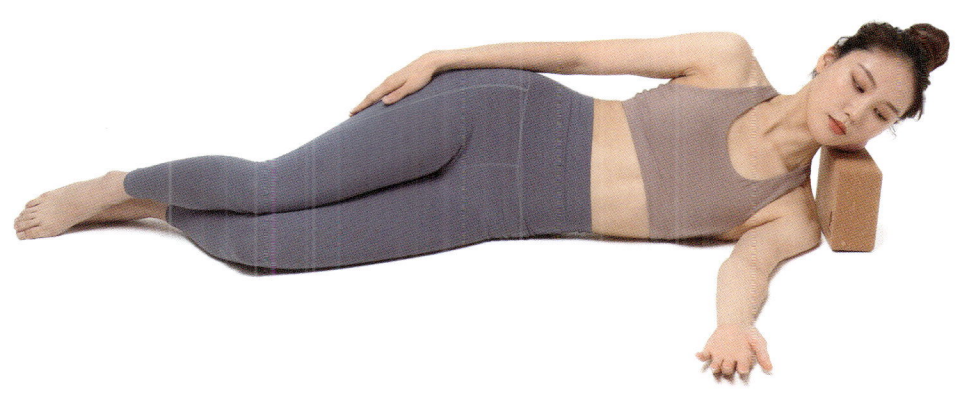

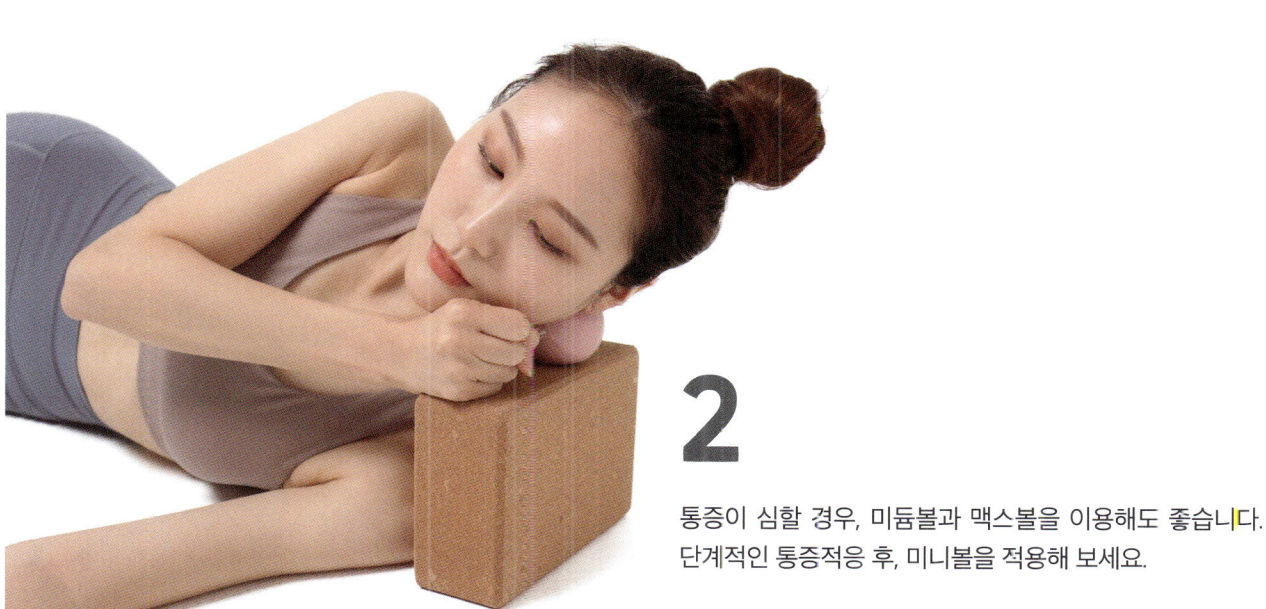

**2**

통증이 심할 경우, 미듐볼과 맥스볼을 이용해도 좋습니다.
단계적인 통증적응 후, 미니볼을 적용해 보세요.

**tip**
개인 체형에 따라 블럭을 눕히거나 세워서 사용할 수 있습니다.
어깨높이에 같게 블럭 높이를 조절해 주세요.

# 관자근 *측두근 temporalis*

근육
설명
턱관절 주변 근육중에 가장 강력한 힘을 내는 근육으로, 턱을 들어올릴때와 뒤로 당길 때 작용하는 근육입니다. 특히 관자근의 과긴장시 두통이 발생할 수 있습니다. 잠잘 때, 치아를 갈면 관자근이 작용하여 피로감을 줄 수 있으며 심할 경우 두통과 윗 치아의 통증까지 발생 할 수 있습니다.

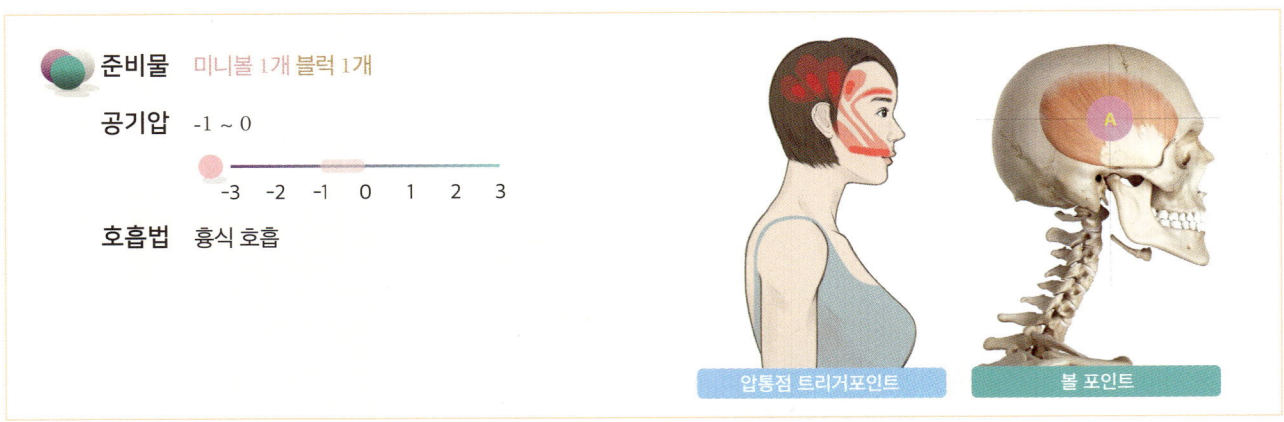

## ① 기능 테스트 *functional test*

입을 가볍게 벌린 후, 반대편 손을 이용해 약간의 저항을 주면서 입을 다물어 보세요.

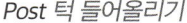

*Pre* 기본자세

*Post* 턱 들어올리기

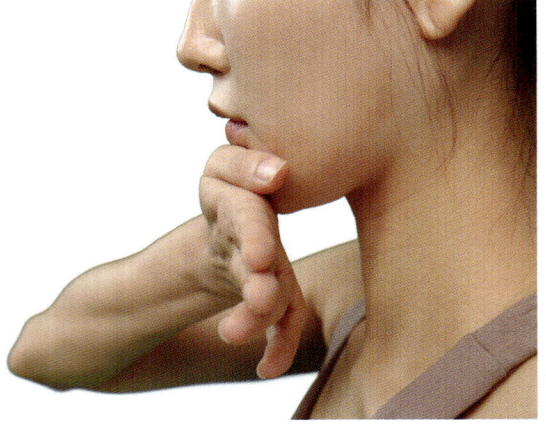
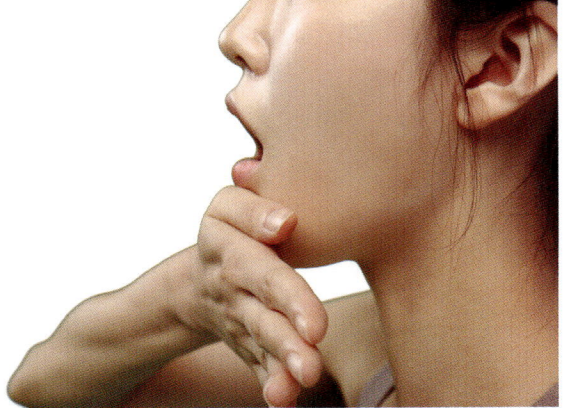

② **커스텀시퀀스** *custom sequence*

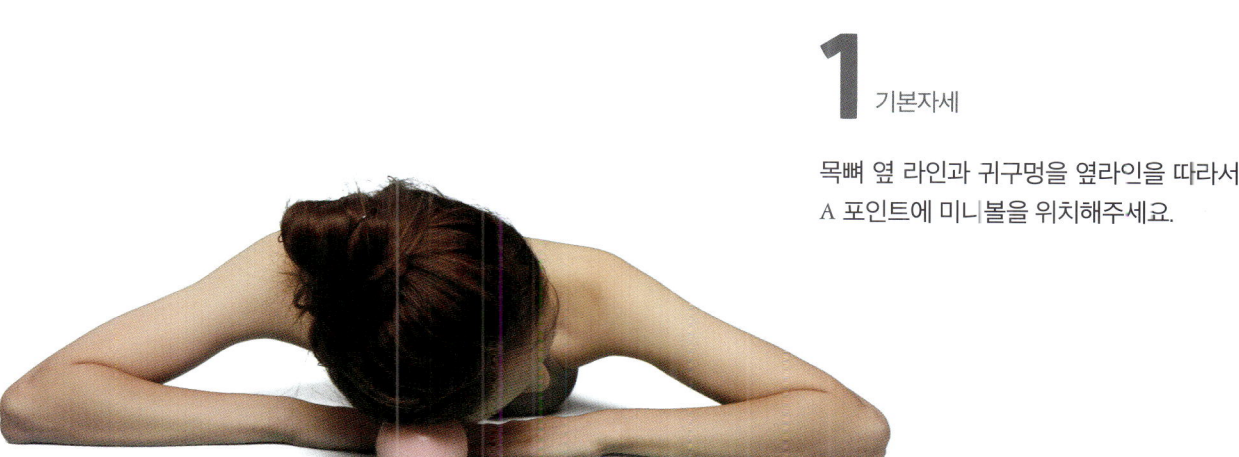

**1** 기본자세

목뼈 옆 라인과 귀구멍을 옆라인을 따라서
A 포인트에 미니볼을 위치해주세요.

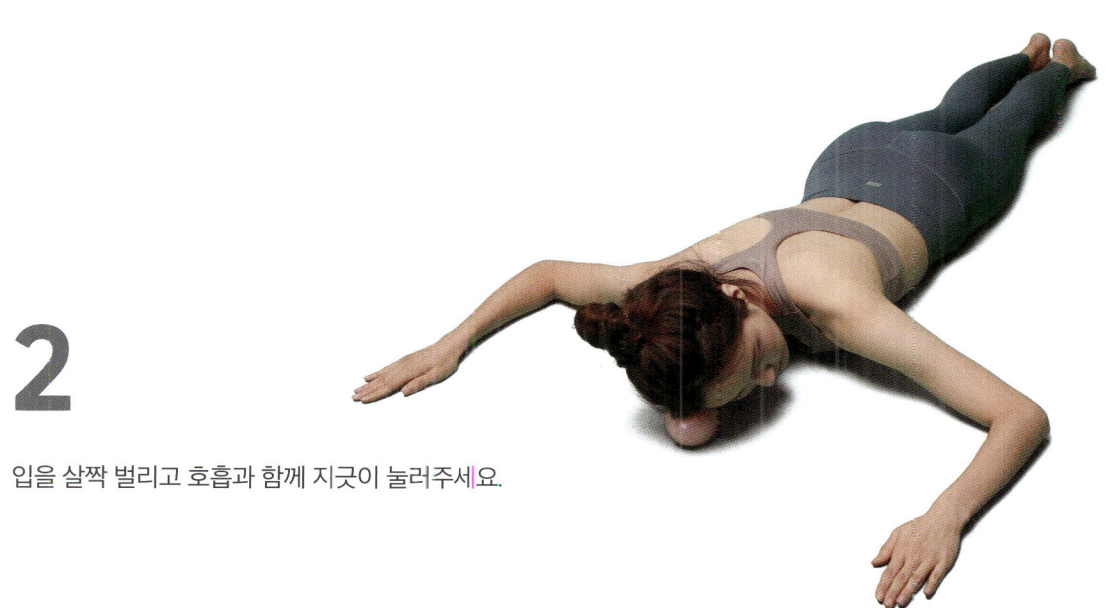

**2**

입을 살짝 벌리고 호흡과 함께 지긋이 눌러주세요.

**tip**

통증이 심할 경우 볼 압력을 낮춰 사용해 주세요.

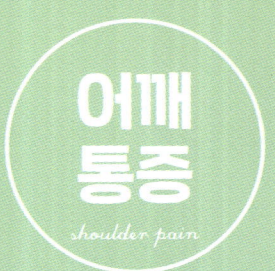

## 어깨통증 shoulder pain

어깨 통증의 원인은 다양합니다. 하지만 공통적으로 어깨기능 부전 및 통증의 원인에 있어서, 중요 근육이 존재합니다. '볼테라피 재활홈트'에서는 중요 근육을 활성화 시켜 어깨기능 향상 및 통증 감소를 기대 할 수 있습니다.

| 순서 | 위쪽 큰가슴근 | 중간큰가슴근 | 바깥쪽 큰가슴근 | 작은원근 | 앞톱니근 | 마름근 | 넓은등근 | 가시위근 | 가시아래근 | 위등세모근 |

## 위쪽 큰가슴근  상부대흉근 upper trapezius

BALLTHERAPY
REHABILITATION
HOME TRAINING

 **근육설명** 대부분의 현대인의 경우 위쪽 큰가슴근을 볼로 자극했을 경우 통증을 느낄 수 있습니다. 특히 여성의 경우 남성과 달리 신체 구조적인 이유로 위쪽 큰가슴근에 통증을 더욱 느낄 수 있습니다. 작은원근과 어깨 움직임에 가장 큰 역할을 하고 있는 근육입니다. 우선 순위를 둔다면 작은원근과 함께 위큰가슴근에 공을 먼저 적용해 주세요.

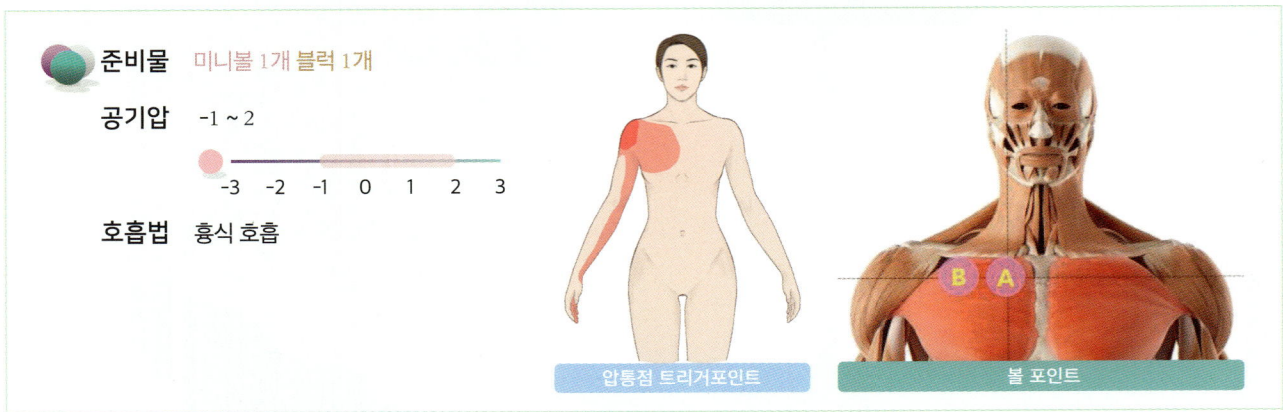

**준비물** 미니볼 1개 블럭 1개
**공기압** -1 ~ 2
**호흡법** 흉식 호흡

압통점 트리거포인트 | 볼 포인트

## ① 기능 테스트 functional test

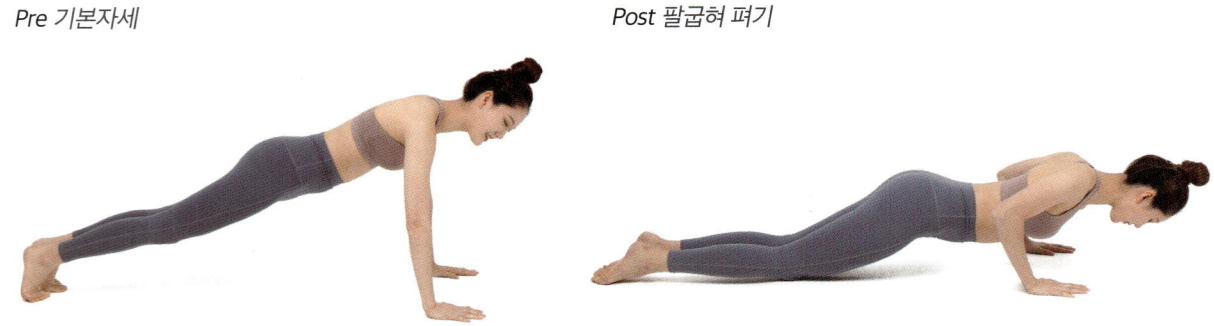

Pre 기본자세 — 팔굽혀 펴기 시, 근력이 부족한 경우 무릎을 지면에 대고 팔을 굽혀 주세요.

Post 팔굽혀 펴기 — 팔굽혀 펴기 시, 근력, 움직임 속도를 비교해 주세요.

② 커스텀시퀀스 *custom sequence*

# 1 기본자세

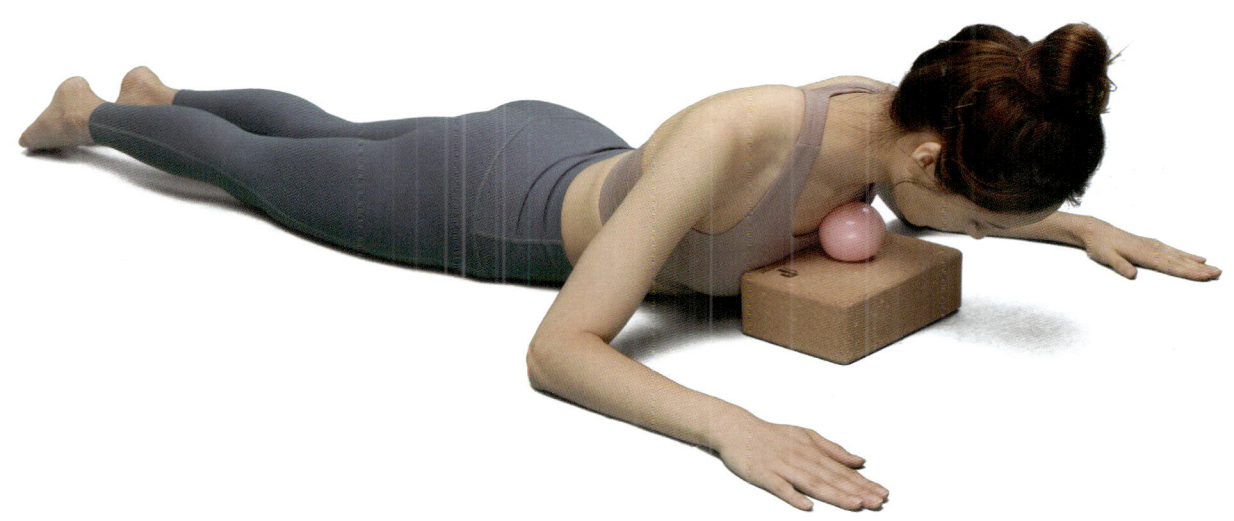

빗장뼈 안쪽 바로 밑 A, B 부위에 체중을 실어 가볍게 압박해 주세요.
특히, 여성의 경우 통증이 심할 수 있습니다. 자세조절을 통해 볼 자극을
조절해 주세요.

## ③ 볼자극 조절 *ajusting stimulation*

### 1 기본자세

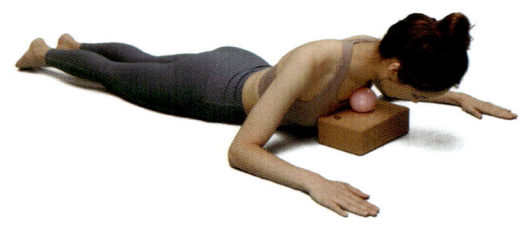

### 2 팔꿈치높이낮추기

팔꿈치를 옆으로 벌려, 높이조절을 통해 볼의 압력을 조절해 주세요.

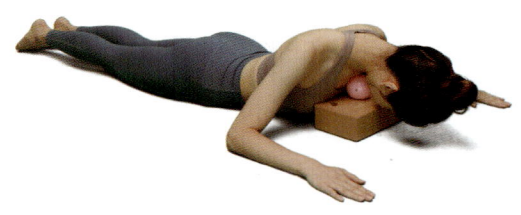

### 3 반대편 팔 내리기

볼 반대편 팔을 먼저 내려주세요.

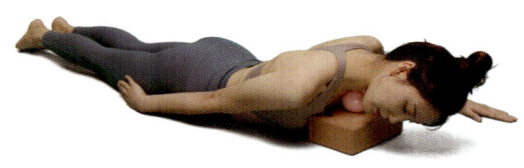

### 4 두팔 내리기

두팔을 허리 옆으로 나란히 해주세요.

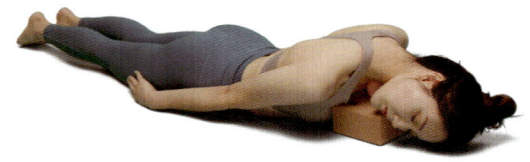

### 5 볼 반대편 다리 올리기

볼을 적용한 반대편의 다리를 허리옆으로 굽혀 주세요.

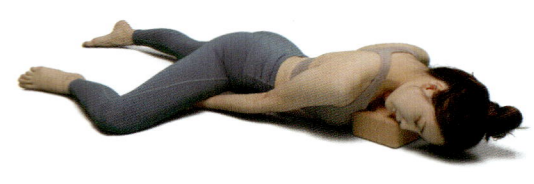

### 6 볼 방향 다리 더 벌리기

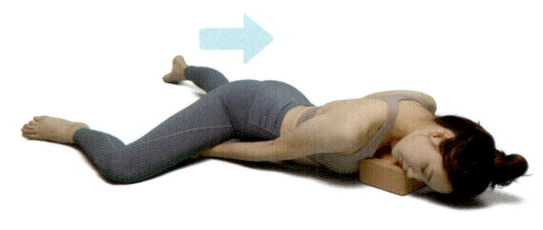

### 7 반대편 팔로 밀어 붙이기

볼을 적용한 반대팔을 굽혀, 볼 적용 방향으로 무게중심을 옮겨 압력을 높여 주세요.

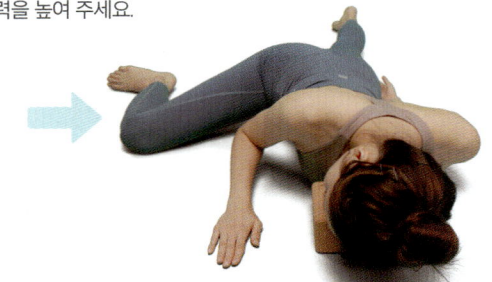

# 중간 큰가슴근 대흉근 *upper trapezius*

**근육 설명** 어깨 기능개선과 통증감소를 위해 어깨 앞쪽과 뒤쪽 근육의 동시 이온을 통해 근육 불균형을 조절해 줄 필요가 있습니다. 거북목과 라운드숄더 체형인 경우, 팔을 높이 드는 동작에 어려움을 겪을 수 있으며, 어깨 피로감과 어깨통증까지 호소할 수 있습니다.

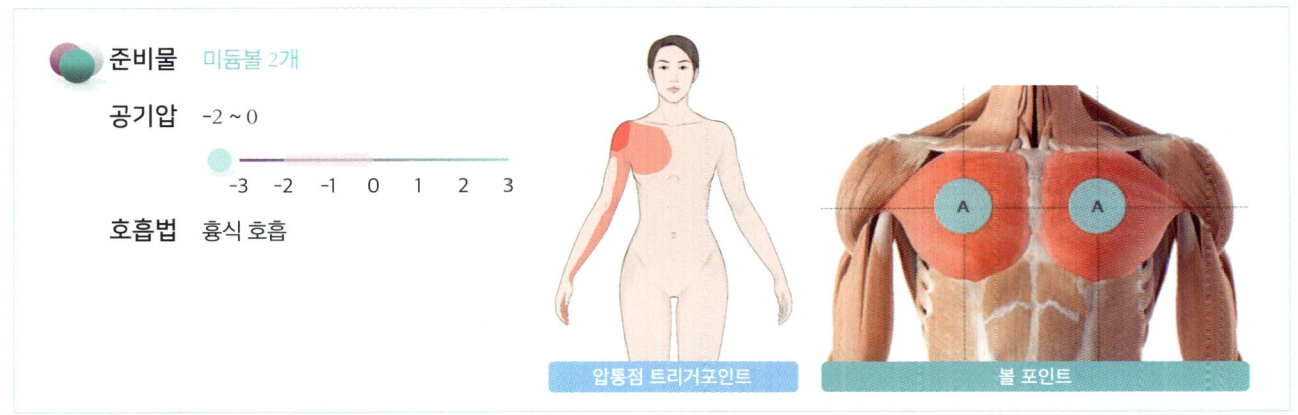

준비물 미듐볼 2개
공기압 -2 ~ 0
호흡법 흉식 호흡

압통점 트리거포인트 | 볼 포인트

## ① 기능 테스트 *functional test*

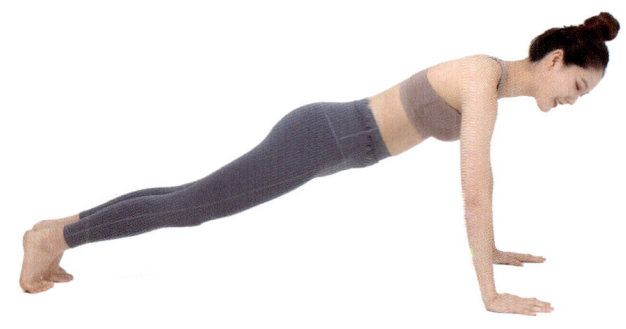

*Pre* 기본자세
팔굽혀 펴기 시, 근력이 부족한 경우 무릎을 지면에 대고 팔을 굽혀 주세요.

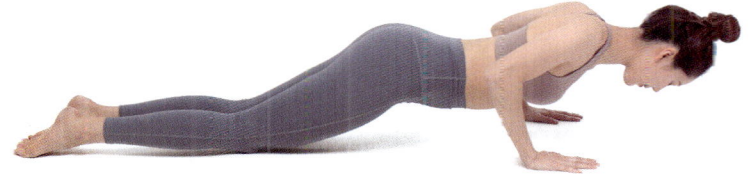

*Post* 팔굽혀 펴기
팔굽혀 펴기 시, 근력, 움직임 속도를 비교해 주세요.

## ② 커스텀시퀀스 *custom sequence*

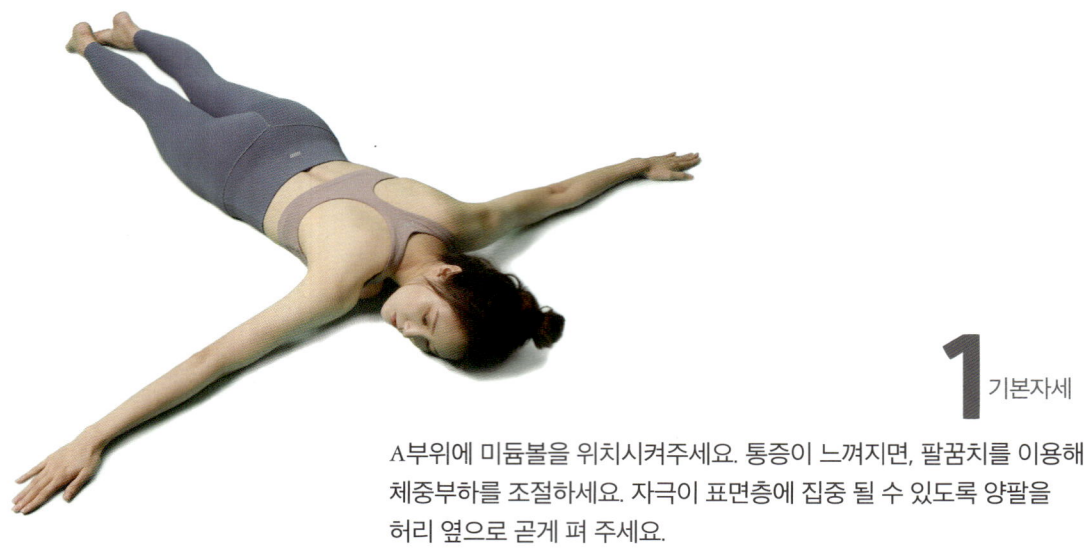

**1** 기본자세

A부위에 미듐볼을 위치시켜주세요. 통증이 느껴지면, 팔꿈치를 이용해 체중부하를 조절하세요. 자극이 표면층에 집중 될 수 있도록 양팔을 허리 옆으로 곧게 펴 주세요.

**tip**

양팔을 옆으로 벌리면 큰가슴근의 시작점과 부착점간의 거리가 멀어져 큰가슴근의 표층에 자극을 줄 수 있습니다.

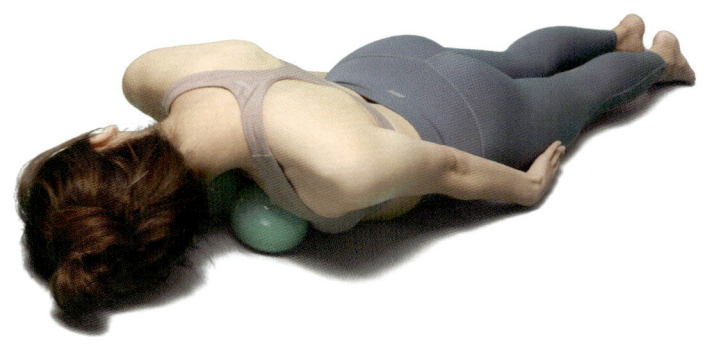

**2**

자극이 심부층에 집중 될 수 있도록 양팔을 허리 옆으로 곧게 펴 주세요. 동일한 A 부위에 미니볼을 이용해 자극하면 큰가슴근의 심부층까지 자극할 수 있습니다

**tip**

양팔을 허리 옆에 위치시키면, 큰가슴근의 시작점과 부착점간의 거리가 가까워져 심부층까지 자극을 줄 수 있습니다.

# 바깥쪽 큰가슴근(누워서) 대흉근 *upper trapezius*

**근육 설명** 바깥쪽 큰가슴근에 미듐볼 적용시, 겨드랑이에 최대한 밀착시킨 후, 체중을 이용해 앞으로 45° 기울여 주세요. 많이 기울일 수록 작은가슴근까지 동시에 자극할 수 있습니다.

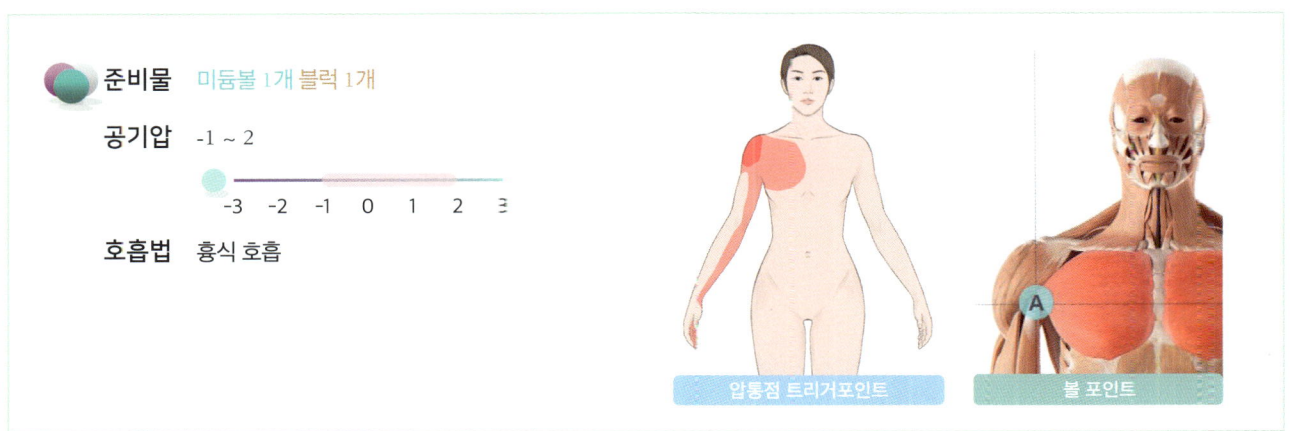

준비물 미듐볼 1개 블럭 1개
공기압 -1 ~ 2
호흡법 흉식 호흡

## ① 기능 테스트 *functional test*

위쪽 큰가슴근과 동일합니다.

## ② 커스텀시퀀스 *custom sequence*

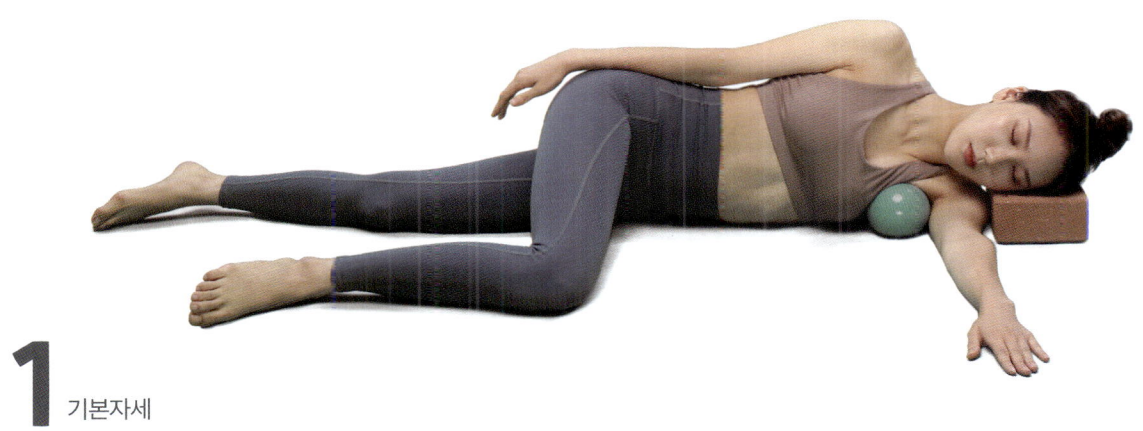

**1** 기본자세

미듐볼을 겨드랑이에 A부위에 최대한 밀착 후 몸을 앞으로 기울여 체중을 실어주세요.

# 바깥쪽 큰가슴근(앉아서) 대흉근 upper trapezius

 **근육설명** 앉아서하는 바깥쪽 큰가슴근은 위팔을 사용함으로써, 위팔두갈래근과 위팔근을 동시에 자극할 수 있어 어깨 움직임 개선에도 효과적입니다.

BALLTHERAPY
REHABILITATION
HOME TRAINING

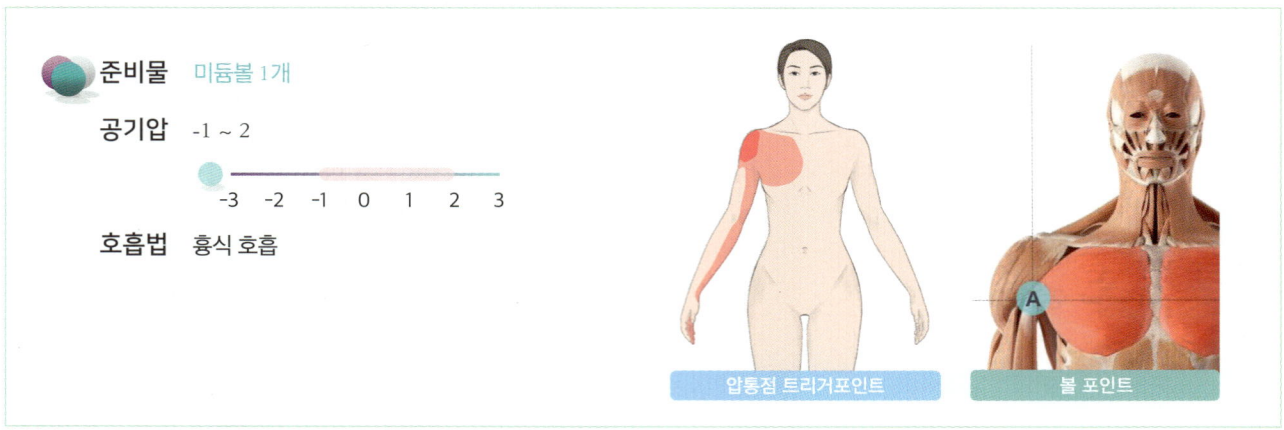

**준비물** 미듐볼 1개
**공기압** -1 ~ 2
**호흡법** 흉식 호흡

압통점 트리거포인트 | 볼 포인트

## ① 커스텀시퀀스 custom sequence

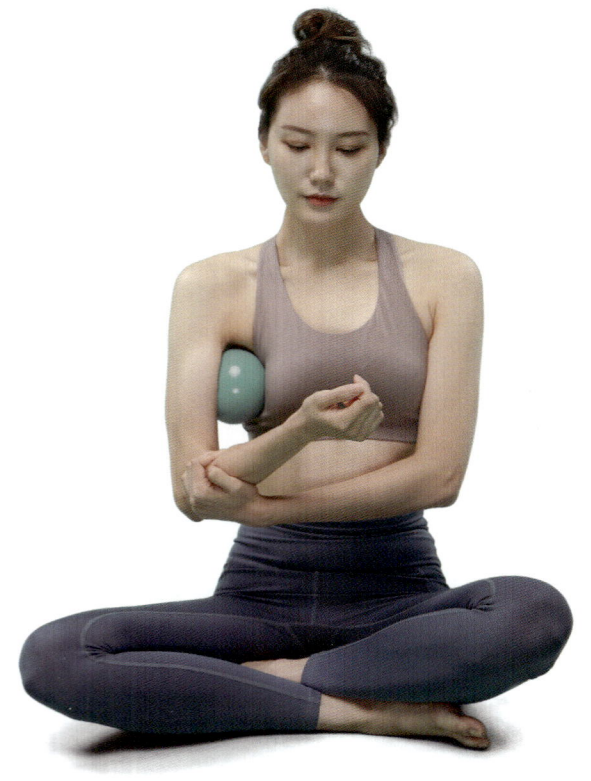

**1** 기본자세

미듐볼을 겨드랑이 사이에 밀착 후, 위팔과 반대팔을 이용해 가슴 옆 A를 눌러 자극해 주세요.

## 2

미듐볼을 A부위에 위치시킨 후, 위팔과 반대팔을 이용해 가슴 방향으로 눌러 자극해 주세요.

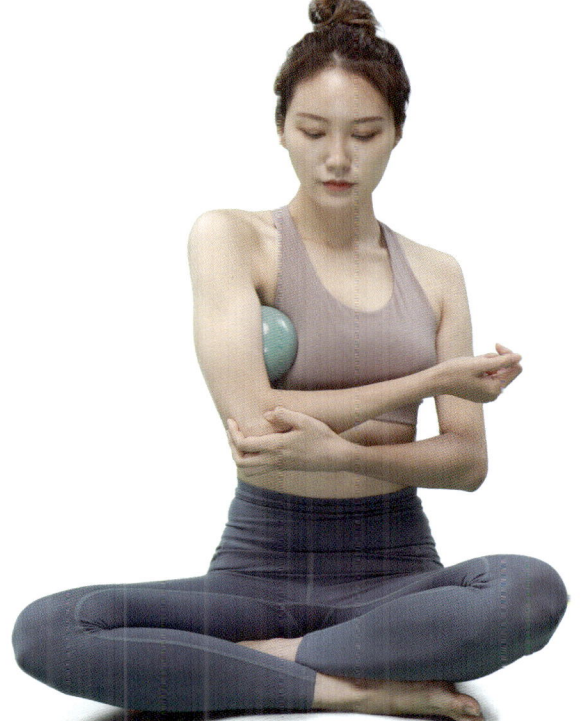

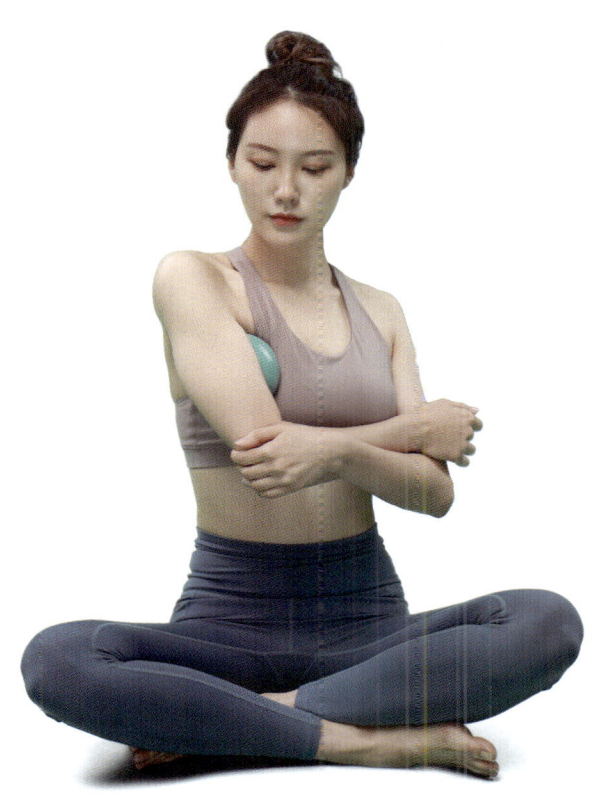

## 3

위팔과 반대팔을 이용해 가슴 대각선 방향으로 눌러 더욱 자극해 주세요.

# 작은원근 *소원근 teres minor*

BALLTHERAPY
REHABILITATION
HOME TRAINING

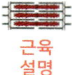 근육설명   어깨 움직임에 있어서 회전근개를 구성하는 4개 근육 중 하나의 근육으로, 어깨를 젖히는 동작을 할 때 중요한 역할을 하는 근육입니다.

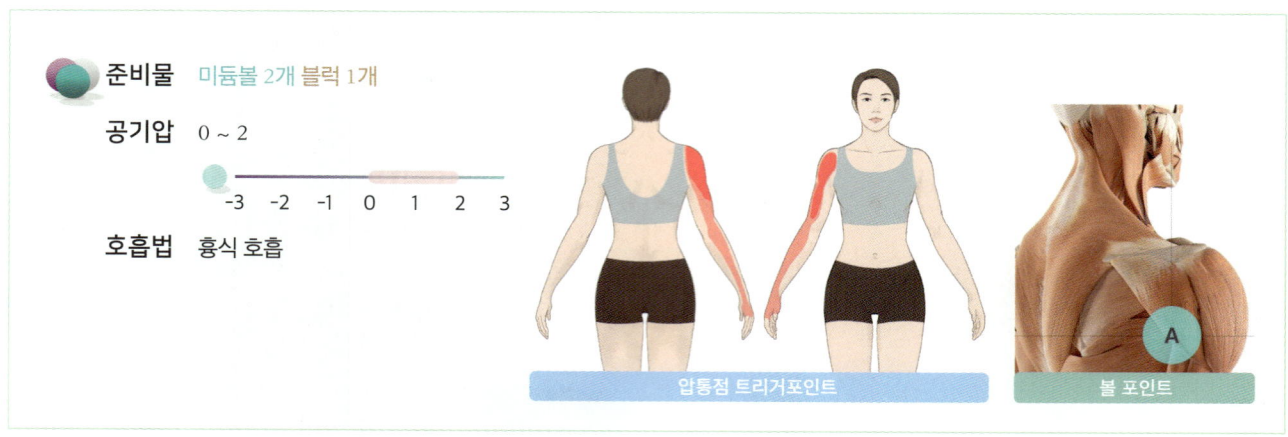

준비물: 미듐볼 2개 블럭 1개
공기압: 0 ~ 2
호흡법: 흉식 호흡

압통점 트리거포인트    볼 포인트

## ① 기능 테스트 *functional test*

팔로 크게 원을 그리듯이, 어깨를 뒤로 최대한 젖혀주세요. 어깨 관절가동범위를 비교해 주세요.

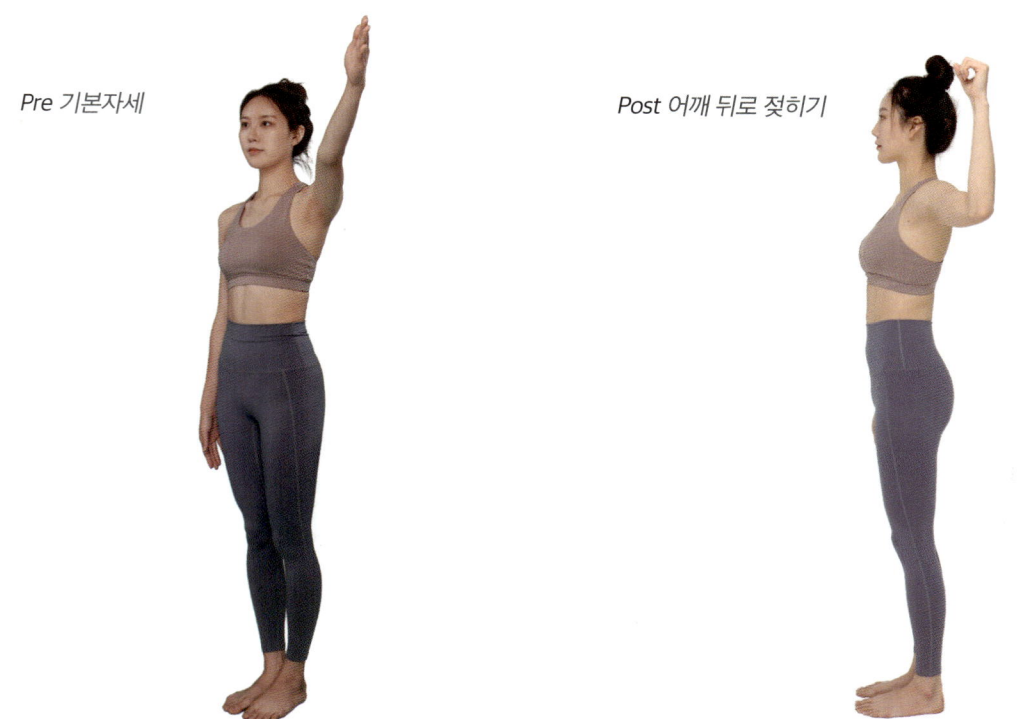

Pre 기본자세     Post 어깨 뒤로 젖히기

## ② 커스텀시퀀스 *custom sequence*

### 1 기본자세

겨드랑이 밀착후 뒤쪽 45° 방향으로 B부위에 미듐볼을 위치한 후,
몸을 살짝 뒤로 기울여 체중을 이용해 자극해 주세요.

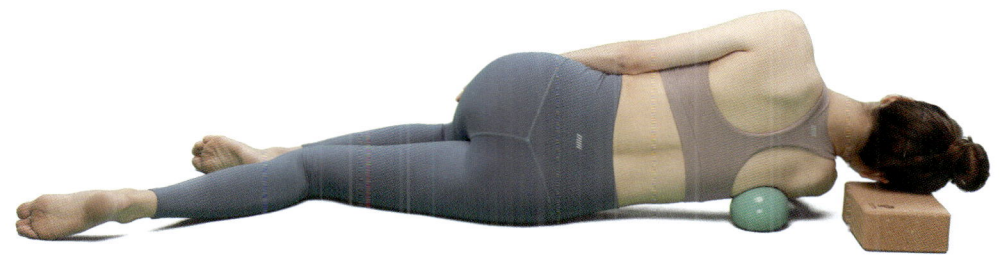

### 2

겨드랑이 앞 부위에 미듐볼을 적용하면 큰가슴근육과 동시에 적용도 가능합니다.

**tip**
앞쪽의 큰가슴근 바깥쪽에 미듐볼을 같이 적용해도 동시다발적 효과를 기대할 수 있습니다.
단! 1부위에 볼 1개를 적용하는 것이 더욱 효과적입니다.

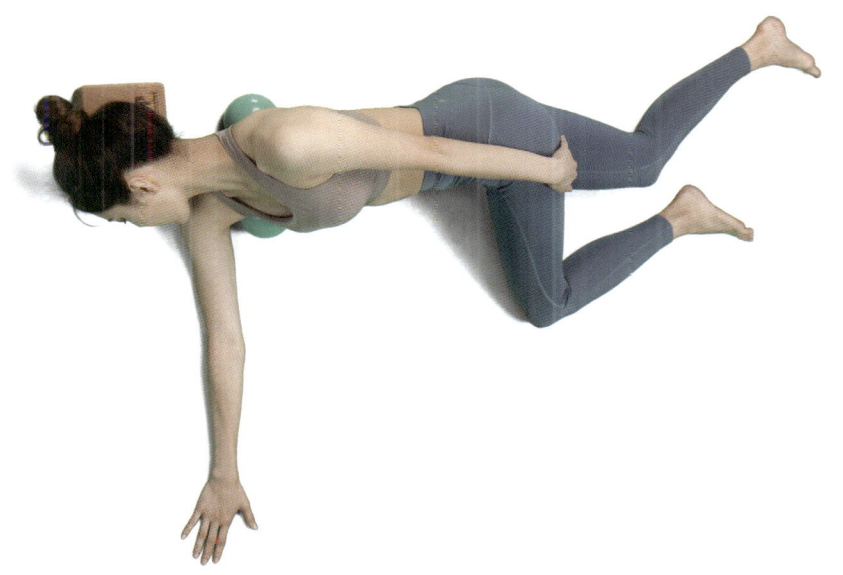

**tip**
미듐볼을 수직으로 누르는 것이 아니라, 볼이 살짝 삐져나올수 있게 볼을 위치시켜주세요.

# 앞톱니근 *전거근 serratus anterior*

**근육 설명**  갈비뼈에 부착 되어 있는 앞톱니근입니다. 어깨뼈를 앞쪽과 위쪽으로 이동시키고, 안정화 시키는 역할을 합니다. 무엇보다, 어깨뼈 움직임에도 중요한 역할을 하지만 호흡기능 부전일 경우, 앞톱니근의 이완을 통해 호흡능력 향상의 효과를 기대할 수 있습니다.

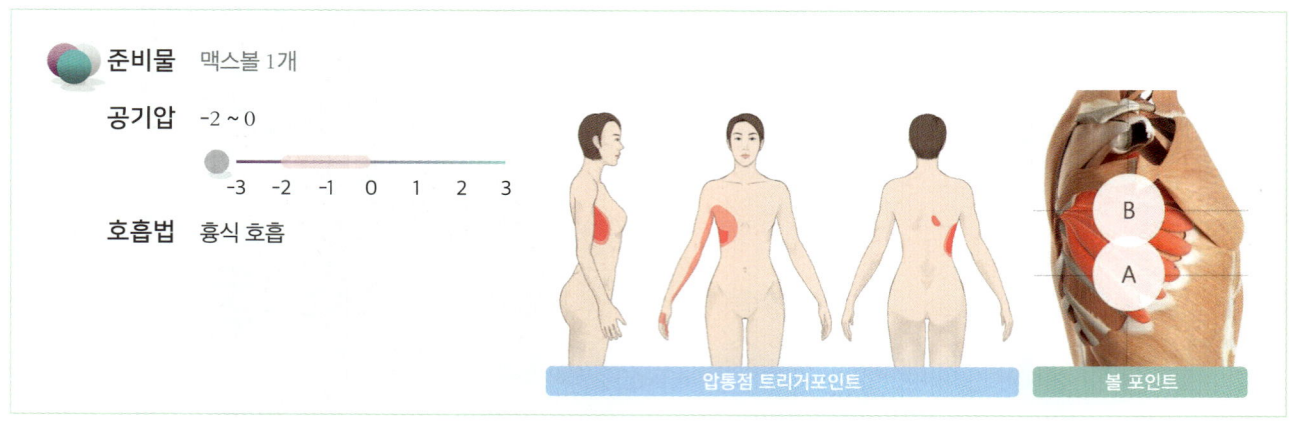

**준비물** 맥스볼 1개
**공기압** -2 ~ 0
**호흡법** 흉식 호흡

압통점 트리거포인트 | 볼 포인트

## ① 기능 테스트 *functional test*

팔굽혀 펴기 시, 양쪽 어깨뼈의 가로방향의 관절가동범위를 비교해 주세요.

*Pre* 기본자세

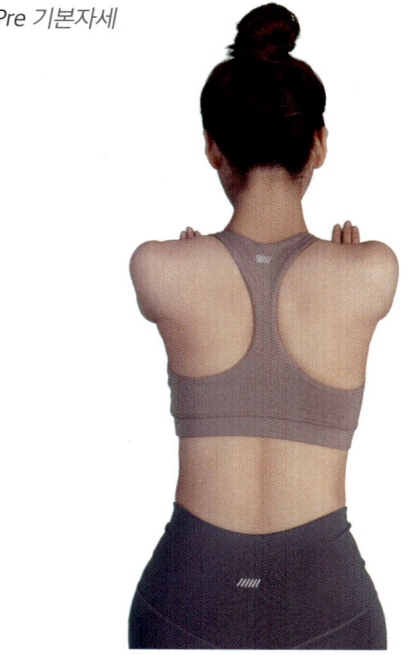

*Post* 무릎 꿇고 어깨뼈 벌리기

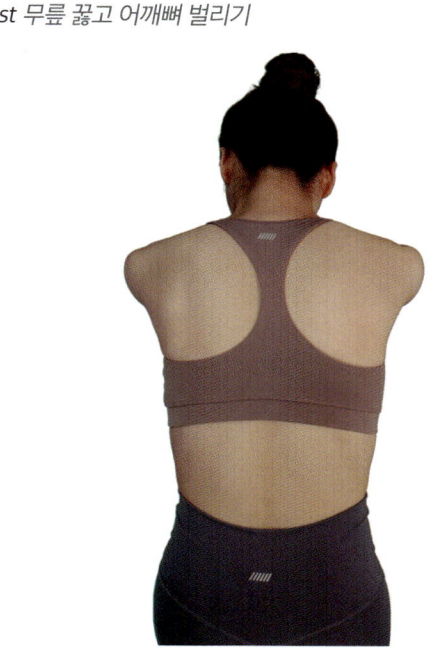

## ② 커스텀시퀀스 *custom sequence*

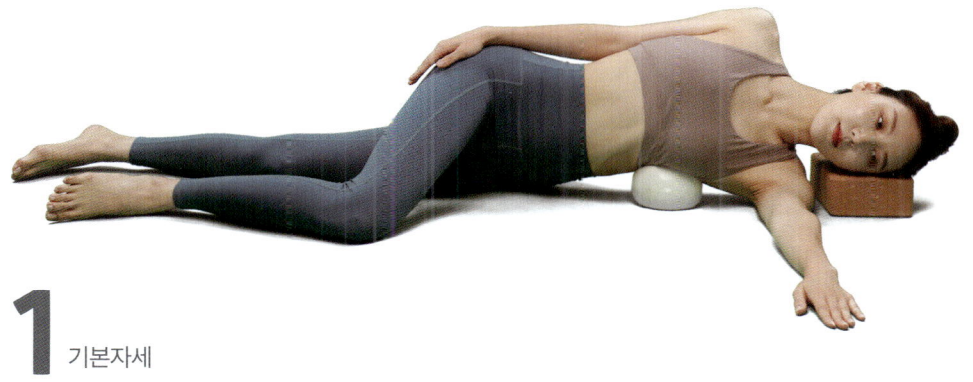

**1** 기본자세

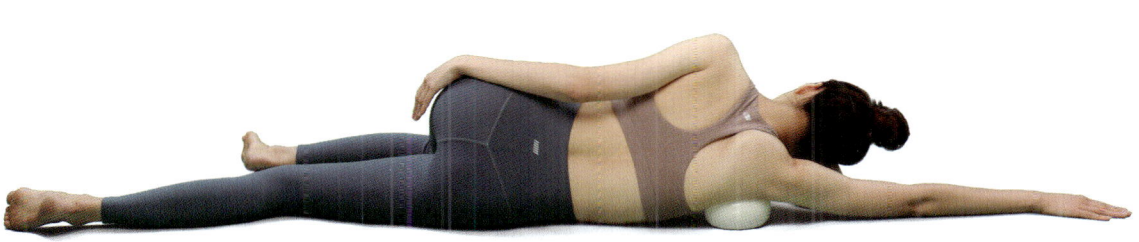

**2** 겨드랑이 밑부위 A에 맥스볼을 이용해 자극을 줍니다.
볼이 앞뒤로 삐져나오지 않게 수직으로 눌러주세요.

*tip*

앞톱니근 이완을 할 때는 심호흡이 매우 중요합니다.
주의사항: 노약자의 경우에는 갈비뼈골절의 위험이 있으니 볼의 압력을 0단계 0 하로 낮춰주세요.

# 마름근 *능형근 rhomboids*

 **근육 설명** 마름근은 어깨뼈와 척추뼈에 붙어있는 근육으로 상대적으로 어깨뼈 움직임의 보조적인 근육입니다. 어깨 움직임시 어깨뼈를 위로 들어올리는 작용을 주로 합니다.

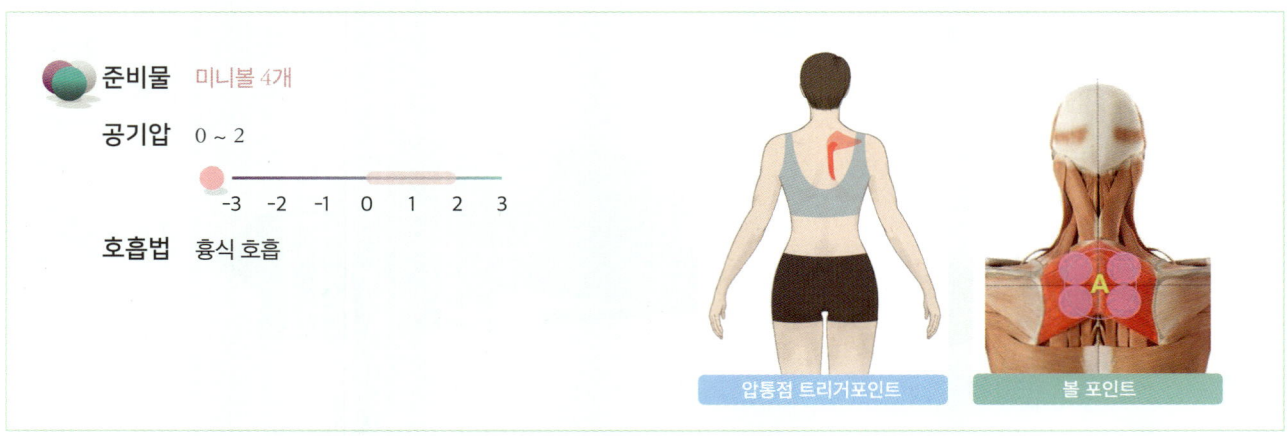

준비물 : 미니볼 4개
공기압 : 0 ~ 2
호흡법 : 흉식 호흡

## ① 기능 테스트 *functional test*

양팔을 뒤 방향으로 끝까지 당겨주세요. 움직임시 근육의 수축정도를 비교해 보세요.

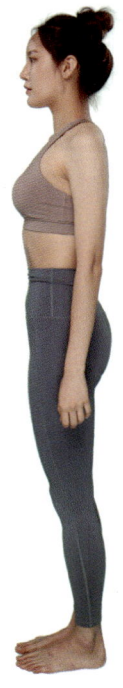
*Pre* 기본자세

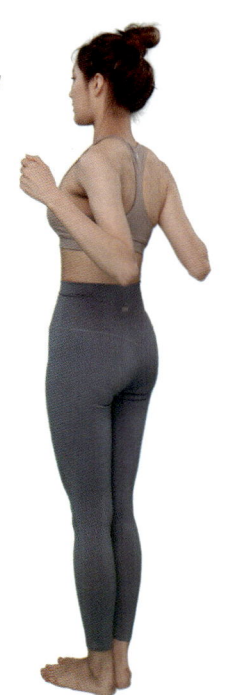
*Post* 팔꿈치 굽혀 가슴 내밀기

## ② 커스텀시퀀스 *custom sequence*

**1** 기본자세

미니볼 4개를 이용해 어깨뼈 사이 A 부위에 위치시켜주세요.
척추뼈 양쪽과 어깨뼈 사이에 위아래로 2개씩 위치시켜주세요.

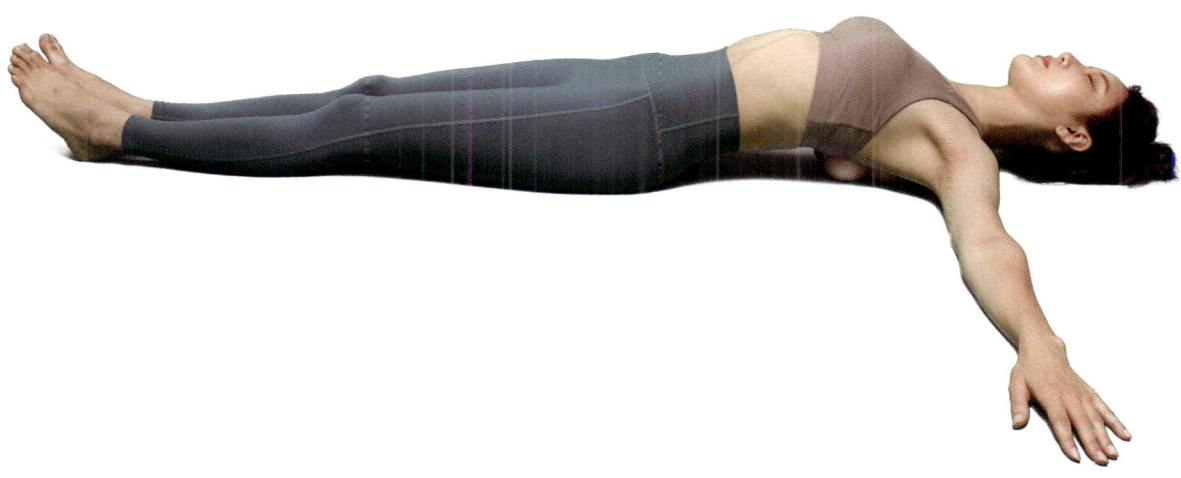

팔을 벌리면 척추 주변의 속근육까지 자극이 전달 됩니다.

### ③ 볼자극 조절 *ajusting stimulation*

**1**

팔을 교차해 가슴앞에 위치해 주세요. 표면 근육에 더 강한 자극을 느낄 수 있습니다.

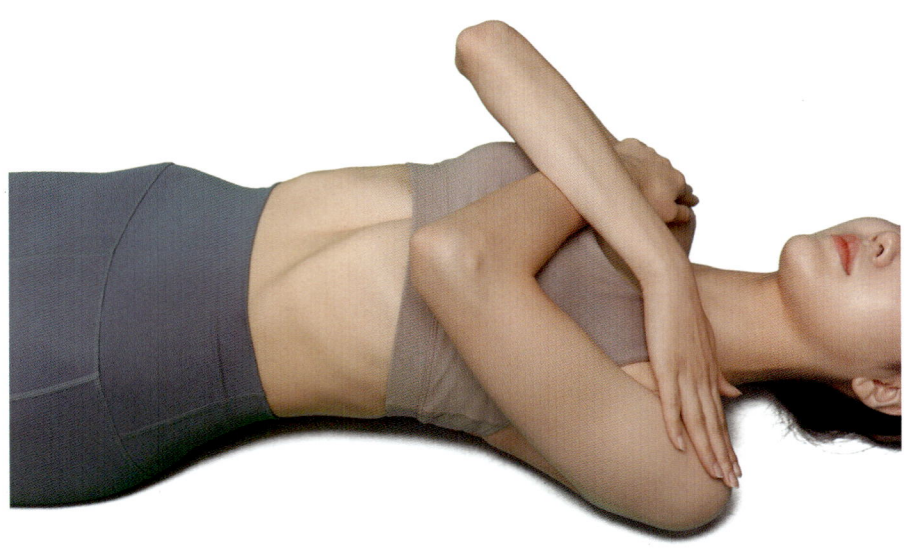

**2**

팔을 위로 올리면 표면 근육에 가장 큰 자극을 느낄 수 있습니다.

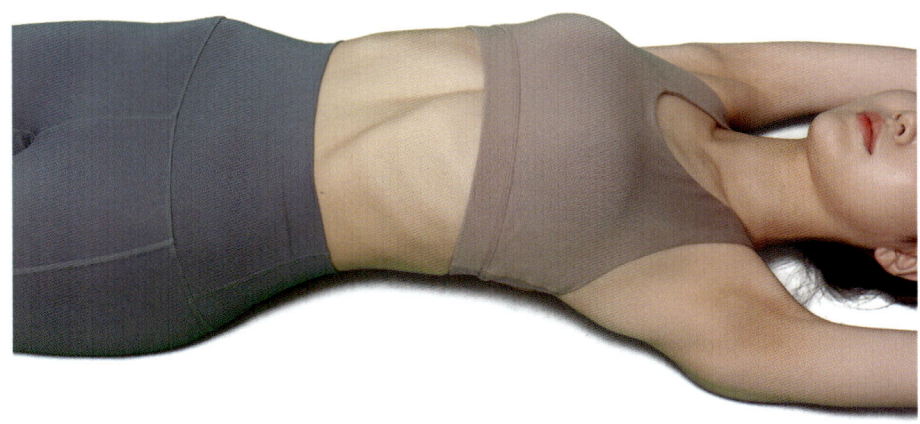

# 넓은등근 광배근 latissimus dorsi

근육
설명
어깨통증에 있어서 넓은등근은 생소할 수 있지만, 근육의 부착점을 고려했을 경우 어깨 통증과 직접적으로 관련이 있는 근육입니다. 넓은등근은 몸통회전에도 관여하지만, 어깨 움직임이 있어서 팔을 아래로 모으고, 뒤로뻗고, 안쪽으로 회전할 때 작용하는 근육입니다.

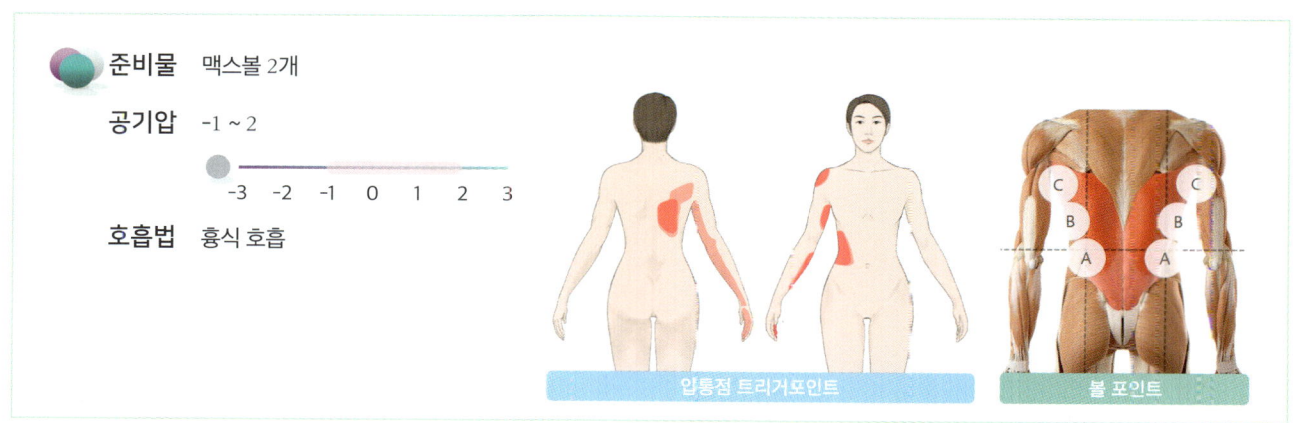

- **준비물** 맥스볼 2개
- **공기압** -1 ~ 2
- **호흡법** 흉식 호흡

## ① 기능 테스트 functional test

팔을 뒤로 곧게 펴주세요. 팔 움직임의 부드러움, 속도, 관절가동범위를 비교해 보세요.

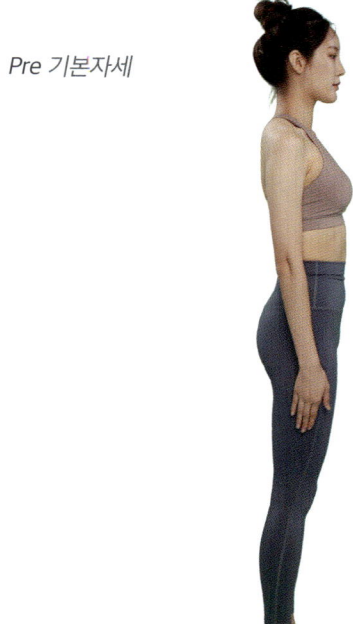

*Pre* 기본자세

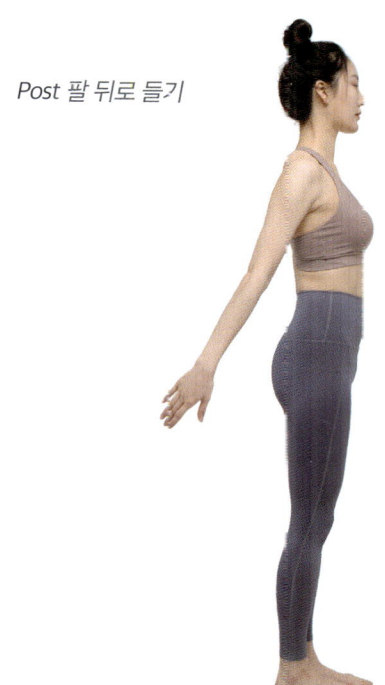

*Post* 팔 뒤로 들기

## ② 커스텀시퀀스 *custom sequence*

**1** 기본자세

배꼽을 기준으로 허리 옆 A부위에 맥스볼을 위치시킨 후, 양팔을 가볍게 벌린 후 누워주세요.

**2**

복부 앞쪽에 최하단에있는 갈비뼈를 기준으로 맥스볼을 B부위에 위치시킨 후, 양팔을 가볍게 벌린 후 누워주세요.

**3**

가슴 라인을 따라 겨드랑이 뒤쪽 C에 맥스볼을 놓고 양팔을 가볍게 벌린 후 누워주세요.

### ③ 볼자극 조절 *ajusting stimulation*

# 1
팔을 양 옆으로 벌려주세요.

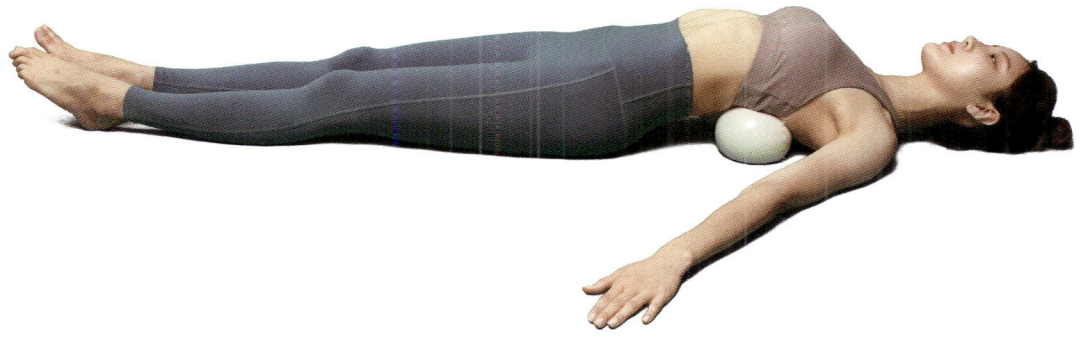

# 2
넓은등근의 시작점과 부착점 간의 거리를 넓혀 근육이 스트레칭 되기 때문에, 자극이 더욱 증가합니다.

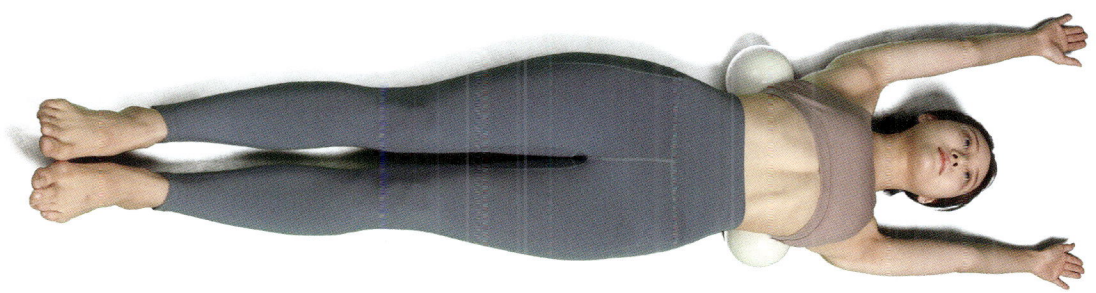

**tip**
두 무릎을 굽히면, 더 큰 자극을 느낄 수 있습니다.

# 가시위근 극상근 supraspinatus

BALLTHERAPY
REHABILITATION
HOME TRAINING

 근육설명  회전근개를 이루는 4가지 근육중 하나로, 어깨를 벌릴 때 사용되는 근육입니다. 회전근개 파열, 오십견 등 어깨 질환과 관련성이 높은 근육입니다.

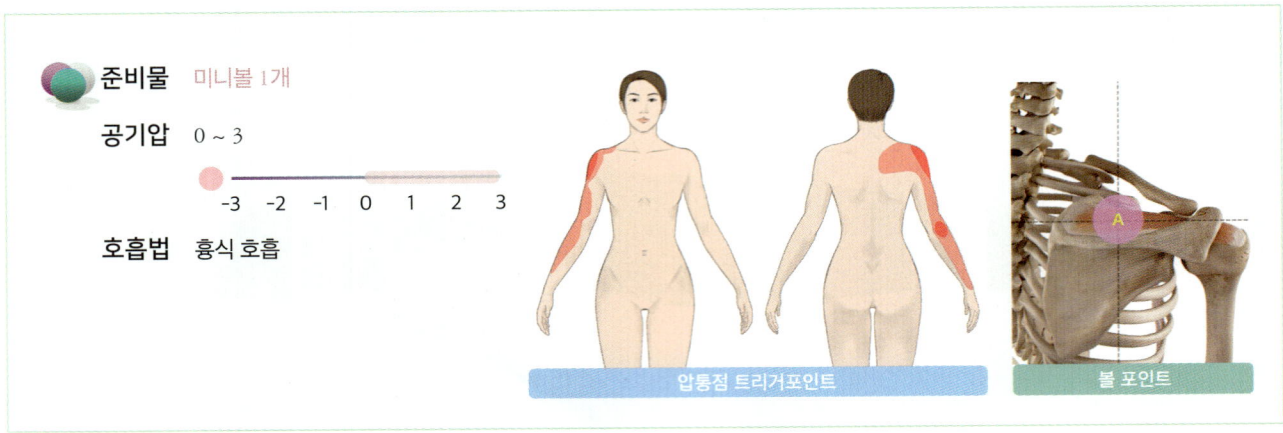

준비물  미니볼 1개
공기압  0 ~ 3
호흡법  흉식 호흡

압통점 트리거포인트 | 볼 포인트

## ① 기능 테스트 functional test

볼 적용 부위 팔을 옆으로 벌려보세요. 팔 벌릴 때, 근력, 움직임 정도를 비교해 보세요.

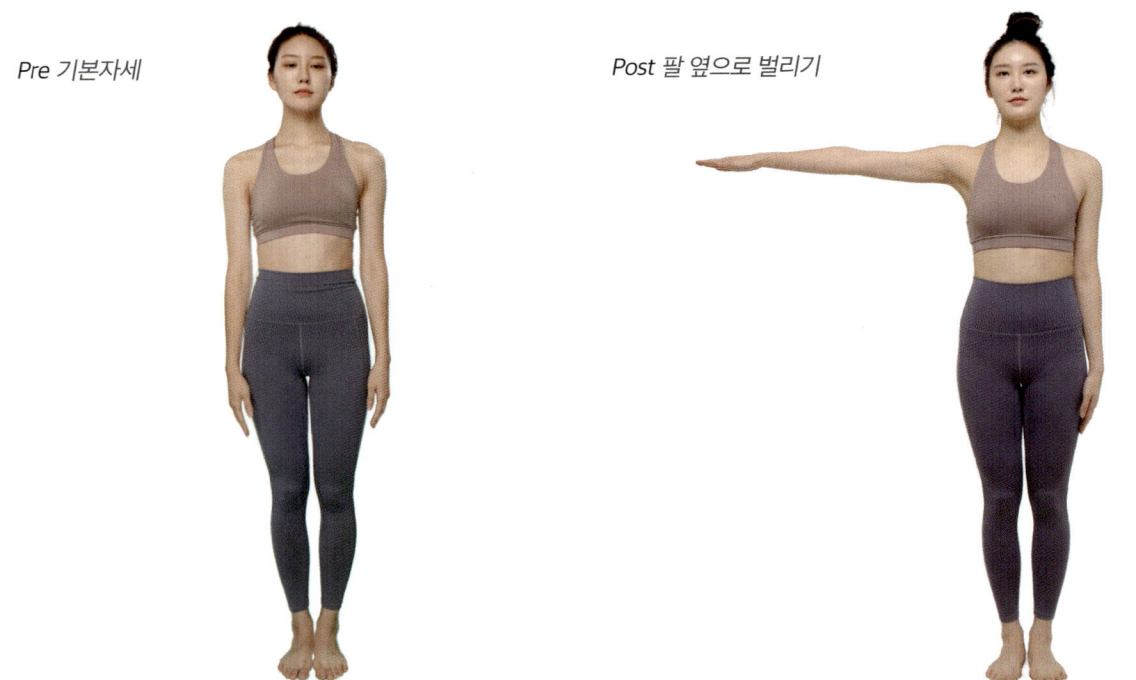

Pre 기본자세

Post 팔 옆으로 벌리기

## ② 커스텀시퀀스 *custom sequence*

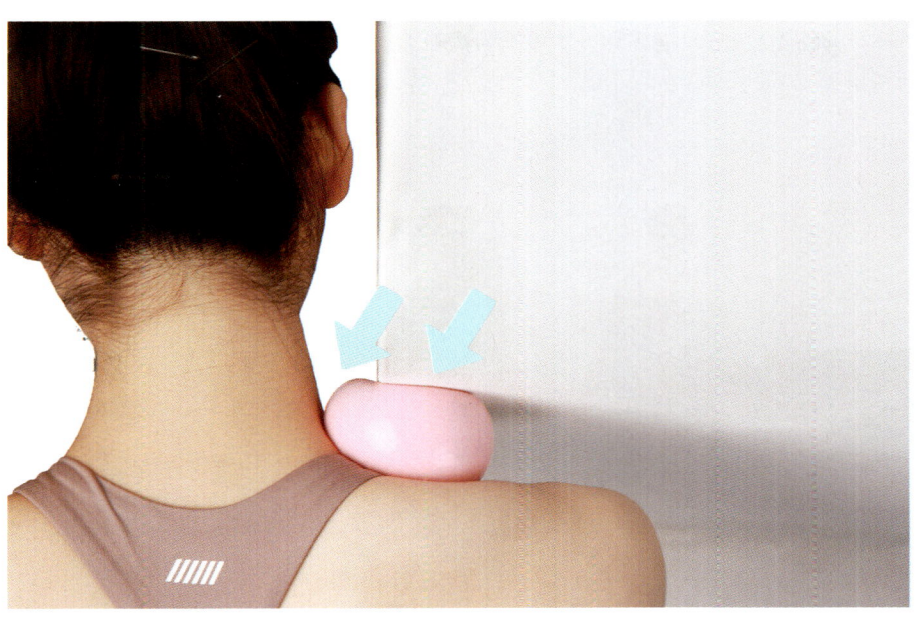

벽에 기댄 후, A에 공을 놓고 가볍게 눌러줍니다.
등세모근과 유사한 위치이나, 조금 더 강한 압박이 필요합니다.

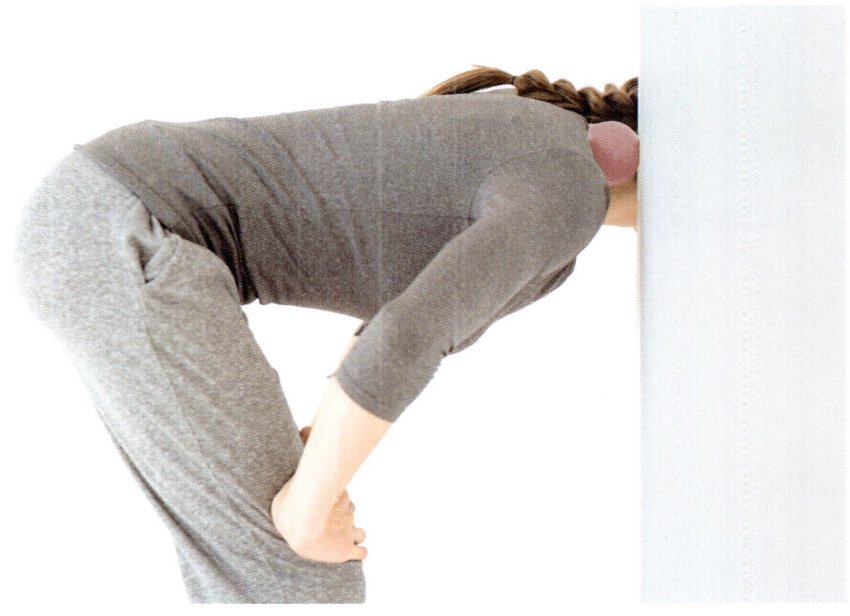

tip

공의 위치는 위 등세모근(승모근)과 일치하지만, 가시위근은 어깨뼈 바로 위에 부착되어 있는
속근육입니다. 따라서, 본 동작은 위 등세모근과 함께 가시위근에 동시 효과를 기대 할 수 있습니다.

# 가시아래근 극하근 infraspinatus

**근육 설명** 회전근개를 이루는 4가지 근육중 하나로, 작은원근과 함께 어깨를 외회전 할 때 작용하는 근육입니다. 야구의 투수가 공을 던질 때와 같이 팔을 크게 젖힐 때 중요한 근육입니다.

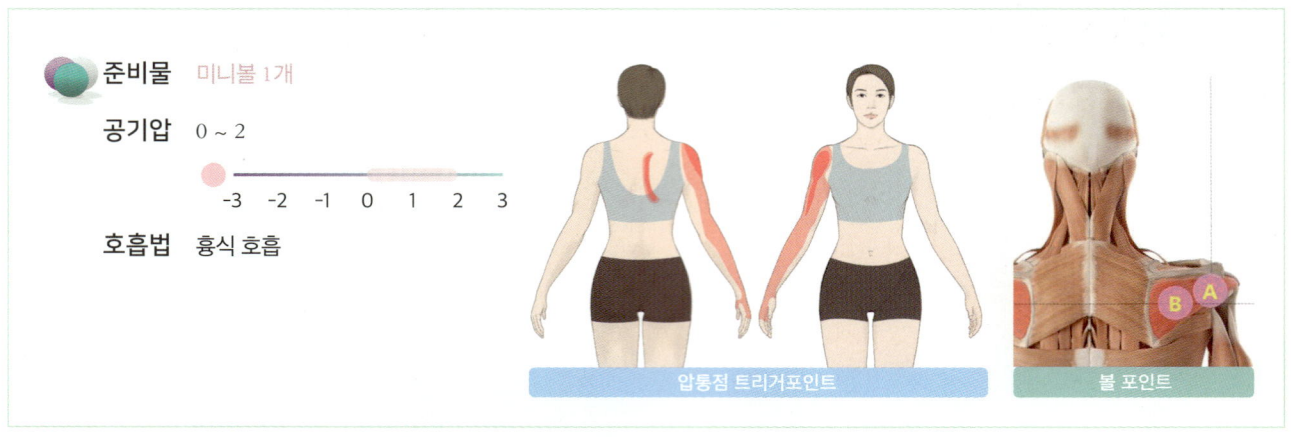

준비물 미니볼 1개
공기압 0 ~ 2
호흡법 흉식 호흡

압통점 트리거포인트 | 볼 포인트

## ① 기능 테스트 functional test

팔꿈치 굽혀 허리옆에 붙인 후, 천천히 외회전 시켜 주세요. 외회전의 움직임과 관절가동범위를 비교해 부세요

*Pre* 기본자세

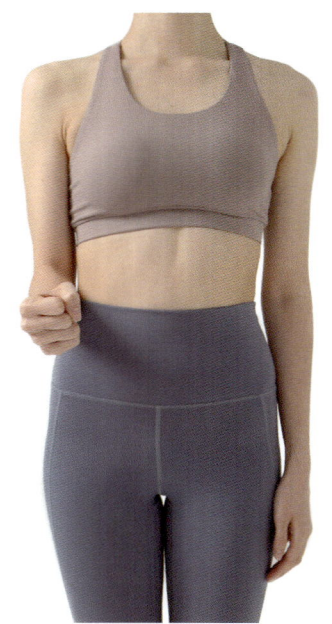

*Post* 팔 외회전 하기

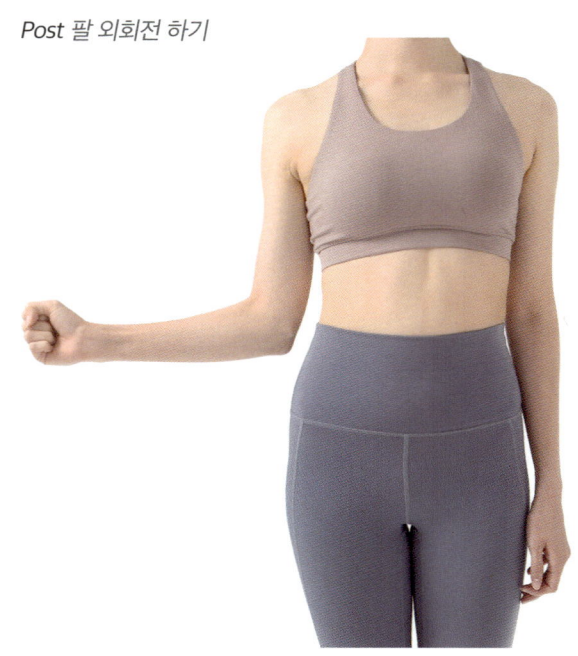

② 커스텀시퀀스 *custom sequence*

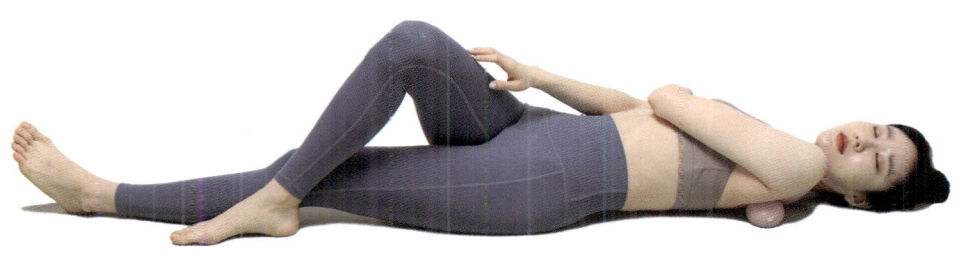

**1** 기본자세

뒤쪽 위등세모근과 위치가 유사하지만 위등세모근보다 몸쪽으로 조금 더 가까운 위팔과 어깨뼈사이 움푹 들어간 A에 미니볼을 위치해주세요. 겨드랑이 살짝 위에 위치합니다.

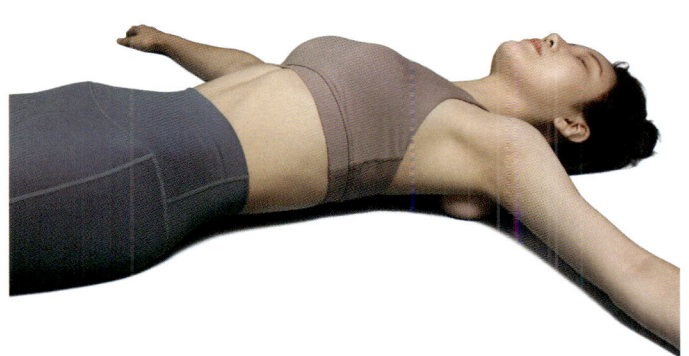

**2**

볼포인트는 겨드랑이 바로 위 직선을 따라 어깨뼈와 위팔뼈 경계부위입니다.

tip

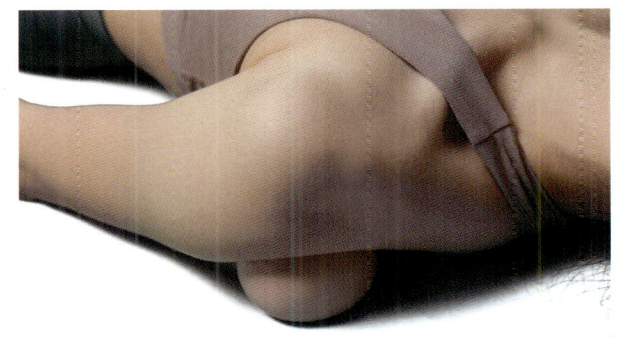

팔 위치로 인해 어깨뼈의 하방 회전으로 더욱 강하게 자극할 수 있습니다.

# 위등세모근 _삼각근 deltoid_

**근육 설명** 위등세모근은 어깨관절을 둘러싸고 있는 표면근육으로 세방향(앞·중간·뒤) 근육입니다. 어깨움직임의 모든 방향에 관여하며 손상될 확률은 적은 근육이지만 위등세모근의 기능이 감소하면 등세모근과 가시위근에 부담을 가중하기 때문에 관리가 잘 되어야 합니다.

**준비물** 미니볼 1개 블럭 1개

**공기압** 0 ~ 2

-3 -2 -1 0 1 2 3

**호흡법** 흉식 호흡

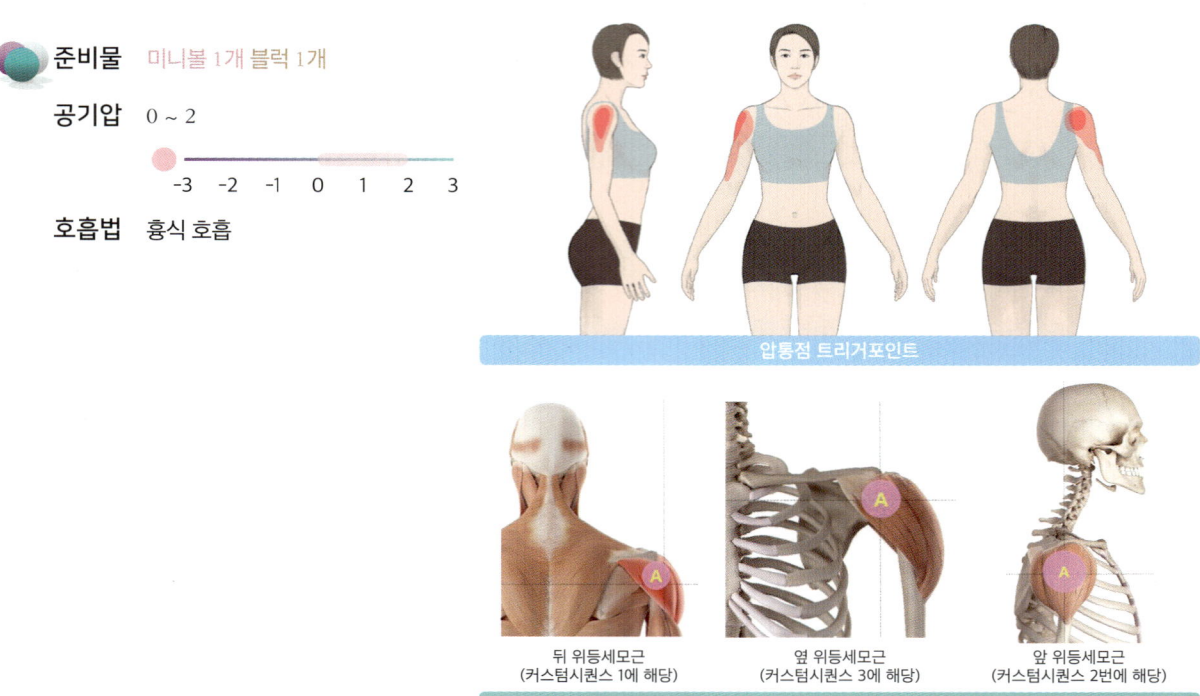

압통점 트리거포인트

뒤 위등세모근 (커스텀시퀀스 1에 해당) | 옆 위등세모근 (커스텀시퀀스 3에 해당) | 앞 위등세모근 (커스텀시퀀스 2번에 해당)

볼 포인트

## ① 기능 테스트 _functional test_

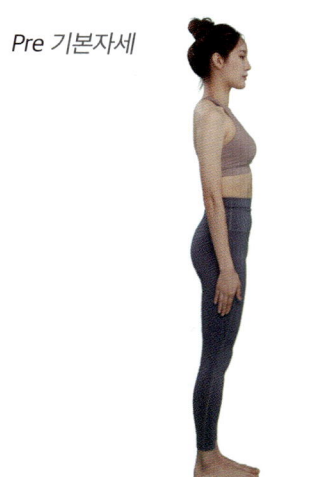

Pre 기본자세

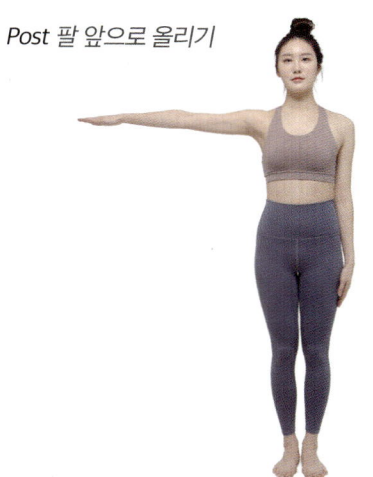

Post 팔 앞으로 올리기

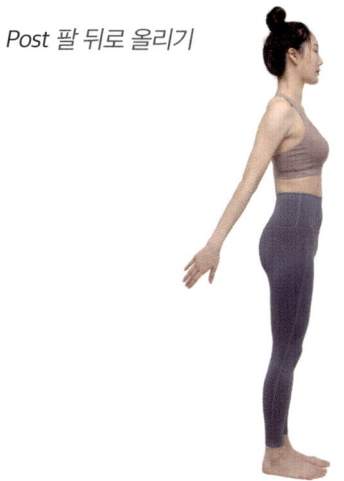

Post 팔 뒤로 올리기

앞쪽 위등세모근의 경우에는 팔 앞으로 올리기를 해주세요.

측면 위등세모근의 경우에는, 가시위근과 동일한 '팔 옆으로 벌리기'를 해주세요.

후면 위등세모근의 경우에는 넓은등근과 동일한 '팔 뒤로 들기'를 해주세요.

## ② 커스텀시퀀스 *custom sequence*

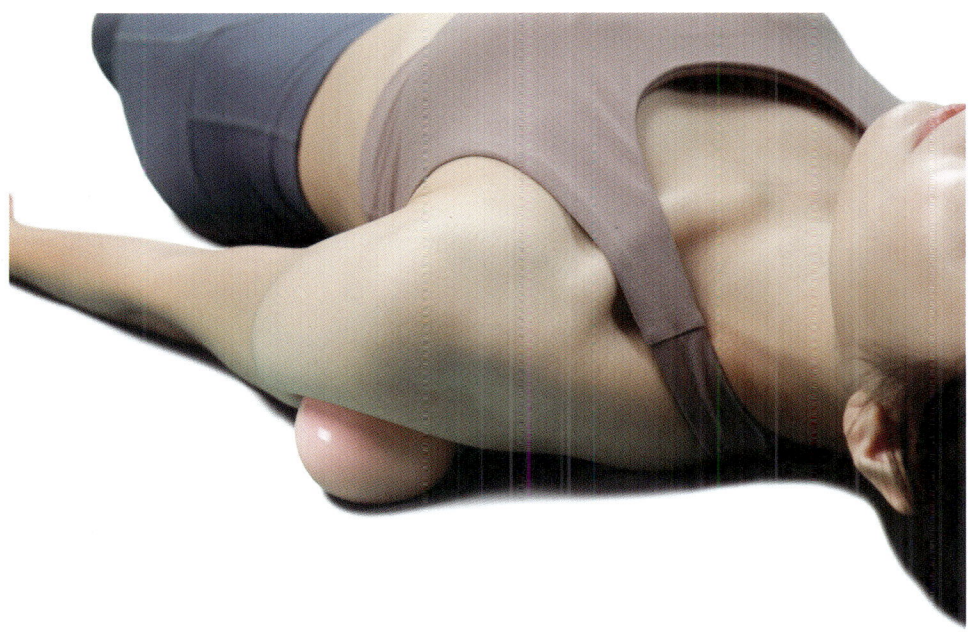

**1** 기본자세

뒤쪽 위등세모근을 자극할 경우 어깨뒤쪽 말랑한 근육이
눌리는 A부위에 미니볼을 위치해주세요.

tip

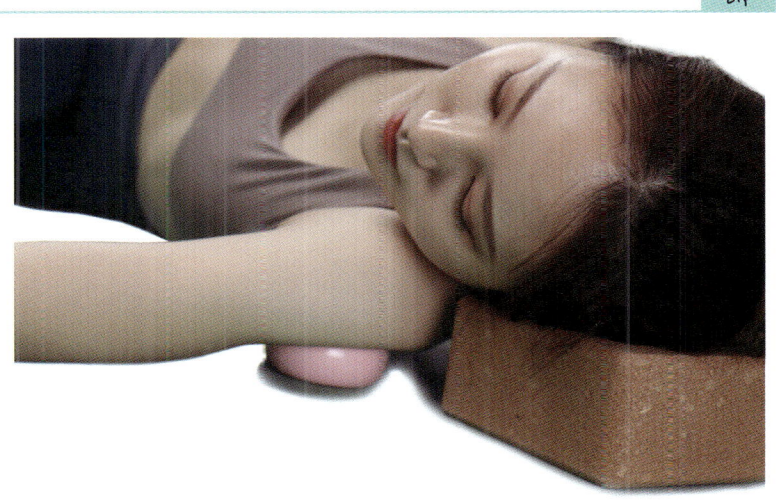

팔을 가슴앞으로 교차하甘, 1번 동작에서 옆으로 누워 대각선 방향으로 볼을 압박하면,
자극방향을 다양하게 적용할 수 있습니다

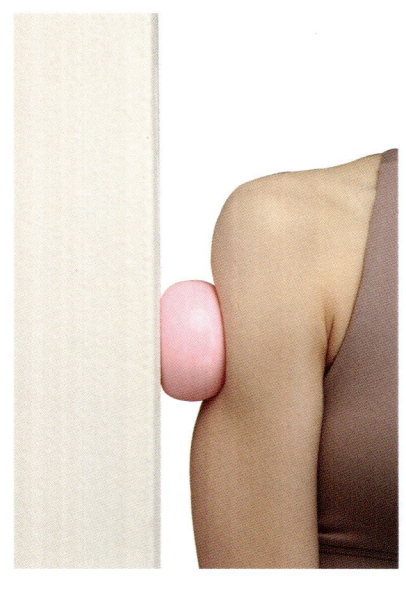

## 2

옆쪽 위등세모근을 자극할 경우, 벽을 이용해 위팔뼈 상단 C부위에 미니볼을 위치시켜 주세요.

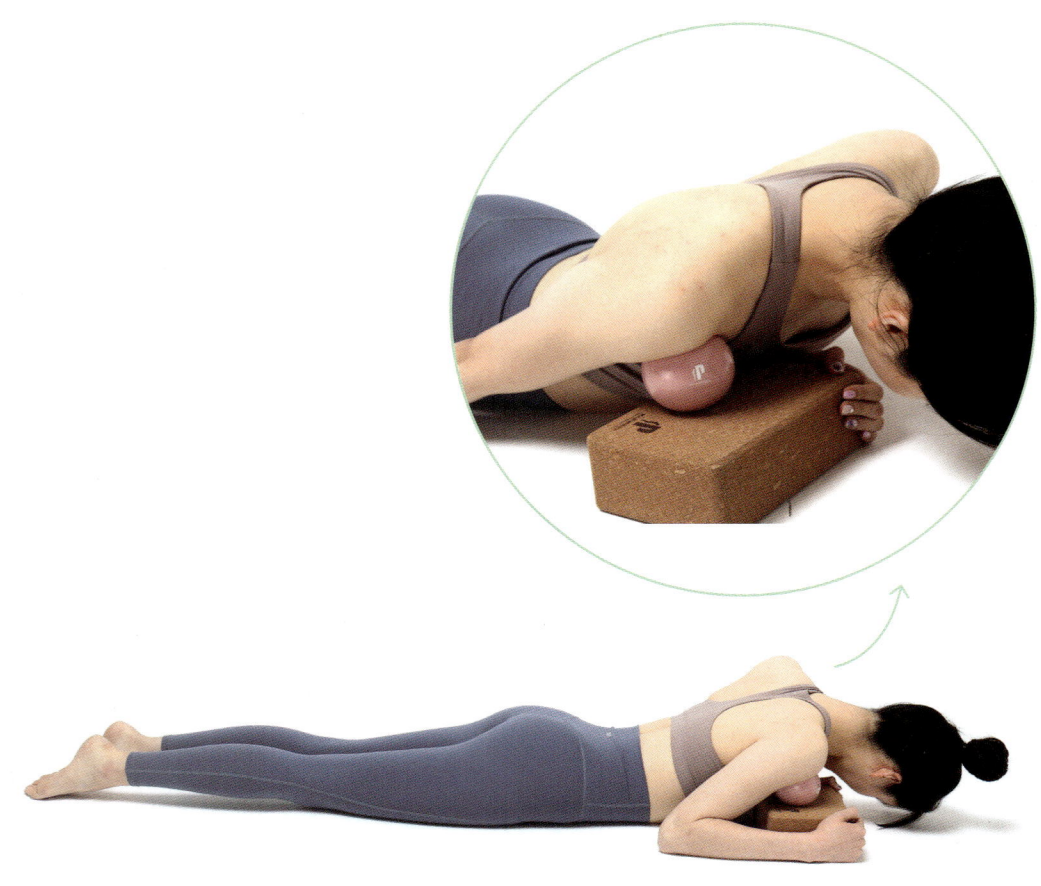

## 3

앞쪽 위등세모근을 자극할 경우, 위팔과 큰가슴근육 사이 움푹 들어가는 B부위에 미니볼을 위치시켜 주세요.

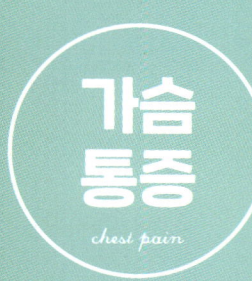

가슴통증의 원인은 매우 다양합니다. '볼테라피 재활 홈트'에서는 근육학적 접근과 호흡을 통한 자율신경계(교감신경과 부교감신경) 항상성 회복 효과를 기반으로 합니다.

**순서** | 흉추커브만들기 | 마름근 | 앞톱니근 | 복장뼈

## 흉추커브 만들기 *shaping thoracic curve*

BALLTHERAPY
REHABILITATION
HOME TRAINING

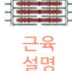 **근육설명** 흉추는 흉곽의 중심을 잡아주는 구조물입니다. 흉곽의 움직임시 올바른 흉추 정렬 회복을 통해 가슴, 어깨, 어깨 주변 근육들의 기능을 회복할 수 있습니다.

**준비물** 맥스볼 1개

**공기압** -1 ~ 2

-3 -2 -1 0 1 2 3

**호흡법** 흉식 호흡

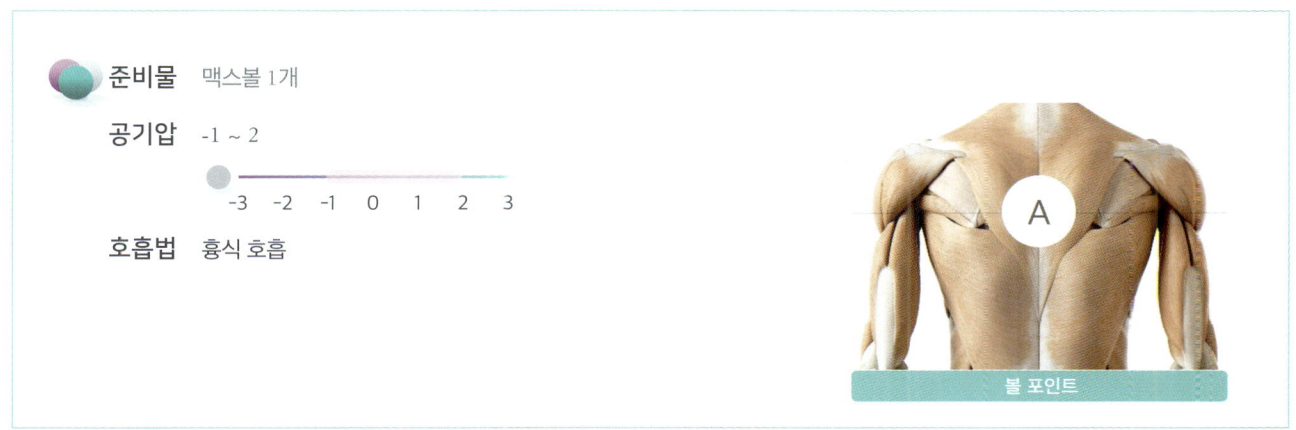

볼 포인트

### ① 커스텀시퀀스 *custom sequence*

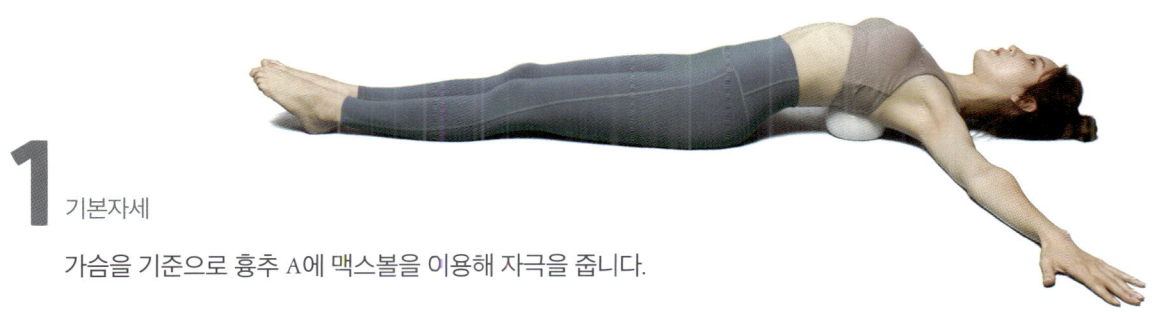

**1** 기본자세

가슴을 기준으로 흉추 A에 맥스볼을 이용해 자극을 줍니다.

## 2
1번동작을 유지한 채, 두팔을 가슴앞으로 교차해 주세요.

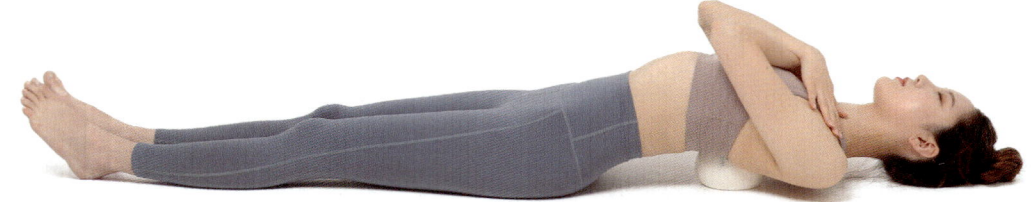

**tip**
팔을 가슴앞으로 교차하면, 어깨뼈가 벌어지면서 마름근이 스트레칭 됩니다.
흉추부위의 겉근육 위주로 자극하게 됩니다.

## 3
2번 동작을 유지한 체, 두 팔을 '만세'해 주세요.

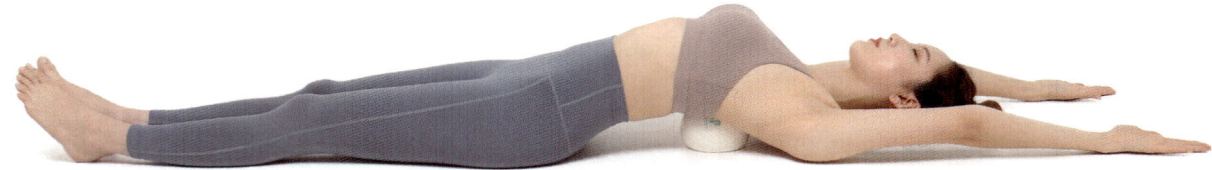

**tip**
팔 위치로 인해 어깨뼈의 하방 회전으로 더욱 강하게 자극할 수 있습니다.

# 마름근 능형근 rhomboids

 **근육 설명** 뒤톱니근 위층에 위치한 마름근은, 뒤톱니근 위층에 위치한 마름근은 어깨뼈를 척추중심으로 서로 당기는 작용을 합니다. 가슴통증 감소를 위한 포인트이지만, 이는 간접적인 효과이며, 실질적으로는 등통증에도 매우 효과적입니다.

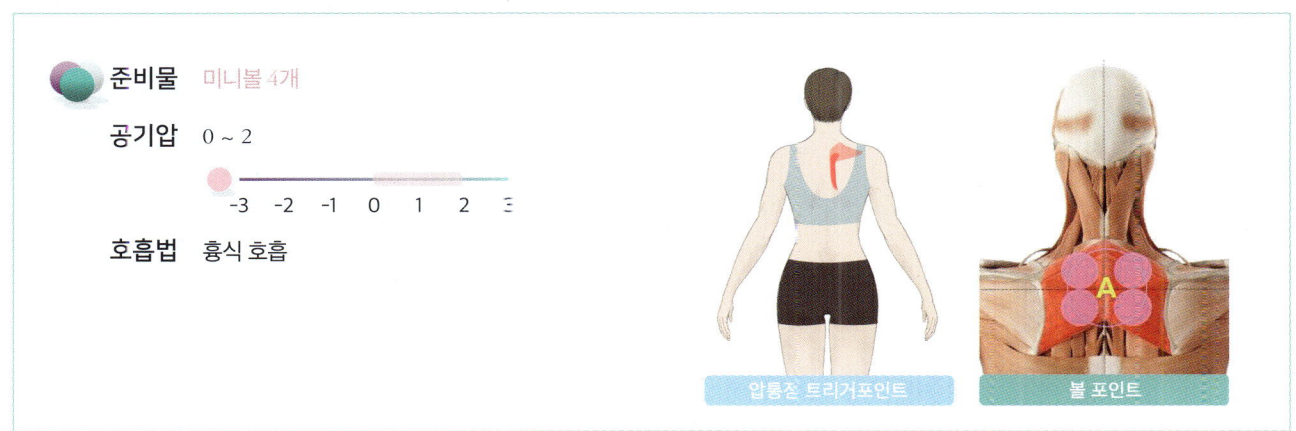

- 준비물: 미니볼 4개
- 공기압: 0 ~ 2
- 호흡법: 흉식 호흡

압통점 트리거포인트 | 볼 포인트

## ① 기능 테스트 functional test

양팔을 뒤 방향으로 끝까지 당겨주세요. 움직임시 근육의 수축정도를 비교해 보세요.

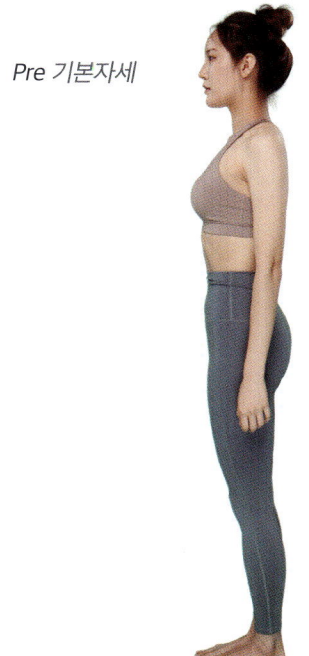

*Pre* 기본자세

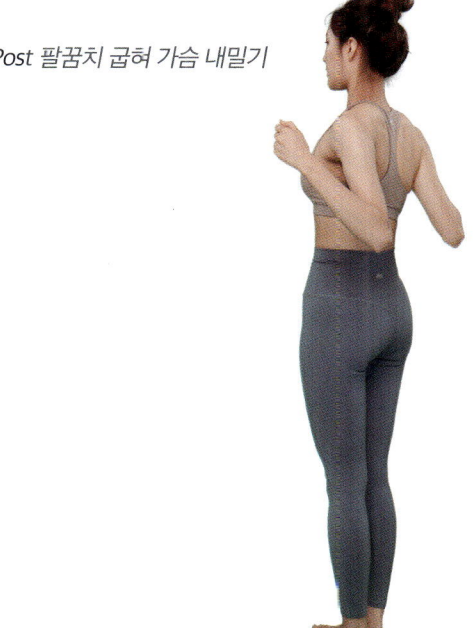

*Post* 팔꿈치 굽혀 가슴 내밀기

## ② 커스텀시퀀스 *custom sequence*

**1** 기본자세

미니볼 4개를 이용해 A 부위에 위치시켜주세요.

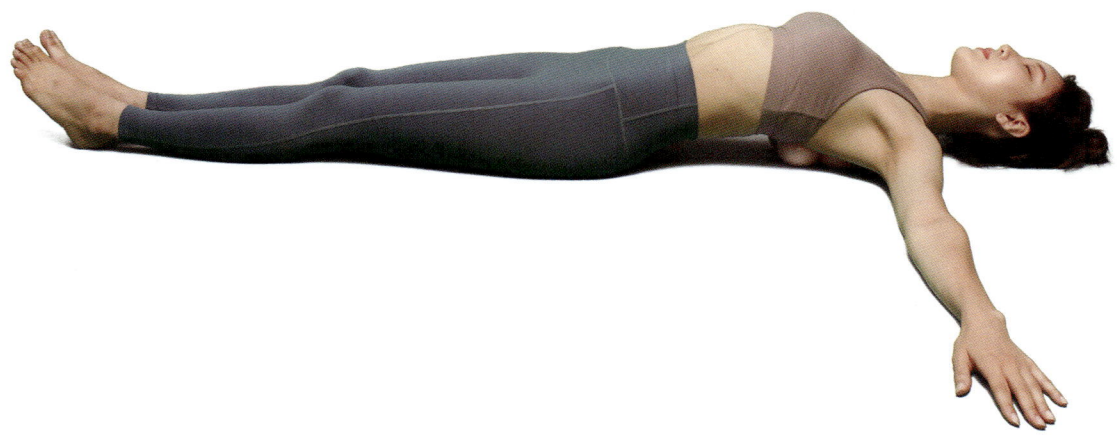

척추뼈 양쪽과 어깨뼈 사이에 위아래로 2개씩 위치시켜주세요.
팔을 벌리면 척추 주변의 속근육까지 자극이 전달 됩니다.

## ③ 볼자극 조절 *ajusting stimulation*

### 1

팔을 교차해 가슴앞에 위치해 주세요.
표면 근육에 더 강한 자극을 느낄 수 있습니다.

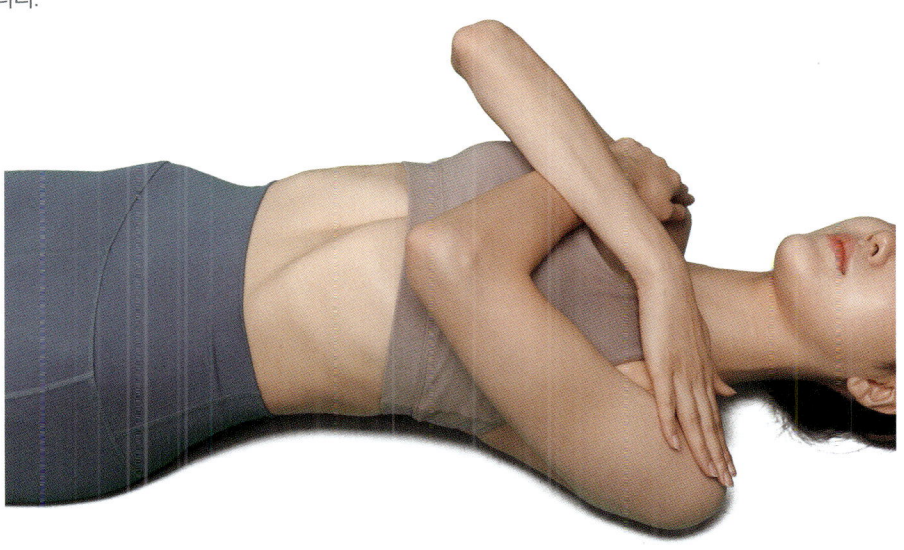

### 2

팔을 위로 올리면 표면 근육에 가장 큰 자극을 느낄 수 있습니다.

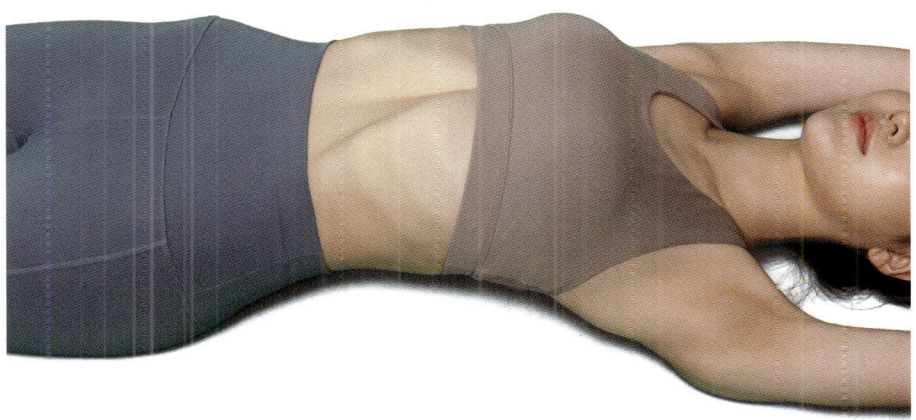

# 앞톱니근 전거근 serratus anterior

 **근육설명** 갈비뼈에 부착 되어 있는 앞톱니근입니다. 어깨뼈를 앞쪽과 위쪽으로 이동시키고, 안정화 시키는 역할을 합니다. 무엇보다, 어깨뼈 움직임에도 중요한 역할을 하지만 호흡기능 부전일 경우, 앞톱니근의 이완을 통해 호흡능력 향상의 효과를 기대할 수 있습니다.

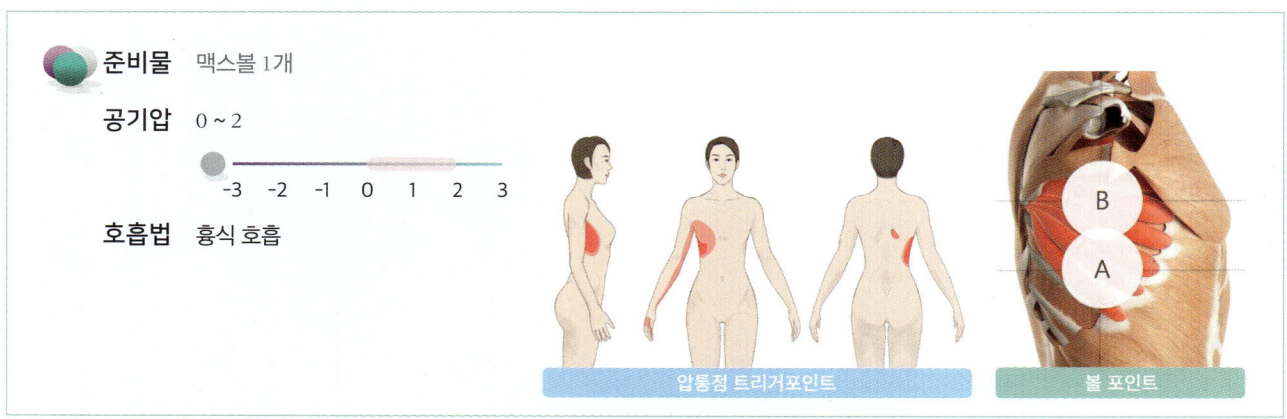

## ① 기능 테스트 functional test

어깨뼈를 양옆으로 벌릴 때, 양쪽 어깨뼈의 가로방향의 관절가동범위를 비교해 주세요.

*Pre* 기본자세

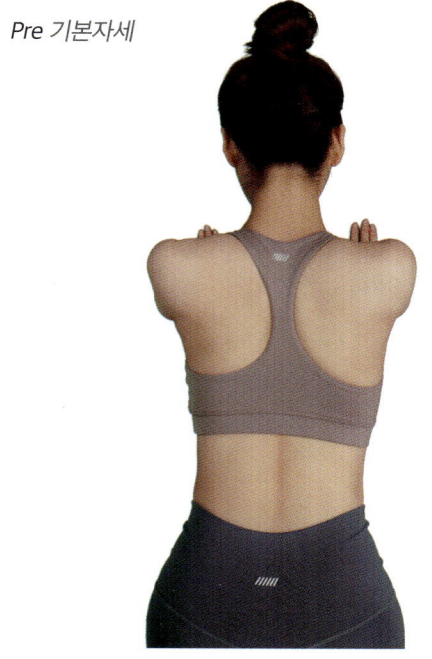

*Post* 무릎 꿇고 어깨뼈 벌리기

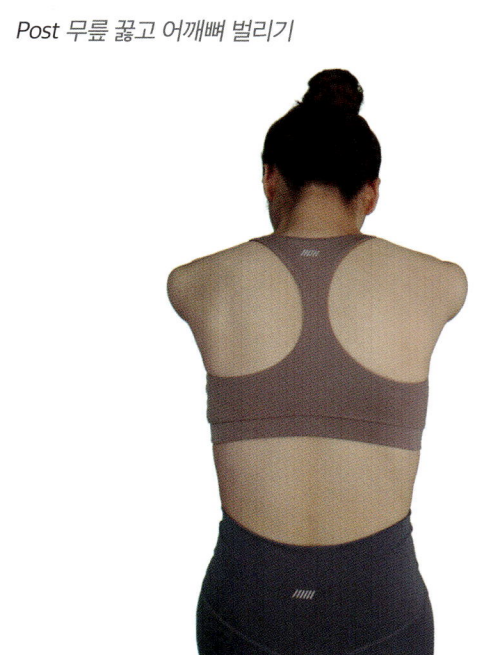

## ② 커스텀시퀀스 *custom sequence*

**1** 기본자세

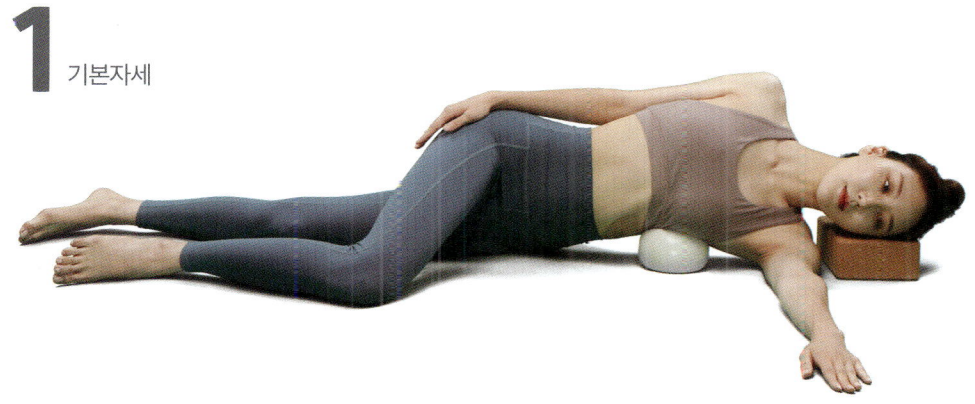

**2**

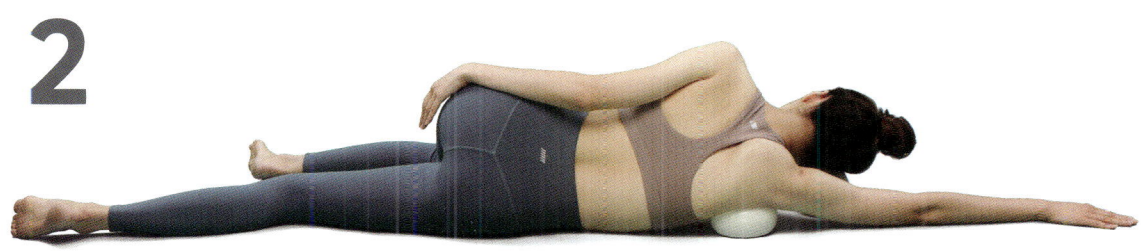

겨드랑이 밑부위 A에 맥스볼을 이용해 자극을 줍니다.
볼이 앞뒤로 삐져나오지 않게 수직으로 눌러주세요.

**tip**

갈비뼈 이완을 할 때는 심호흡이 매우 중요합니다.
주의사항: 노약자의 경우에는 갈비뼈골절의 위험이 있으니 볼의 압력을 0단계 0 하로 낮춰주세요.

# 복장뼈 흉골 sternum

BALLTHERAPY
REHABILITATION
HOME TRAINING

근육 설명

복장뼈는 갈비뼈의 중심부에 위치하고 있습니다. 흉곽 움직임에 중심을 잡고 있는 구조로 복장뼈 관련 관절의 이완은 흉곽 움직임에 중요한 요소입니다.

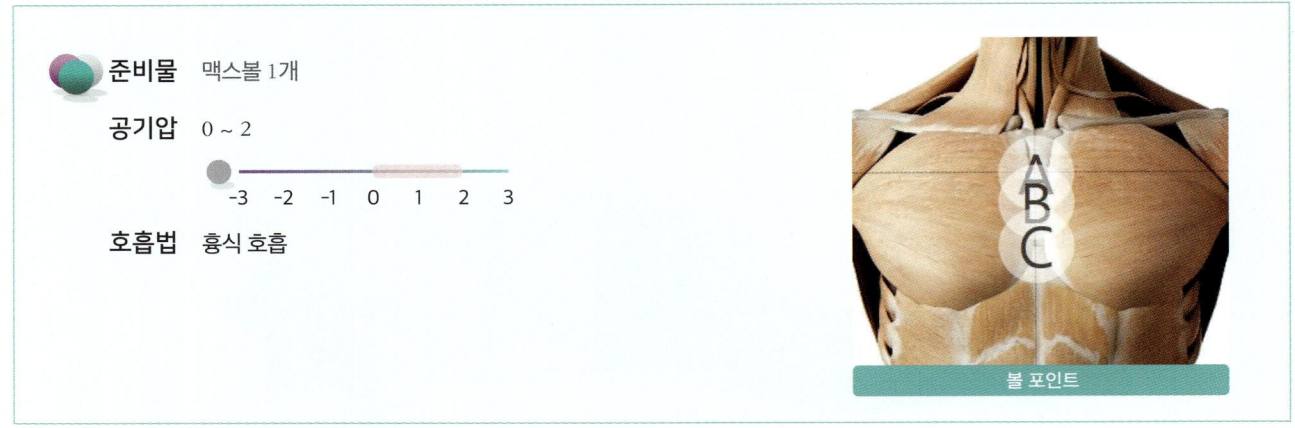

**준비물** 맥스볼 1개
**공기압** 0 ~ 2
**호흡법** 흉식 호흡

볼 포인트

## ① 기능 테스트 functional test

깊은 심호흡을 해보세요. 흉곽의 움직임을 비교해 보세요.

## ② 커스텀시퀀스 custom sequence

**1** 기본자세

복장뼈 A, B, C에 공을 놓고 맥스볼을 지긋히 누릅니다.

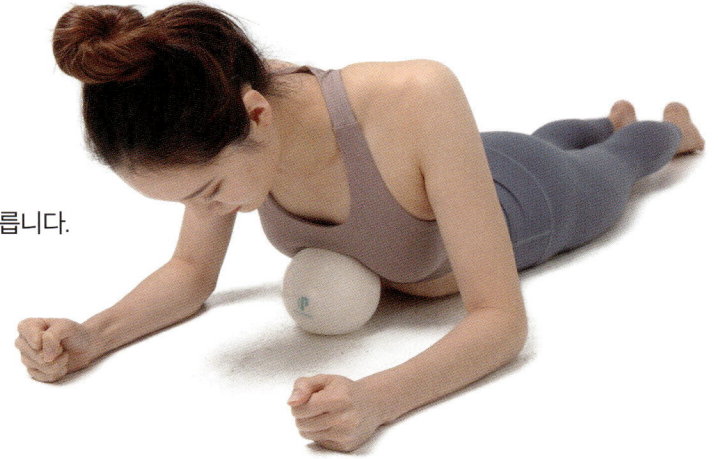

**tip**
A부위는 상대적으로 자극이 약합니다. B, C가 더욱 자극이 강합니다. 깊은 흉식호흡을 하면 조금씩 통증에 적응할 수 있습니다. 통증이 심하면 볼 압력을 -1, -2까지 내려주셔도 좋습니다.

## ③ 볼자극 조절 *ajusting stimulation*

### 1    기본자세

팔꿈치 위치를 조절해 상체 높이를 조절해 볼 자극을 조절해 주세요.

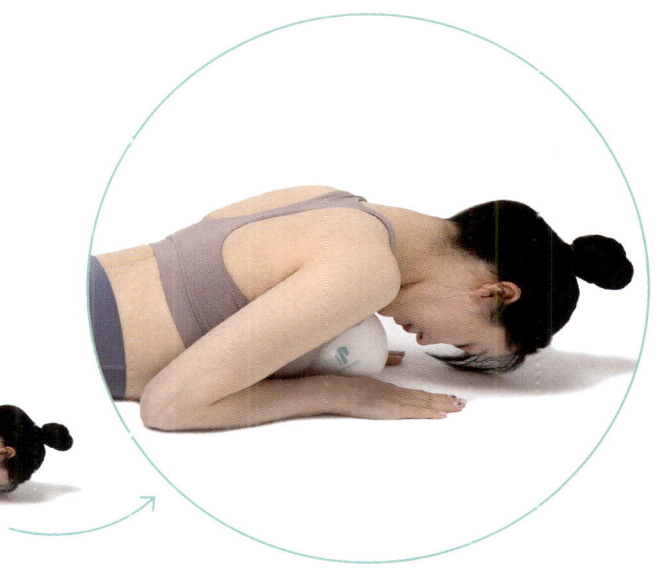

### 2    완전 엎드리기

통증, 불편감이 낮아지 면, 양팔을 허리옆으로 붙여 완전 엎드려 주세요.

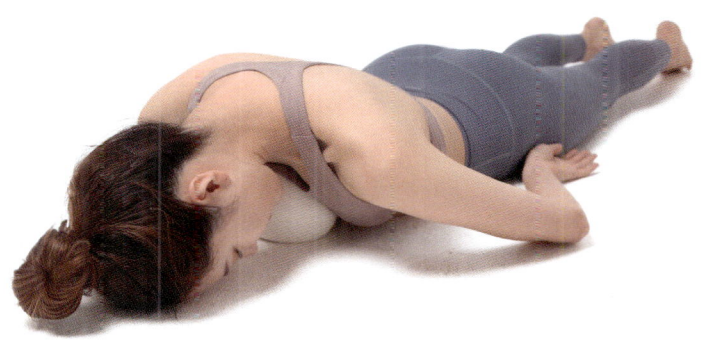

### 3

무릎을 굽혀 더 큰 자극을 할 수 있습니다.

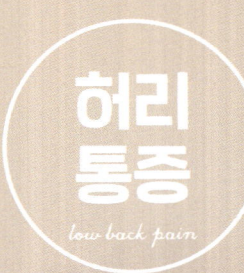

허리통증의 원인은 매우 다양합니다. '볼테라피 재활 홈트'는 근육학적 접근과 골반에서 하지를 통해 분지하는 허리신경열기요신경총, Lumbar plexus의 과흥분을 감소시켜, 근육과 근막 이완의 효과를 기대합니다.

**순서** | 요추커브만들기 | 엉덩히리근 | 배곧은근 | 배가로근 | 골반비틀기 | 허리네모근& 빗근

## 요추커브 만들기 *shaping lumbar curve*

BALLTHERAPY
REHABILITATION
HOME TRAINING

 **근육 설명** 허리통증의 원인은 다양하지만 공통적으로 요추 부정렬이 대표적인 원인 중 하나입니다. 정상적인 요추커브를 회복하기 위해 표면근육과 속근육 모두 이완이 필요하며 볼테라피를 통해 충분히 개선가능합니다.

**준비물** 맥스볼 2개 블럭 1개

**공기압** 0 ~ 2

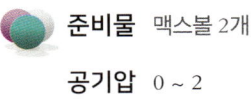
-3  -2  -1  0  1  2  3

**호흡법** 복식 호흡

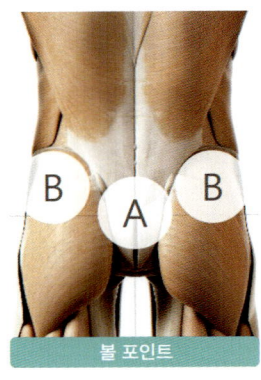
볼 포인트

### ① 기능 테스트 *functional test*

유연성 테스트 하듯, 무릎을 곧게 펴고 발가락까지 닿아보세요. 관절가동범위를 비교해 보세요.

*Pre* 기본자세

*Post* 머리숙여 허리 굽히기

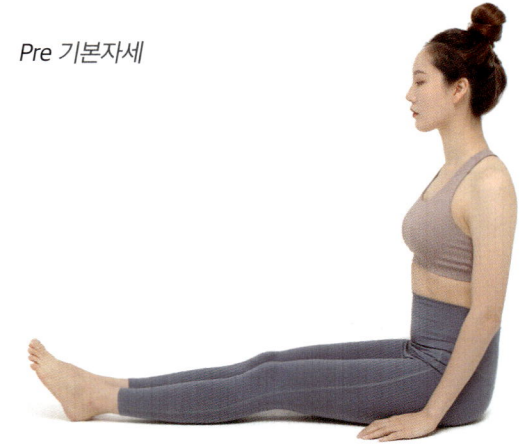
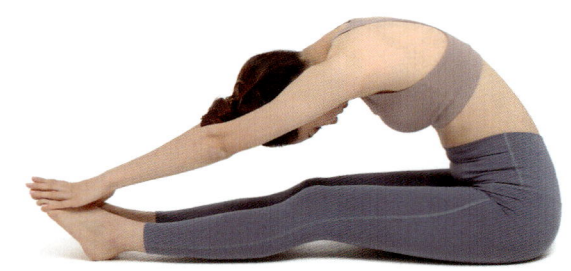

## ② 커스텀시퀀스 *custom sequence*

### 1 기본자세

허리벨트 라인 밑 평평한 엉치뼈 하단에 맥스볼을 위치시켜 주세요.

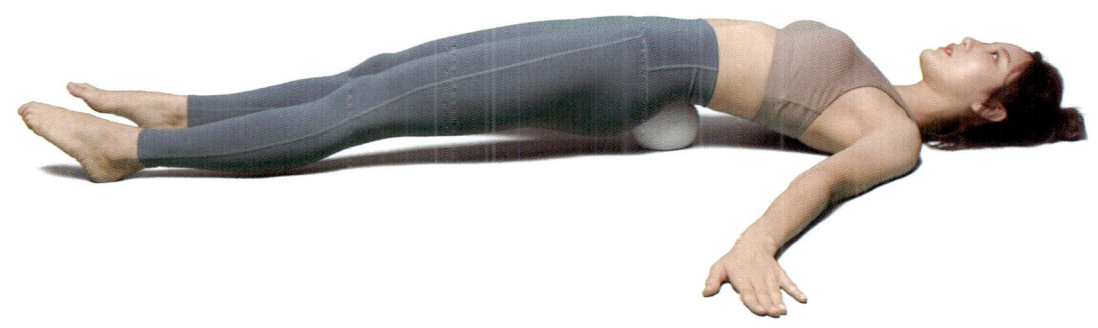

**tip**
엉치뼈 포인트는 넓은등근, 척추세움근, 뭇갈래근등의 근육들이 붙어 있어 그 효과가 탁월 합니다. 또한, 만성 허리통증 환자의 경우 엉덩허리근이 스트레칭 되는 동작에 의해 허리통증이 감소될 수 있습니다.

**tip**
통증 정도에 따라 맥스볼 1개 혹은 2개를 사용하셔도 됩니다.

## ③ 볼자극 조절 *ajusting stimulation*

### 1

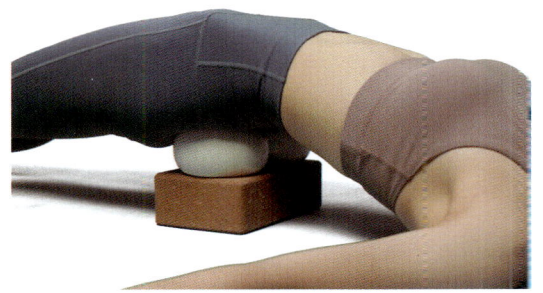

블럭을 이용하면, 엉덩허리근의 스트레칭 효과도 있기 때문에 허리통증 개선에 가우 효과적입니다. 단! 충분히 허리주변 근육을 이완시킨 후 블럭을 이용해 주세요. 바로 적용하면 운동 후 불편함이 있을 수 있습니다.

# 엉덩허리근 - 뒤쪽 접근 *장요근 psoas major*

BALLTHERAPY
REHABILITATION
HOME TRAINING

**근육 설명** 엉덩관절과 허리를 굽힐 때 작용하는 근육으로 허리통증에 있어서 매우 중요한 역할을 합니다. 특히, 허리통증에 있어서 가장 중요하게 여겨지는 근육 중 하나입니다. 엉덩허리근의 스트레칭과 이완 효과를 기대할 수 있습니다.

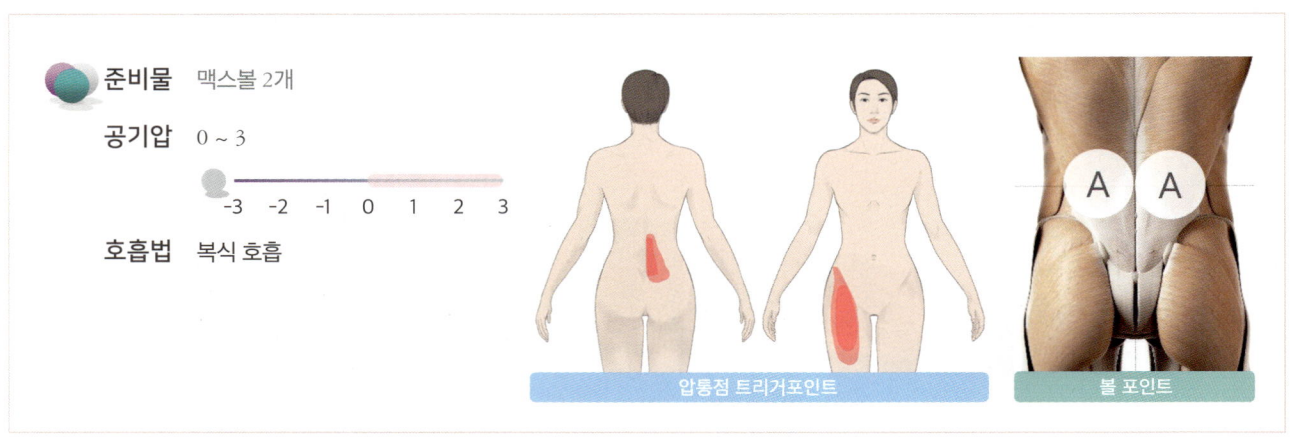

## ① 기능 테스트 *functional test*

볼 적용부위 다리를 들어 무릎의 높이 위치와 엉덩관절에서 근육이 걸리는 느낌을 비교해 보세요.

*Pre* 기본자세

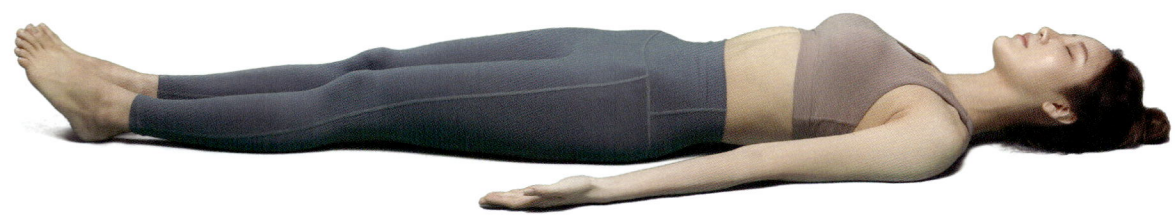

**Post** 누워서 다리 들어올리기

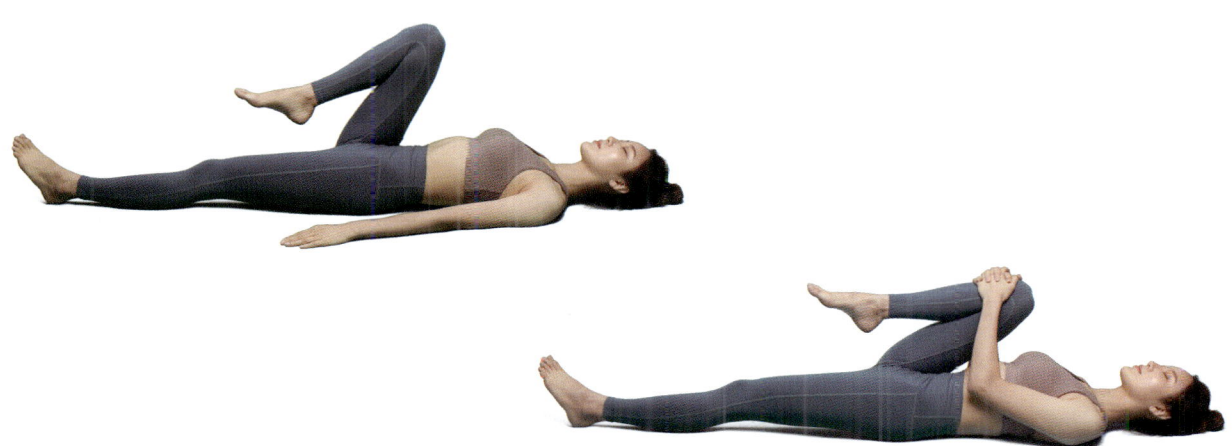

## ② 커스텀시퀀스 *custom sequence*

> tip
> 근육관점의 자극이 아닌 요추관절의 견인효과와 굽힘변형을 통해 엉덩허리근을 자극할 수 있습니다.

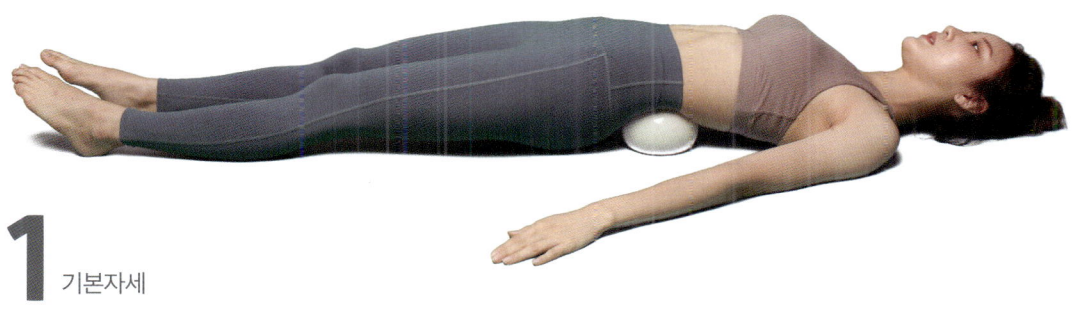

**1** 기본자세

배꼽을 기준으로 허리 양 옆 A에 맥스볼을 위치해주세요.

> tip
> 두 무릎을 굽혀 요추의 긴장도를 낮춰 엉덩허리근을 더욱 효과적으로 이완시킬 수 있습니다.

# 엉덩허리근 - 앞쪽 접근 *장요근 psoas major*

 **근육설명** 복부에서 자극하는 방법입니다. 복부에는 내부장기가 밀집해 있기 때문에 엉덩허리근에 직접적으로 자극하는 것은 어렵습니다. 내부장기와 척추관절에 압력을 가해 간접적으로 자극하는 방법입니다. 다리위치에 따라 복부에 가해지는 압력정도가 달라집니다.

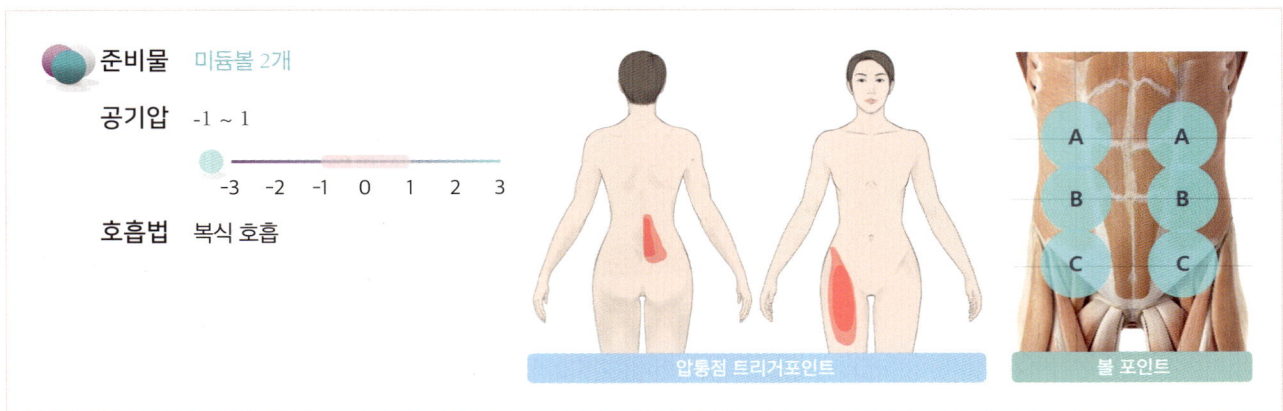

준비물   미듐볼 2개
공기압   -1 ~ 1
호흡법   복식 호흡

압통점 트리거포인트     볼 포인트

## ① 기능 테스트 *functional test*

뒤쪽 접근 테스트와 동일합니다.

## ② 커스텀시퀀스 *custom sequence*

### 1 기본자세

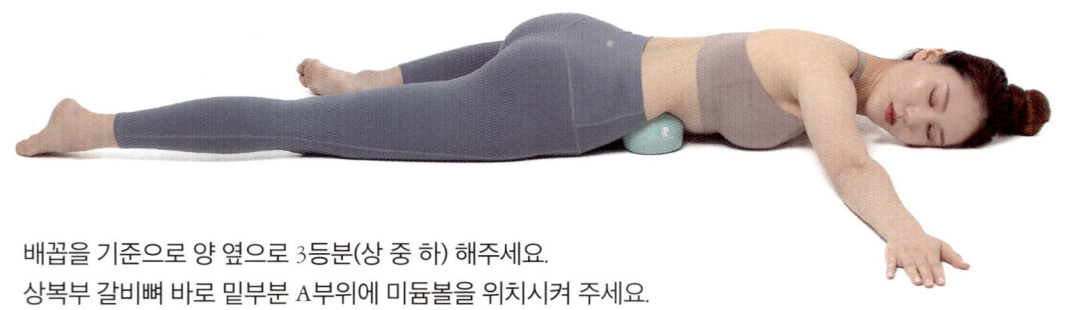

배꼽을 기준으로 양 옆으로 3등분(상 중 하) 해주세요.
상복부 갈비뼈 바로 밑부분 A부위에 미듐볼을 위치시켜 주세요.

**2** 배꼽 양 옆 B부위에 미듐볼을 위치해주세요.
엉덩허리근 하단 자극을 위해, 서혜부쪽에 최대한 가깝게
미듐볼을 C에 위치시켜 주세요.

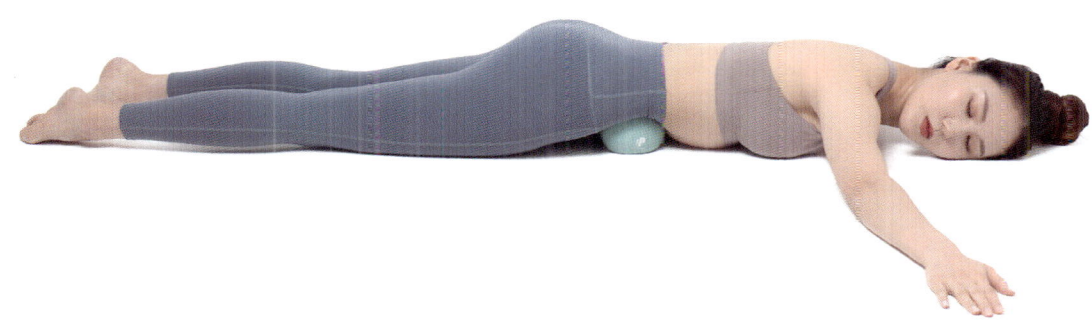

### ③ 볼자극 조절 *ajusting stimulation*

**1**

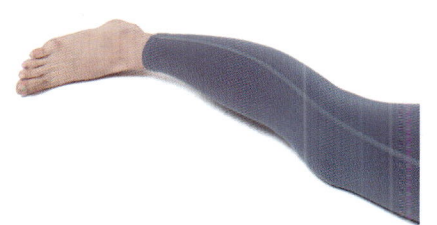

**2**

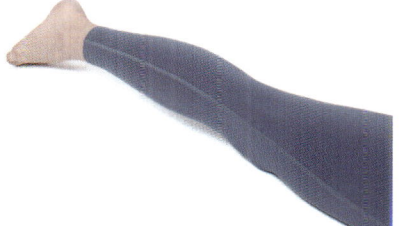

> **tip**
> A, B, C 위치에 적용할 경우, 안쪽 뒷꿈치가 지면에 닿게 회전시켜 엉덩허리근의
> 시작점과 부착점 가깝게해 자극을 심부층까지 전달할 수 있습니다.

# 배곧은근 복직근 rectus abdominis

**근육 설명** 갈비뼈와 두덩뼈에 붙어 있는 근육으로 허리를 굽힐 때 사용되는 근육입니다. 척추세움근과 주동-길항근 관계인 배곧은근 입니다. 허리통증을 위해 척추세움근과 배곧은근의 이완은 매우 중요합니다.

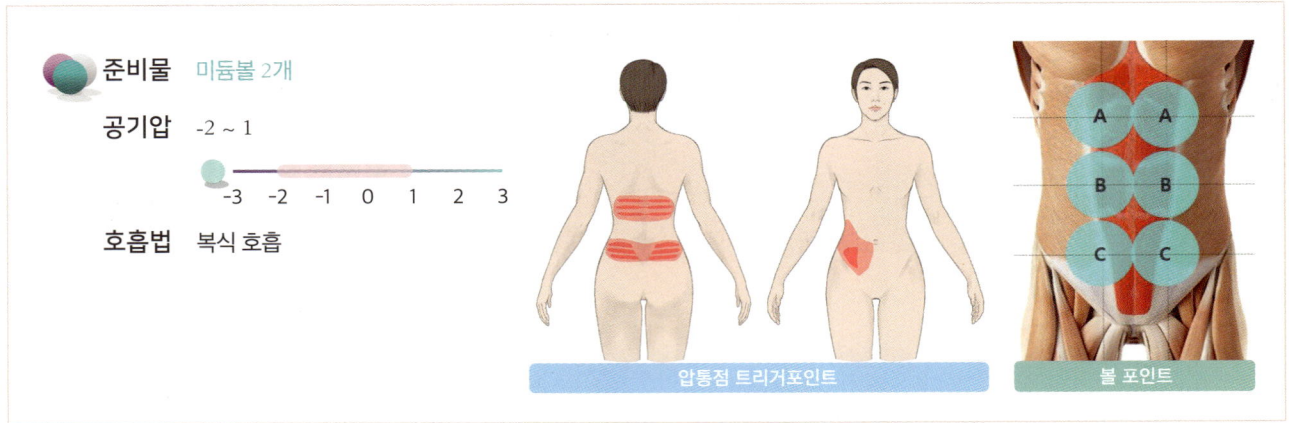

**주동-길항근 관계?**

주동근(배곧은근)이 수축할 때, 척추세움근(길항근)은 이완되고, 척추세움근(주동근)이 수축할 때, 배곧은근(길항근)이 이완되어야 자연스러운 허리의 굽힘과 폄 동작이 가능합니다.

## ① 기능 테스트 *functional test*

*Pre* 기본자세

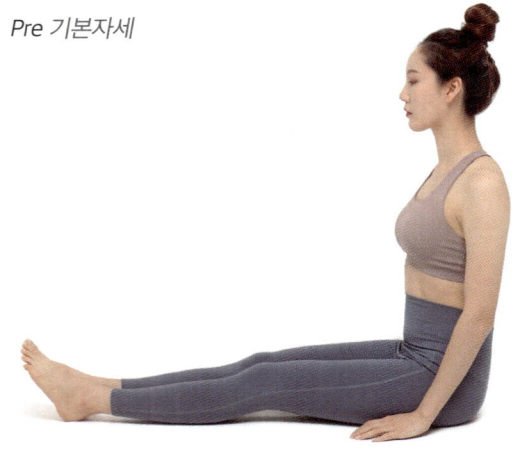

무릎을 곧게 편후, 호흡을 크게 들이쉬고 내쉬면 허리를 숙여 주세요.

*Post* 머리숙여 허리 굽히기

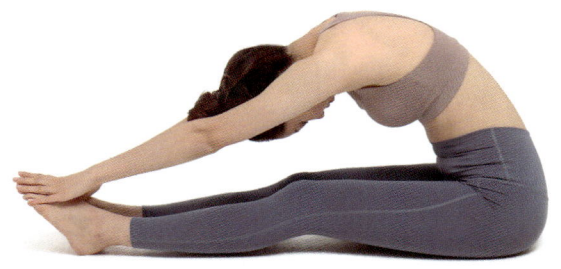

손끝이 발끝에 닿을때, 복부에서 느껴지는 근력정도와 관절가동범위를 비교해 주세요.

## ② 커스텀시퀀스 *custom sequence*

**1** 기본자세

복부를 3등분(상중하)해 A-C에 미듐볼을 위치해 주세요.

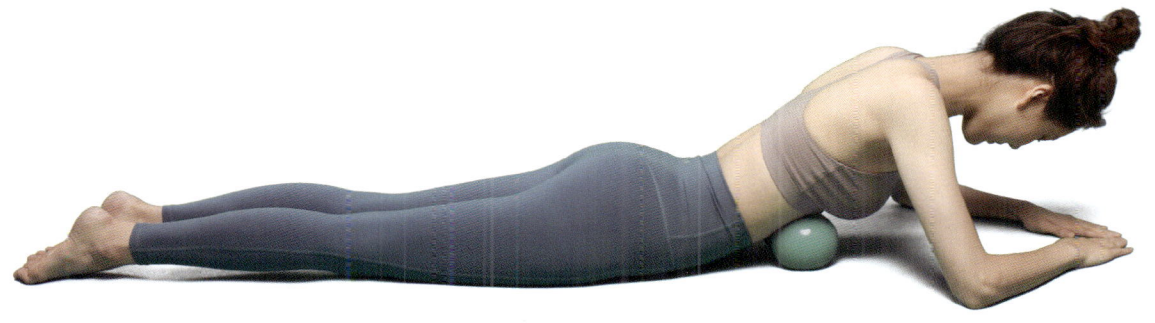

## ③ 볼자극 조절 *ajusting stimulation*

### 1

팔꿈치 위치를 조절해 볼 자극을 조절할 수 있습니다.

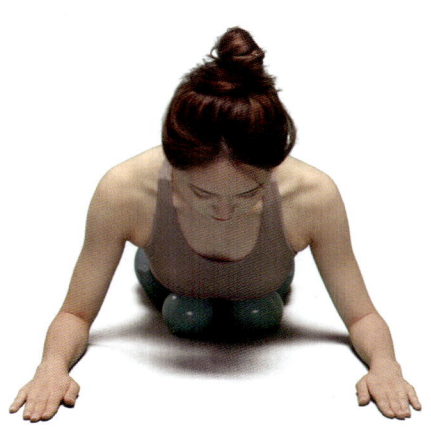
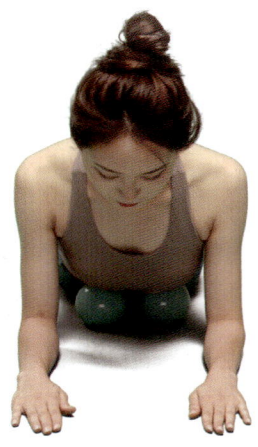

### 2

통증·불편감이 적응되면 완전히 엎드려 주세요.

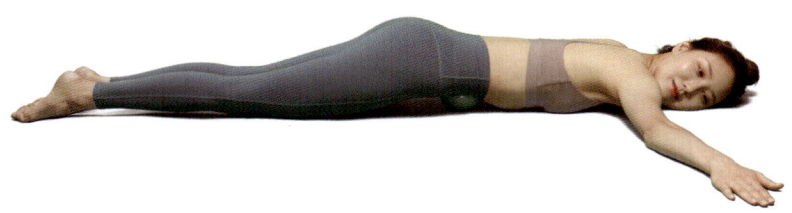

### 3

무릎을 굽히면 배골은근 표면근육 위주로 자극할 수 있습니다.

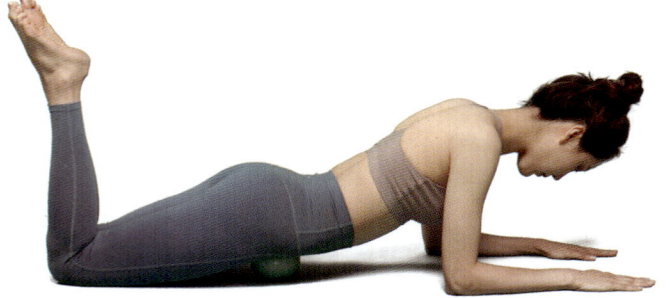

**tip**
심호흡을 하면 배골은근의 심부층까지 자극할 수 있습니다.

# 배가로근 복횡근 *transversus abdominis*

 근육 설명
배가로근은 복부의 대표적인 코르셋 근육으로 가장 심부층에 위치한 근육입니다. 배가로근은 척추 안정성에 관여하며, 허리통증이 심할경우 활성화가 감소됩니다. 배가로근은 단순히 복부쪽에서만 위치하는 근육이 아니고, 옆구리와 뒷 허리부분까지도 포함하는 근육으로 복부 압력을 높이는 역할을 합니다.

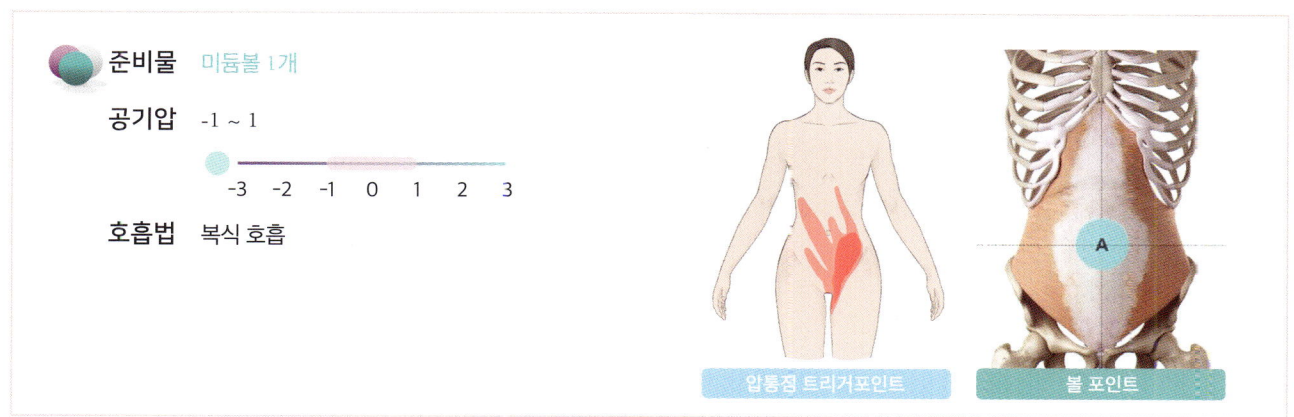

준비물 미듐볼 1개
공기압 -1 ~ 1
호흡법 복식 호흡

## ① 기능 테스트 *functional test*

복부근육을 수축해 배를 단단하게 만들어 보세요. 그다음, 배를 척추 방향으로 20% 정도 가볍게 당겨주세요.

*Pre* 기본자세

*Post* 배 내딜고, 가볍게 척추방향으로 당기기

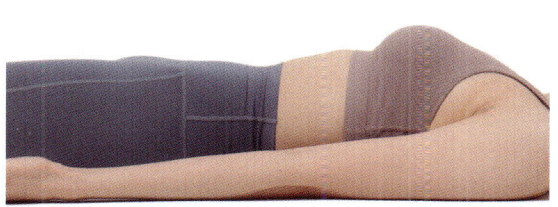

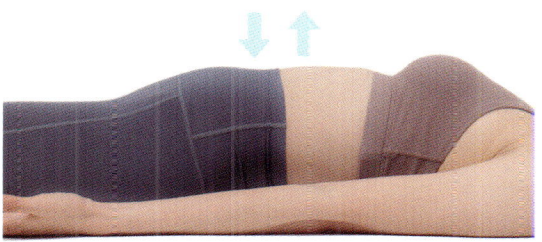

## ② 커스텀시퀀스 *custom sequence*

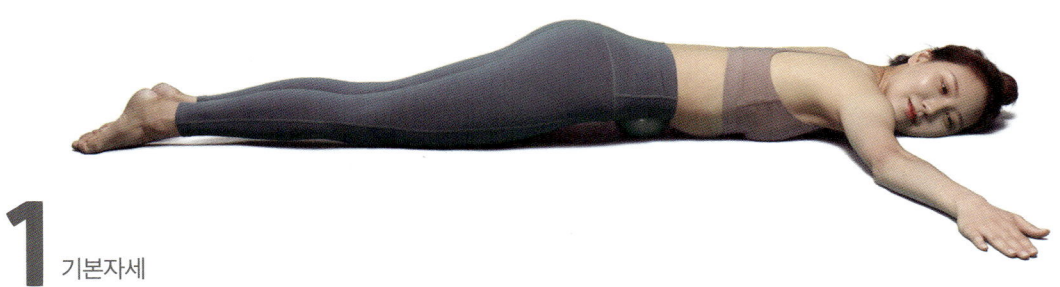

**1** 기본자세

배꼽에 미듐볼을 위치시켜 주세요.

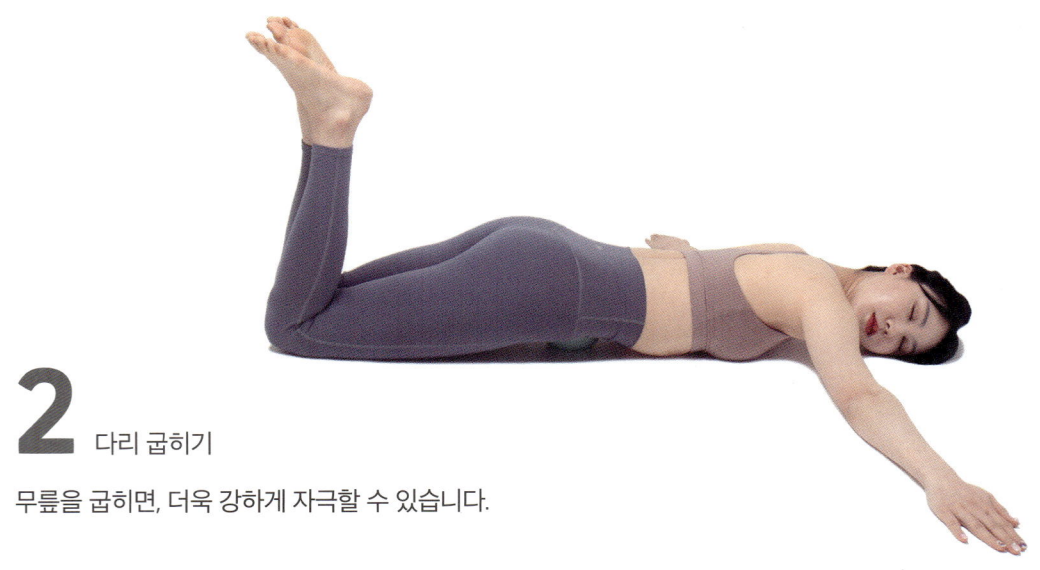

**2** 다리 굽히기

무릎을 굽히면, 더욱 강하게 자극할 수 있습니다.

tip

배가로근은 복부근육 중 가장 깊은 층에 위치한 근육으로, 미듐볼을 통해 심부층까지 자극할 수 있습니다.

# 골반비틀기 *pelvic cross*

 **근육설명** 골반비틀기는 요추와 골반 사이를 더욱 비틀어 요추와 골반의 정렬을 정상화 시키는 동작입니다. 좌우방향을 반갈아 가며 적용해 주세요. 근육자극보다는 관절견인효과를 유발해 척추주변 속근육을 스트레칭-이완하는 운동입니다.

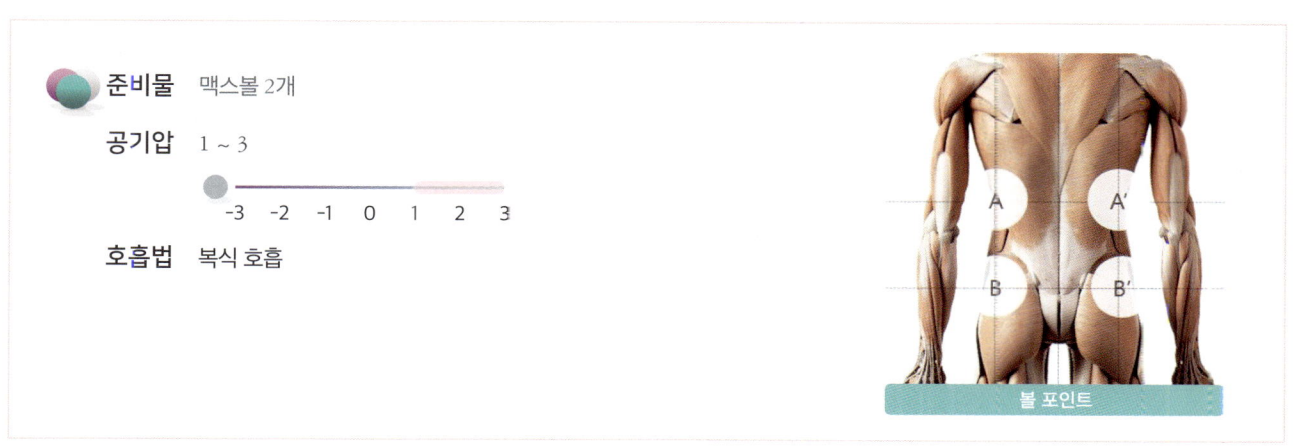

**준비물** 맥스볼 2개

**공기압** 1 ~ 3

**호흡법** 복식 호흡

볼 포인트

## ① 기능 테스트 *functional test*

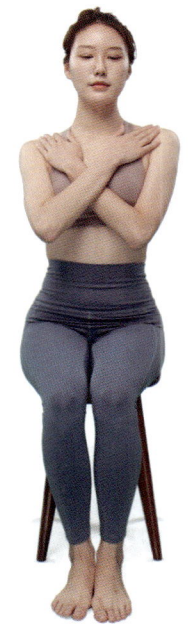

*Pre* 기본자세

의자에 앉은 후, 두 팔을 가슴 앞으로 모와주세요.

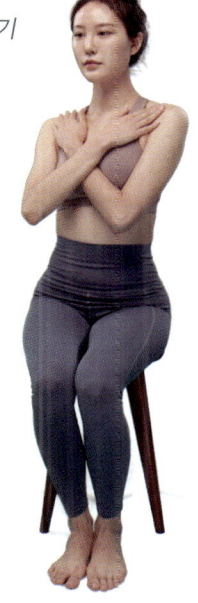

*Post* 허리 옆으로 돌리기

허리를 좌우 회전해 관절가동범위를 비교해 보세요.

## ② 커스텀시퀀스 *custom sequence*

### 1 기본자세

허리 상단에 위치한 갈비뼈 12번 측면 A에 맥스볼을 위치해주세요.
골반뼈와 최대한 가까운 측면 부위 B에 맥스볼을 위치해주세요.
A, B 부위 모두 근육보다는 뼈에 볼을 위치시켜 주세요.

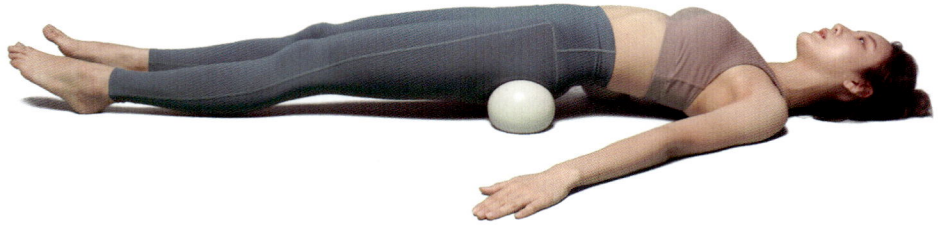

### 2

좌우 방향을 번갈아 가면서 A' B'에 X자로
자리를 바꿔 적용해 주세요.

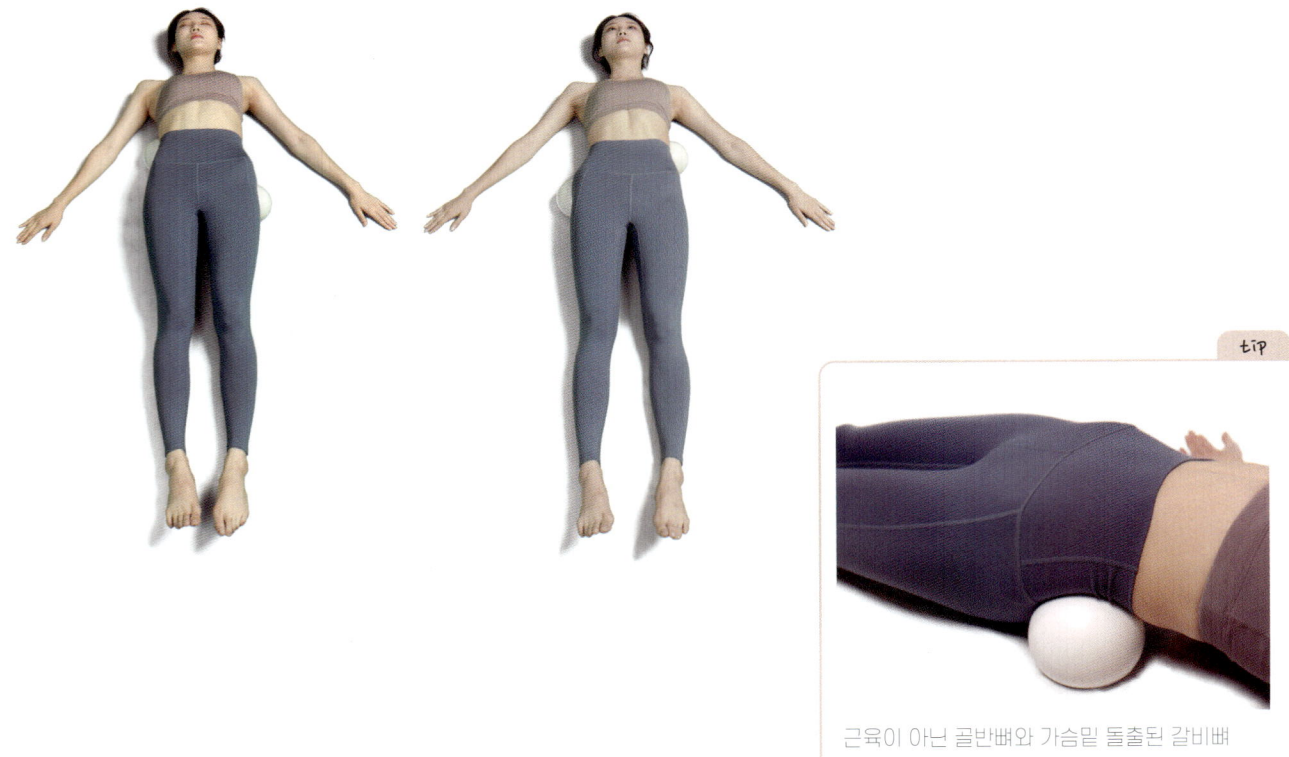

**tip**

근육이 아닌 골반뼈와 가슴밑 돌출된 갈비뼈
뒤쪽에 맥스볼을 위치해 주세요.

# 허리네모근 요방형근 *quadratus lumborura*  빗근 복사근 *oblique muscles*

근육
설명
허리네모근은 허리뒤쪽의 12번째 갈비뼈에 붙어있는 근육입니다. 허리의 외측 굽힘에 주로 작용하며, 호흡과도 관련성이 있는 근육입니다. 엉덩허리근과 함께, 허리통증이 심할 경우에는 허리네모근의 과긴장도 중요 요인이 될 수 있습니다. 참고로, 척추측만증이 있을 경우 척추의 좌우 비대칭에 관여하는 근육 중 하나입니다. 허리네모근은 층을 이루고 있어 동일한 적용부위에 자극을 주면 더욱 효과적입니다.

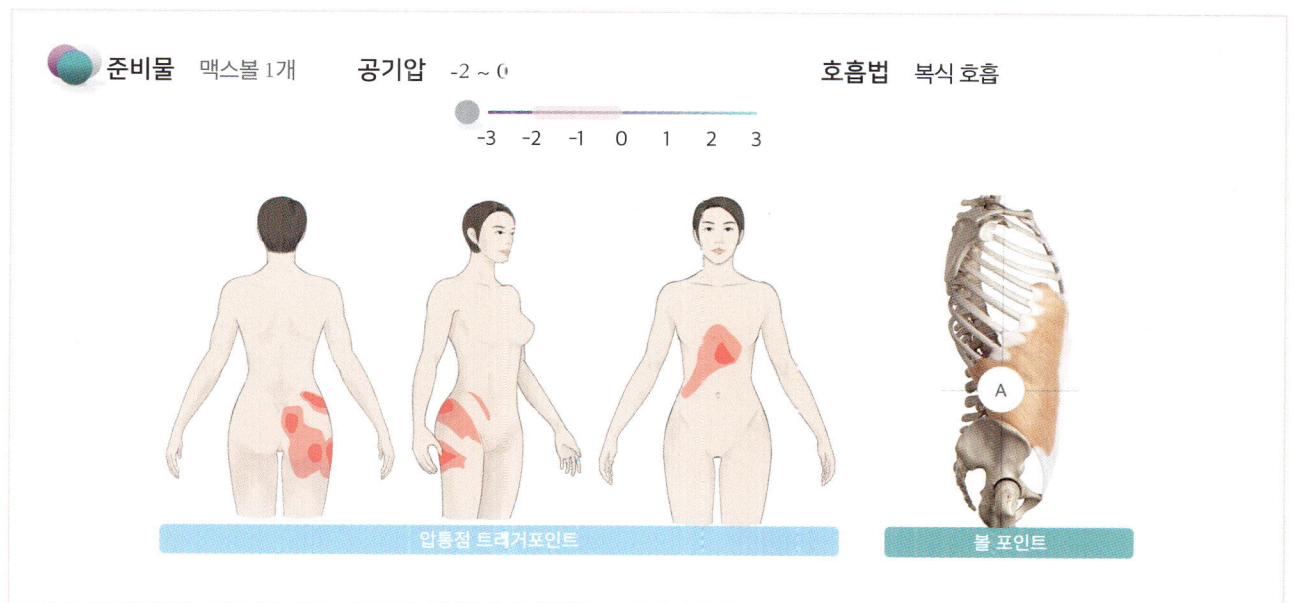

준비물  맥스볼 1개   공기압 -2 ~ 0   호흡법  복식 호흡

압통점 트리거포인트     볼 포인트

## ① 기능 테스트 *functional test*

두 팔을 가슴앞으로 모은후, 볼적용 부위 반대방향으로 허리를 옆으로 굽혀보세요. 관절가동범위를 비교해 보세요.

*Pre* 기본자세
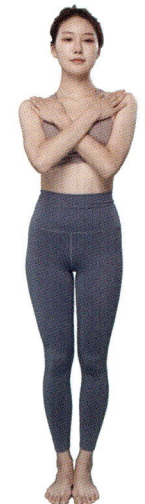

*Post* 허리 옆으로 굽히기
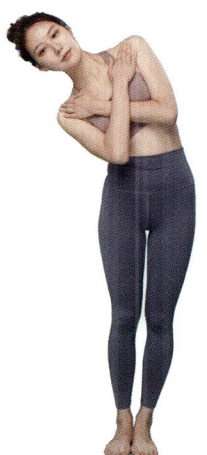

## ② 커스텀시퀀스 *custom sequence*

### 1 기본자세

측면에 위치한 10번 갈비뼈 밑부위와 골반뼈 사이 A에 맥스볼을 위치시해 주세요 허리네모근은 복부근육 중 가장 깊은 근육입니다. 복식호흡이 더욱 중요한 근육입니다.

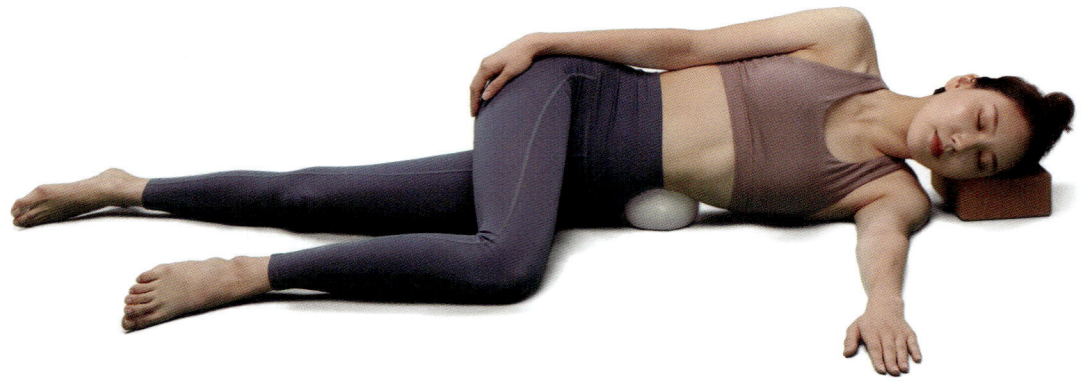

### 2 바로 누운 자세

맥스볼 2개를 배꼽높이, 허리 양 옆에 동일하게 위치해 주세요. 허리네모근과 빗근을 뒤에서 접근하는 방법입니다.

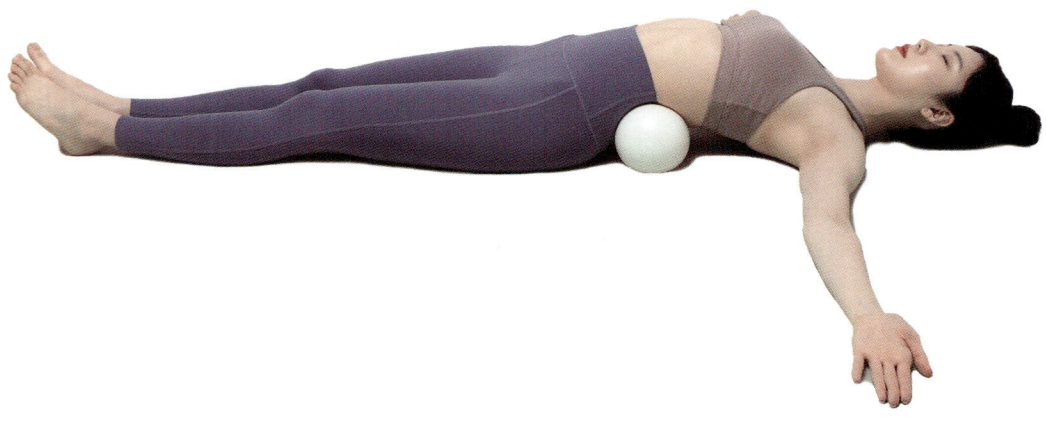

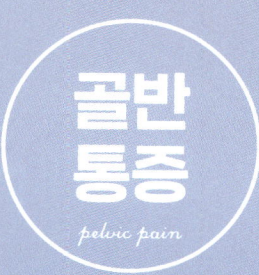

골반통증은 골반근육의 과긴장을 유발합니다. 통증감소를 위해 과긴장된 근육의 이완이 필수적입니다. 페인프리볼을 통해 손으로 접근 할 수 없는 골반근육들을 자극 할 수 있습니다.

| 순서 | 골반저근육 | 큰볼기근 | 넙다리네갈래근 | 바깥넙다리네갈래근 | 넙다리뒤근육 | 궁둥구멍근 | 중간볼기근 | 모음근 | 두덩뼈 | 엉덩뼈가시 |

## 골반저근육   골반기저근 pelvic floor muscles

BALLTHERAPY
REHABILITATION
HOME TRAINING

 골반저근육이 과긴장 되었을 경우, 허리통증을 동반 할 수 있습니다. 골반저근육을 자극 하기에는 매우 제한적입니다. 말랑한 페인프리볼을 이용하면 효과적으로 골반저 근육을 자극할 수 있습니다. 여성에게는 요실금, 남성에게는 전립선 건강 관리에 매우 효과적인 부위입니다.

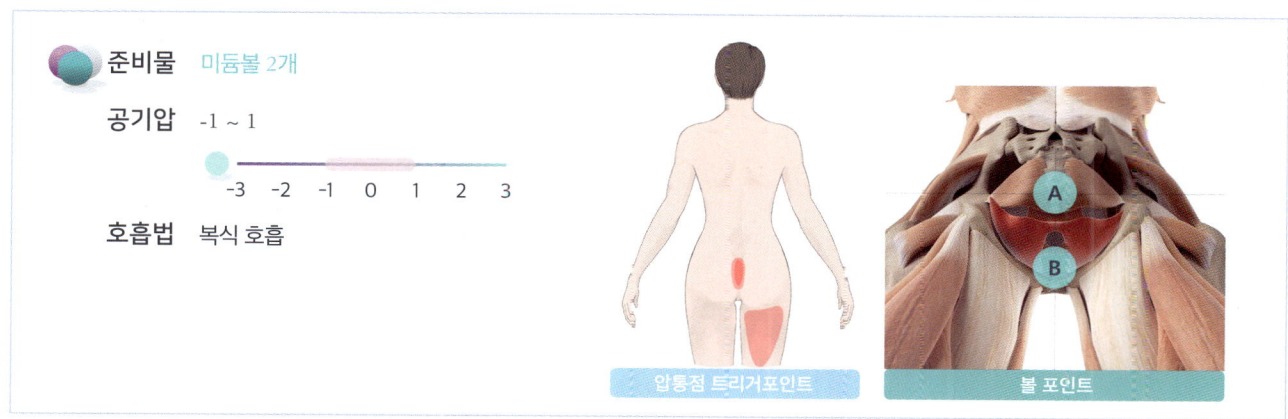

준비물   미듐볼 2개
공기압   -1 ~ 1
호흡법   복식 호흡

압통점 트리거포인트    볼 포인트

### ① 기능 테스트 functional test

항문을 강하게 수축·이완해보세요.

## ② 커스텀시퀀스 *custom sequence*

**1** 기본자세

양반자세로 항문 앞과 뒤로 미듐볼1개를 위치시킵니다.
볼 1개를 사용하는 것이 더욱 효과적입니다.

통증이 심할 경우 볼의 압력을 조절하거나,
미듐볼 2개를 사용해도 좋습니다.

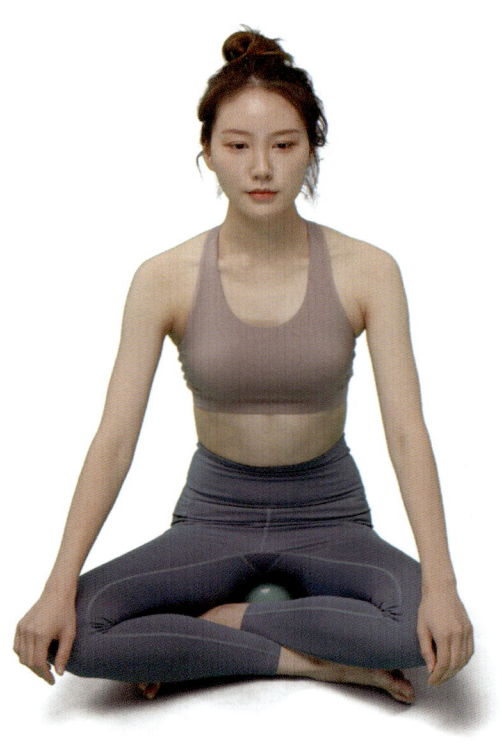

**2** 왼쪽 10초, 오른쪽 10초 번갈아 가며 체중을 이동합니다.

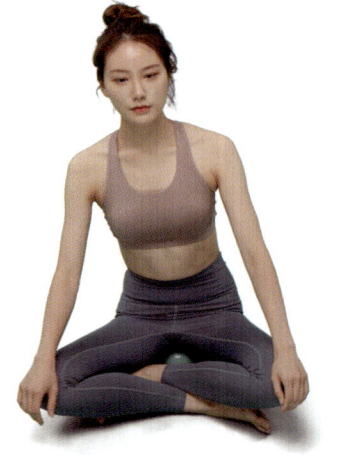

오른쪽으로 체중을 10% 옮겨주세요.

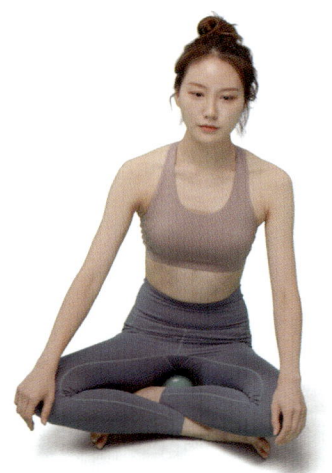

왼쪽으로 체중을 10% 옮겨주세요.

## 3   앞 10초, 뒤 10초 번갈아 가며 체중을 이동합니다.

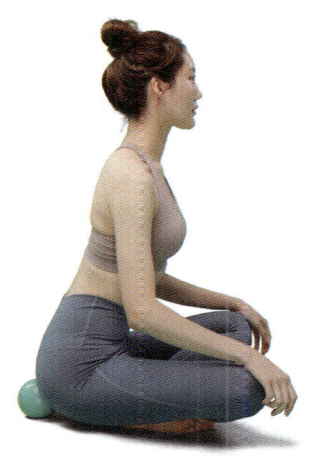

뒤로 체중을 10% 옮겨주세요.

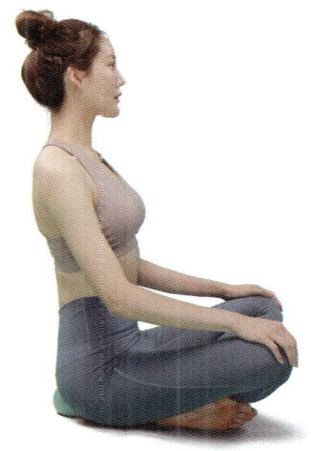

앞으로 체중을 10% 옮겨주세요.

# 큰볼기근 대둔근 *gluteus maximus*

**근육 설명** 큰볼기근은 엉덩관절 폄 작용을 하며 스피드스케이팅과 같은 동작시 강한 힘을 발휘하는 근육입니다. 또한, 골반의 전방, 후방경사에도 관여하는 근육입니다.

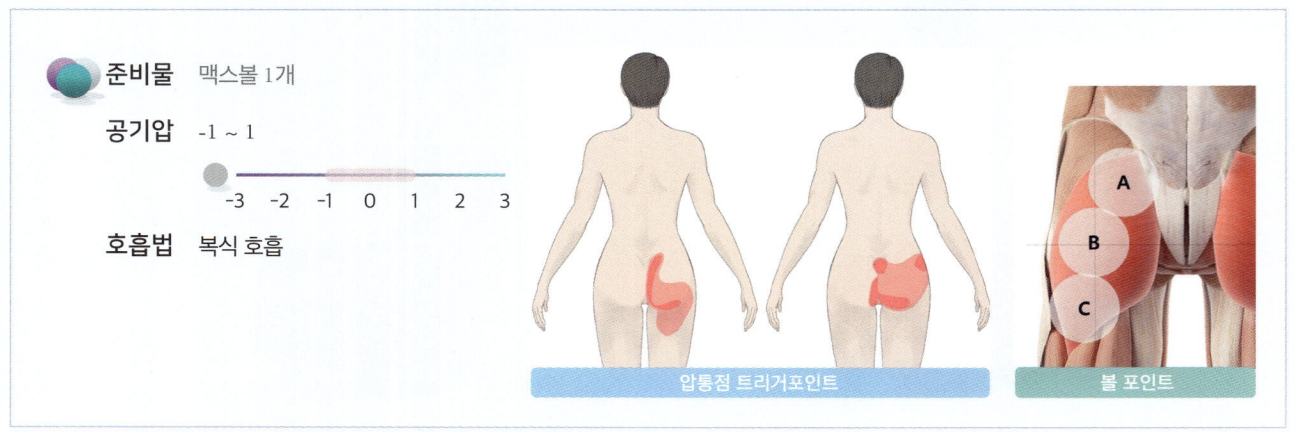

준비물 맥스볼 1개
공기압 -1 ~ 1
호흡법 복식 호흡

압통점 트리거포인트 | 볼 포인트

## ① 기능 테스트 *functional test*

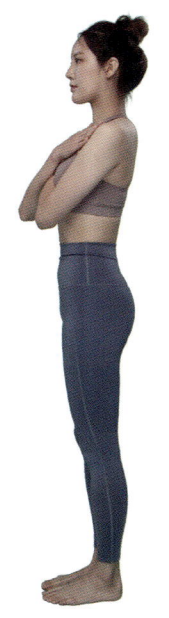
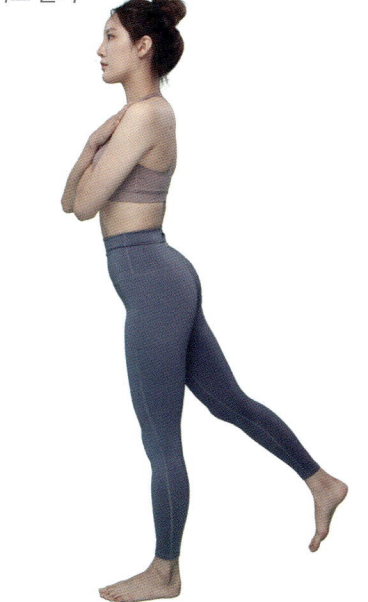

Pre 기본자세
양팔을 가슴 앞으로 모운후 바로 서주세요.

Post 다리 뒤로 뻗기
상체가 움직이지 않게 고정한 후, 볼적용 다리를 가볍게 뒤로 뻗어주세요. 관절가동범위와 움직임 차이를 비교해 보세요.

② 커스텀시퀀스 *custom sequence*

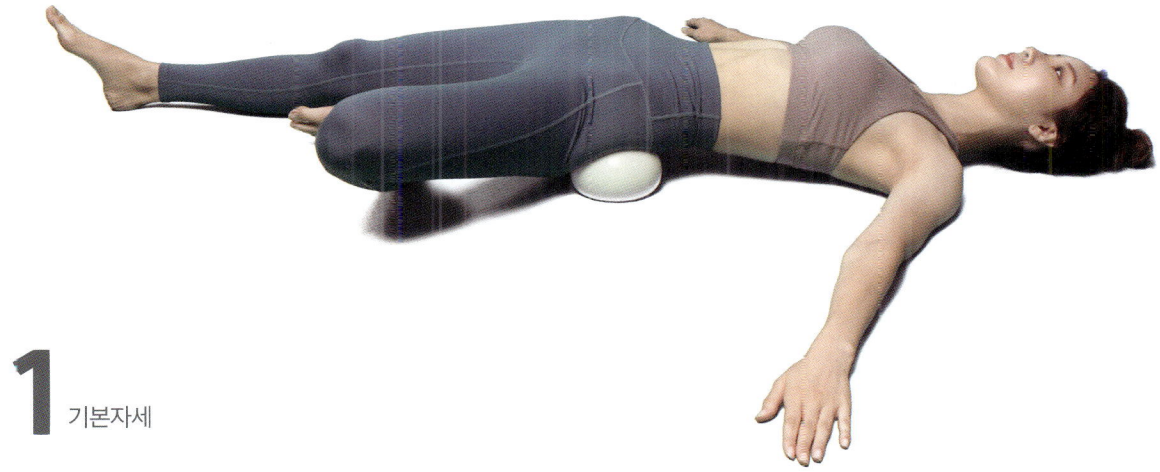

**1** 기본자세

무릎을 굽히고, 외회전 후 A-C에 미듐볼을 놓고
체중을 이용해 자극해 주세요.

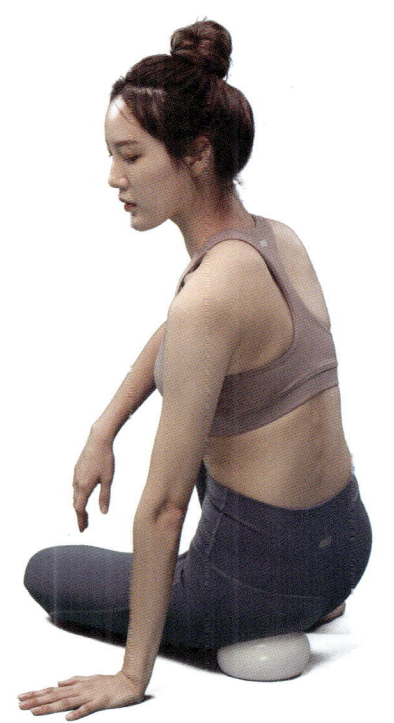

**2**

B-C에 미듐볼을 놓고 체중을 이용해 가볍게 눌러 줍니다.

# 넙다리네갈래근 대퇴사두근 quadriceps

BALLTHERAPY
REHABILITATION
HOME TRAINING

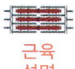 근육 설명 — 엉덩관절 통증의 원인은 다양하지만 공통적으로 좁아진 엉덩관절 공간이 대표적인 특징입니다. 엉덩관절 공간 확보를 위해 엉덩관절주변의 속근육과 넙다리네갈래근의 이완을 통해 엉덩관절 기능 회복을 기대할 수 있습니다.

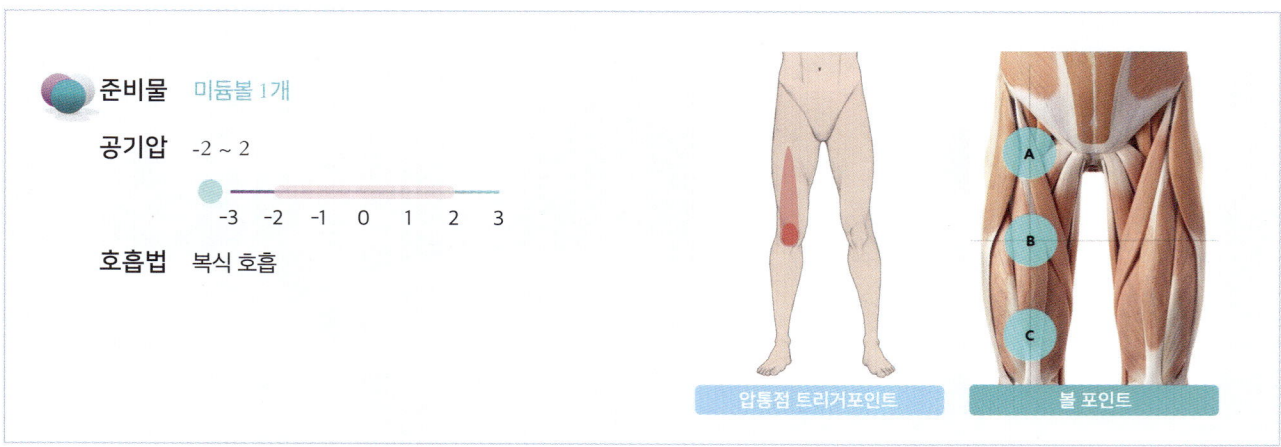

**준비물** 미듐볼 1개
**공기압** -2 ~ 2
 -3 -2 -1 0 1 2 3
**호흡법** 복식 호흡

압통점 트리거포인트 / 볼 포인트

## ① 기능 테스트 *functional test*

*Pre* 기본자세

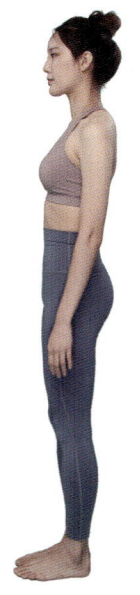

허리를 곧게 펴고 양 팔을 허리옆으로 붙여주세요.

*Post* 엉덩관절 굽히기

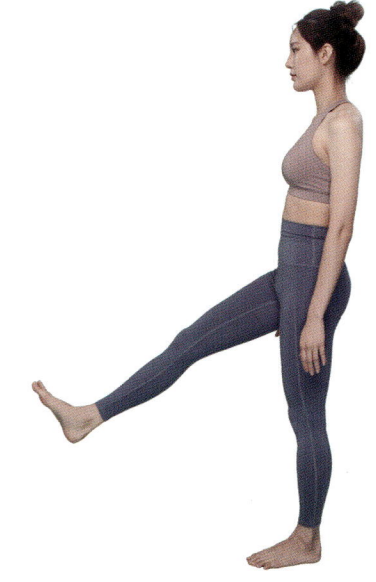

볼적용 다리를 사진과 같이 올려주세요. 다리를 올릴 때 움직임 정도와 관절가동범위를 비교해 보세요.

## ② 커스텀시퀀스 *custom sequence*

**1** 기본자세

미듐볼을 체중을 이용해 A, B, C에 자극을 줍니다.

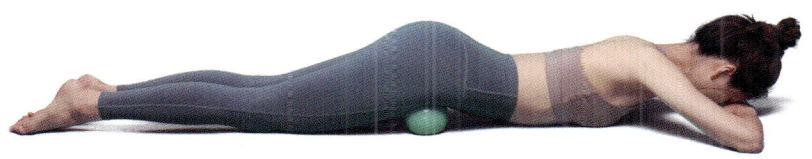

**2**

넙다리네갈래근 A-C에 미듐볼을 놓은 후, 체중을 이용해 지긋이 눌러주세요.

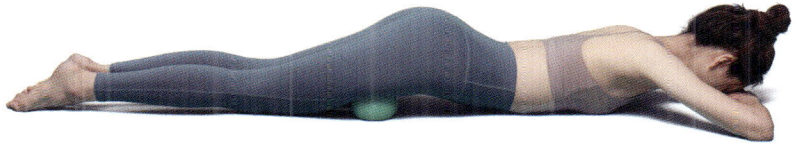

**3**

C 부위는 무릎통증과도 관련이 깊습니다. 무릎 위 5Cm 에 미듐볼을 위치해주세요.

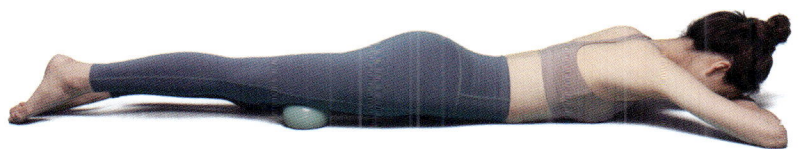

## ③ 볼자극 조절 *ajusting stimulation*

**1**

무릎을 굽히면, 넙다리네갈래근의 표면층을 중심으로 자극이 전달되어 입체적인 효과를 기대할 수 있습니다.

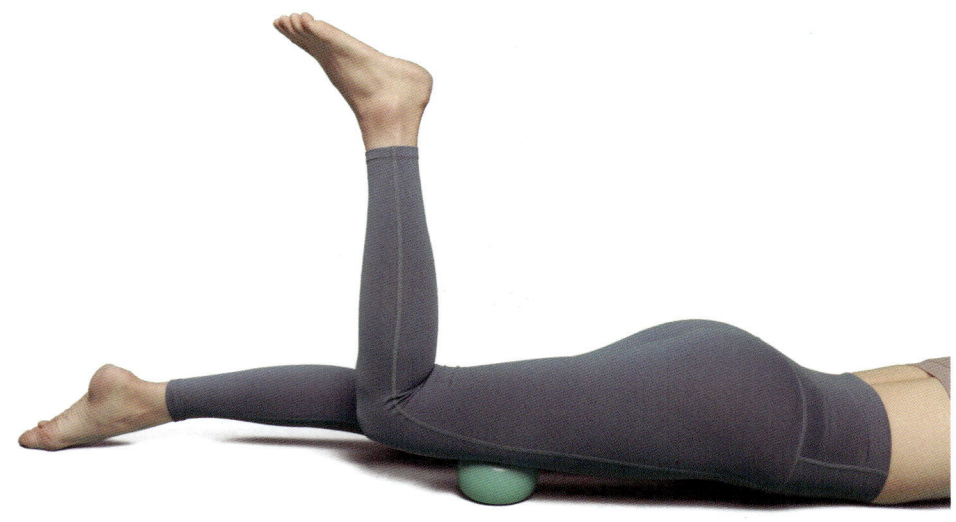

tip
넙다리네갈래근은 엉덩관절 굽힘근육이지만, 동시에 무릎폄 작용을 합니다.

# 바깥 넙다리네갈래근 대퇴사두근 quadriceps

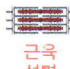
근육
설명

바깥 넙다리네갈래근은 4개의 넙다리근육 중 가장 크고 바깥쪽에 위치하며 무릎 폄 작용을 하는 근육입니다.

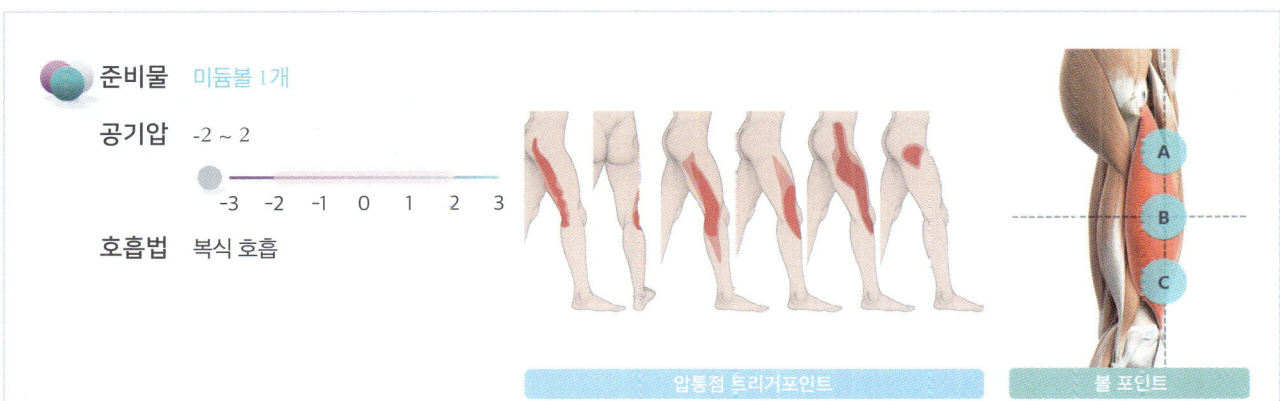

## ① 기능 테스트 functional test

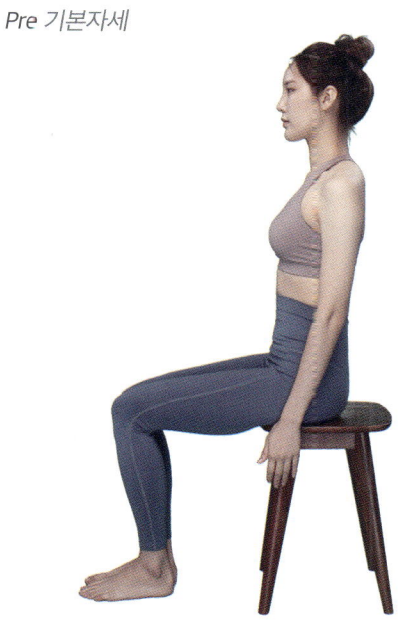

*Pre* 기본자세

허리를 곧게 펴고 양 팔을 허리옆으로 붙여주세요.

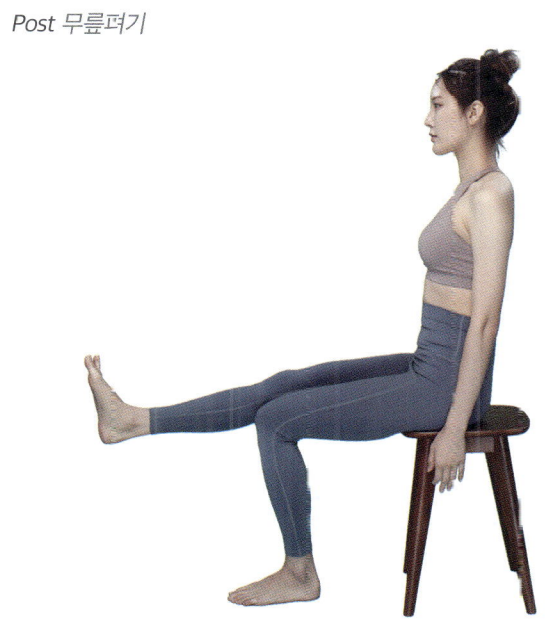

*Post* 무릎펴기

다리를 곧게 펴보세요. 관절가동범위, 움직임 정도를 전후 비교 해보세요.

## ② 커스텀시퀀스 *custom sequence*

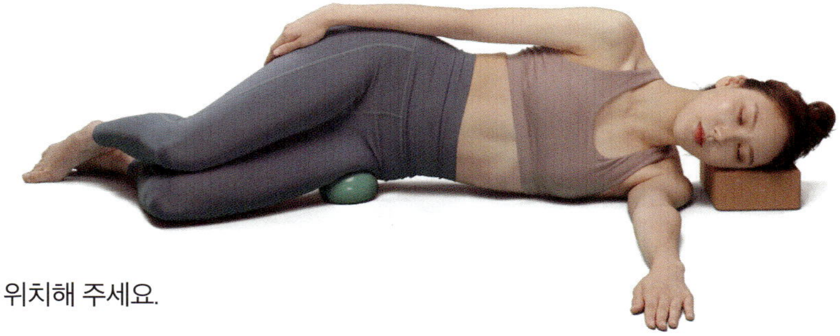

**1** 기본자세

넙다리네갈래근 바깥쪽 A에 미듐볼을 위치해 주세요.

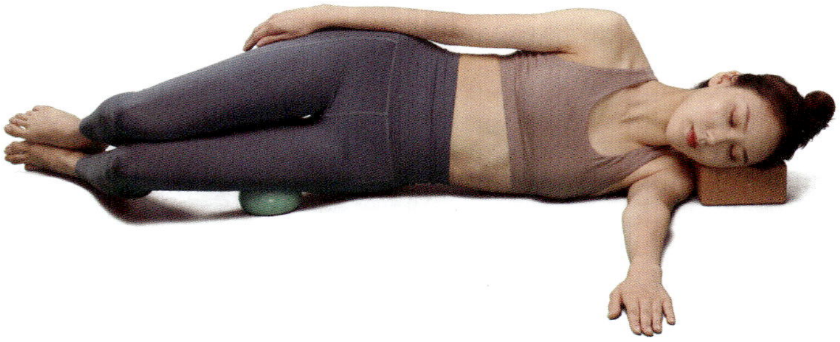

**2**

B 위치에 미듐볼을 놓고, 체중을 이용해 자극해 주세요. 엉덩관절을 굽혀 자세를 안정적으로 취해주세요.

> tip
> B위치는 해부학적으로 넙다리근막긴장근과 중복되는 부위로 매우 중요한 포인트 입니다.

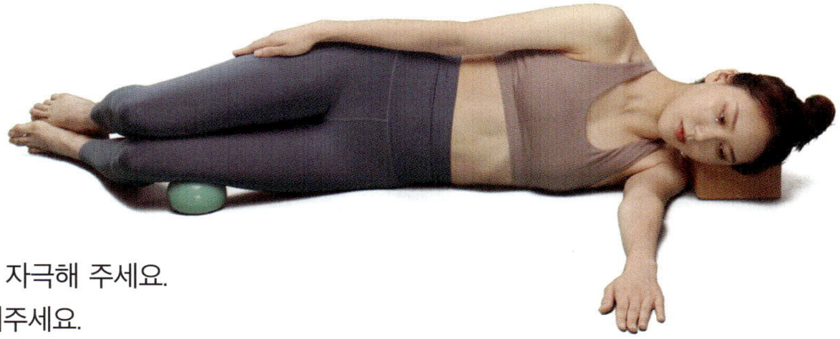

**3**

C 위치에 미듐볼을 놓고, 체중을 이용해 자극해 주세요. 엉덩관절을 굽혀 자세를 안정적으로 취해주세요.

> tip
> C 부위는 무릎통증과도 관련성이 높습니다.

# 넙다리뒤근육 슬괵근 hcmstirng

근육 설명: 넙다리뒤근육은 무릎을 굽히고 엉덩관절을 펴는데 주로 작용하며, 골반의 뒤쪽에서 시작됩니다. 넙다리네갈래근과 함께 골반의 전후경사이 관여합니다. 골반 뒤쪽 근육 이완을 위해서 위,중간 넙다리뒤근육에 집중하세요.

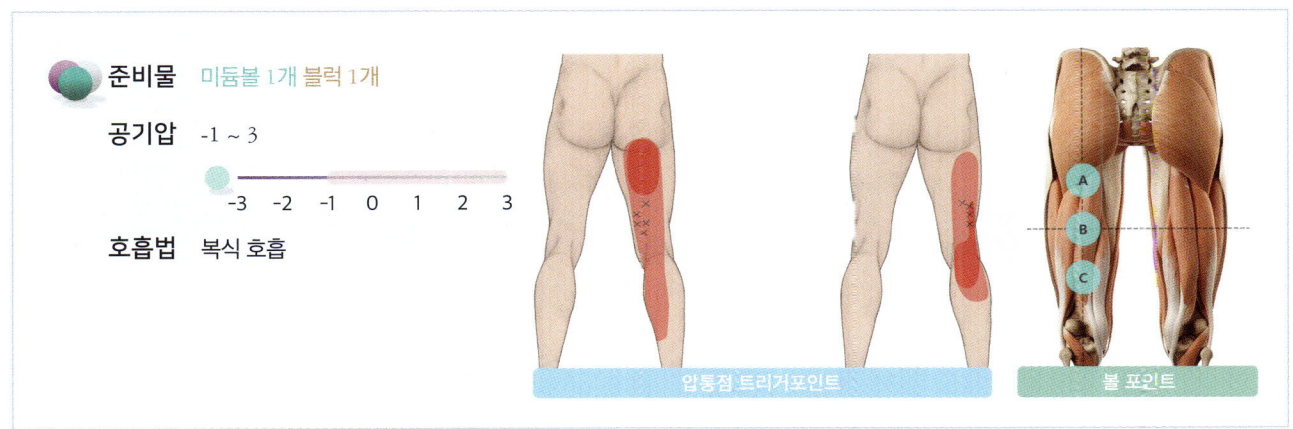

준비물: 미듐볼 1개 블럭 1개
공기압: -1 ~ 3
호흡법: 복식 호흡

## ① 기능 테스트 functional test

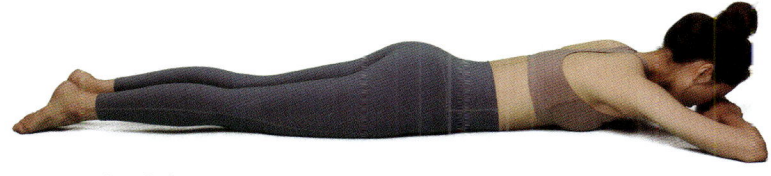

*Pre* 기본자세

엎드린 자세로 복부를 지면에 밀착해 주세요

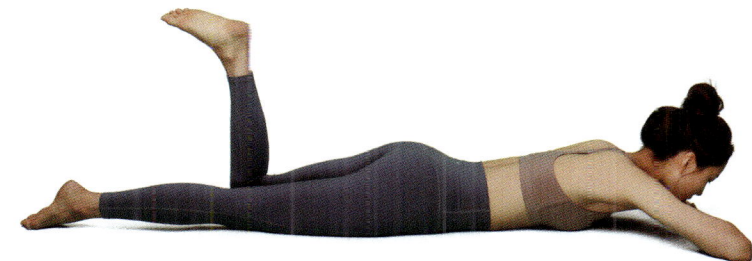

*Post* 엎드려 무릎 굽히기

볼 적용 다리 무릎을 굽혀주세요. 넙다리뒤근육의 움직임과 근력 정도를 비교해 주세요. 뒷꿈치 부위에 저항을 주면 개선된 근력을 느낄 수 있습니다.

② **커스텀시퀀스** *custom sequence*

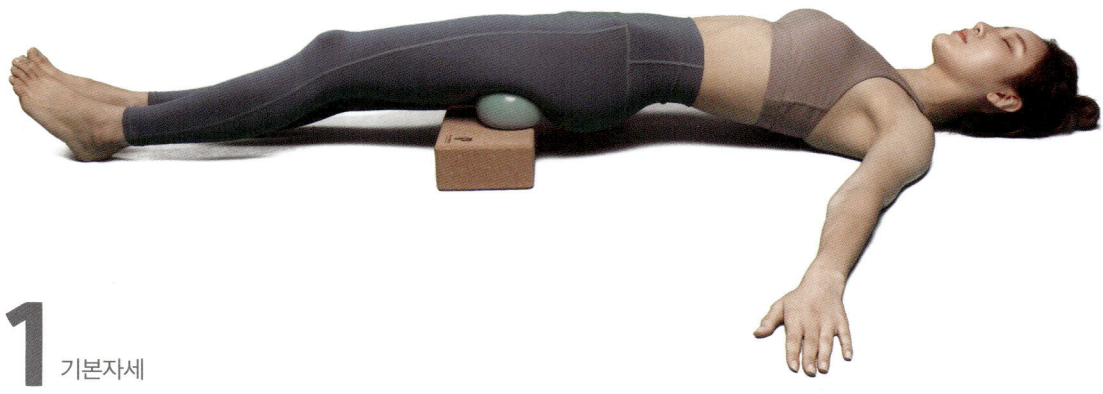

**1** 기본자세

엉덩이 근육과 넙다리뒤근육 사이 A 위치에 미듐볼을 놓고, 체중을 이용해 자극해 주세요.

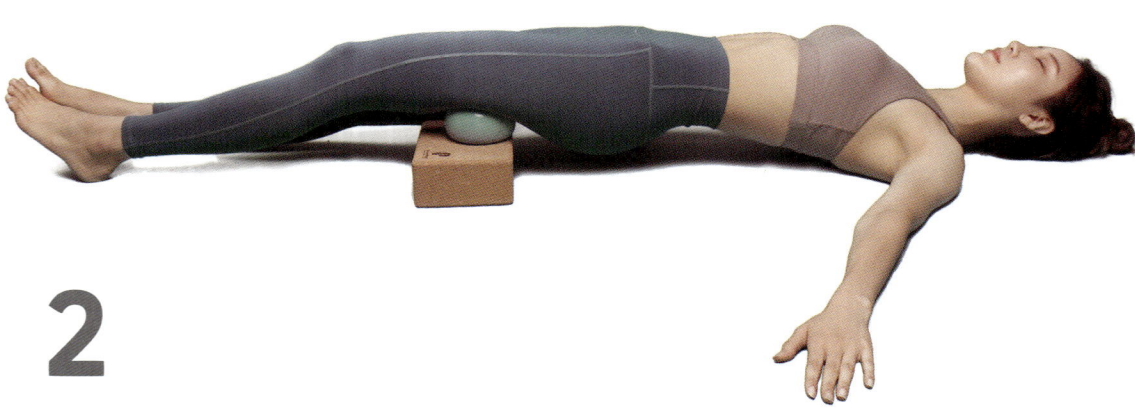

**2**

B 위치에 미듐볼을 놓고, 체중을 이용해 자극해 주세요.

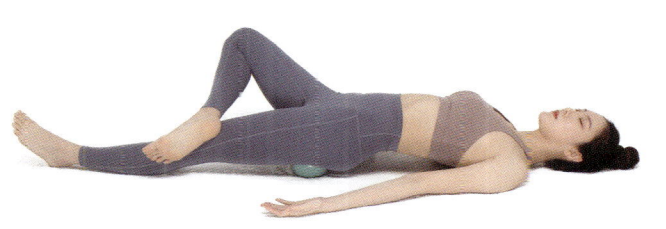

반대편 무릎을 올리면, 체중을 이용해 볼의 자극을 높일 수 있습니다.

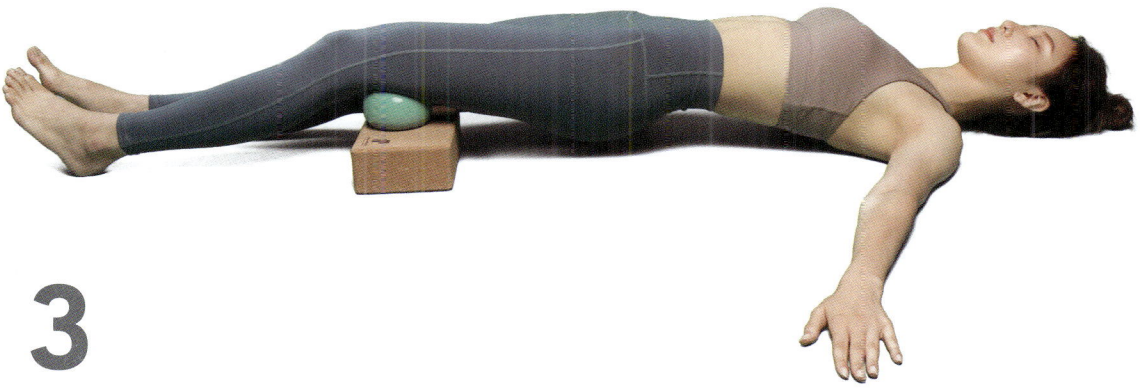

## 3

C 위치에 미듐볼을 놓고, 체중을 이용해 자극해 주세요.

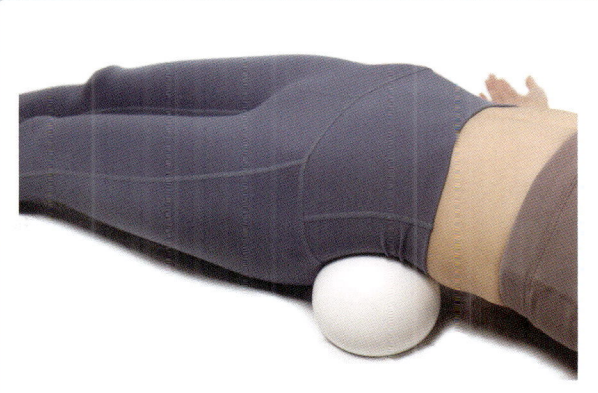

블럭과 함께 골반 수평을 맞추기 위해 반대편에 막스볼을 이용해 수평을 유지해 주세요.

# 궁둥구멍근 이상근 pirilformis

**근육 설명** 궁둥구멍근은 좌골신경통의 주요 원인으로 널리 알려진 대표적인 근육입니다. 엉치뼈와 넙적다리뼈머리끝에 붙어 엉덩관절 움직임에 관여합니다.

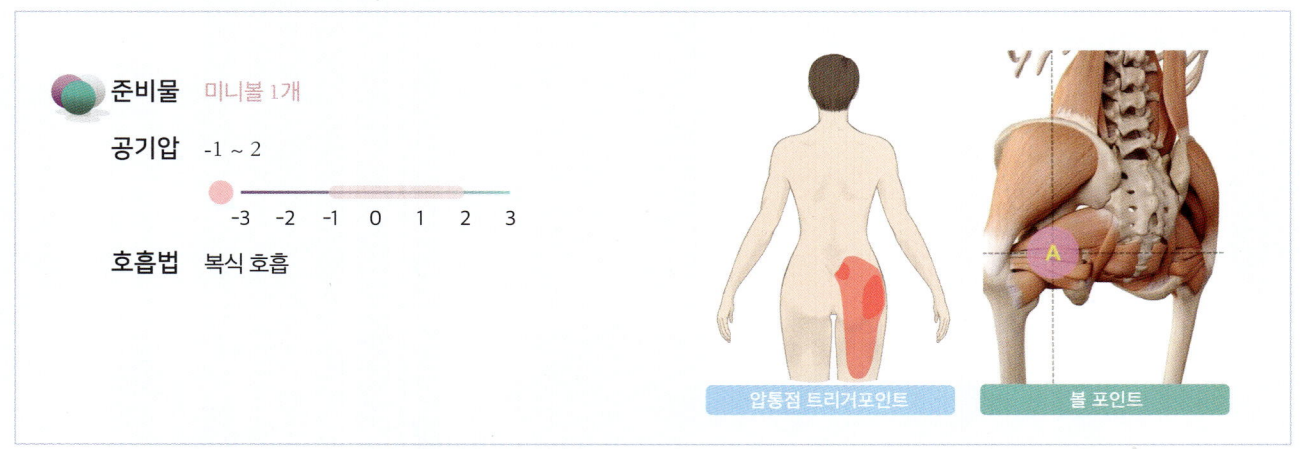

- **준비물** 미니볼 1개
- **공기압** -1 ~ 2
- **호흡법** 복식 호흡

압통점 트리거포인트 | 볼 포인트

BALLTHERAPY
REHABILITATION
HOME TRAINING

## ① 기능 테스트 functional test

*Pre* 기본자세

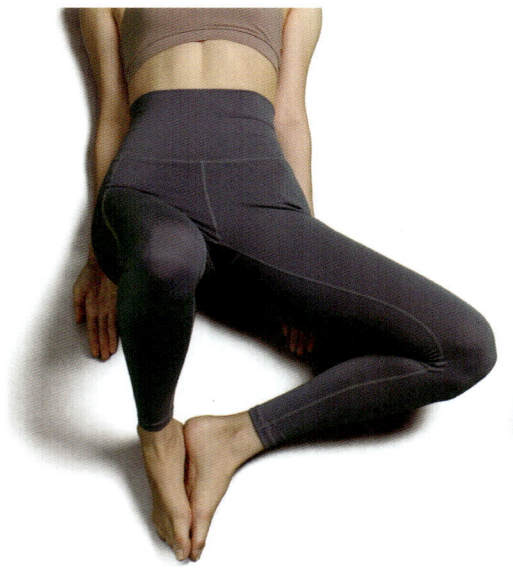

양발바닥을 맞닿은 후, 다리를 벌려주세요.

*Post* 다리 벌리기

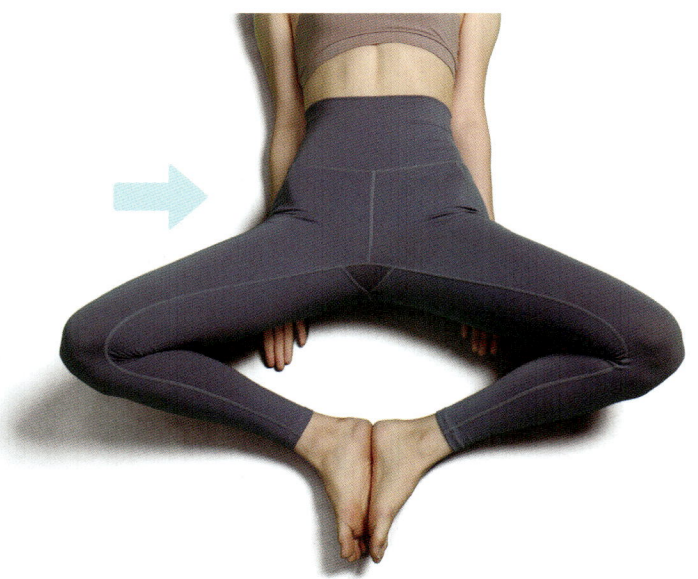

볼적용 다리를 오므려 주세요. 다리를 오므리기 전에 다리가 벌어지는 정도(무릎높이)도 비교해보세요. 다리를 오므릴때 근력 정도를 비교해 보세요.

② 커스텀시퀀스 *custom sequence*

## 1 기본자세

A에 미듐볼을 놓고 가볍게 눌러 줍니다.

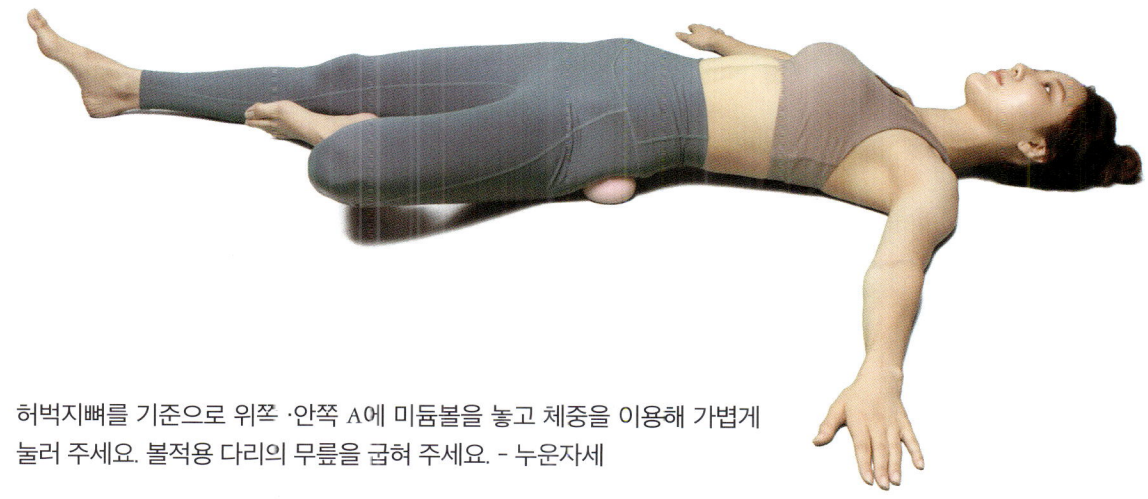

허벅지뼈를 기준으로 위쪽·안쪽 A에 미듐볼을 놓고 체중을 이용해 가볍게 눌러 주세요. 볼적용 다리의 무릎을 굽혀 주세요. - 누운자세

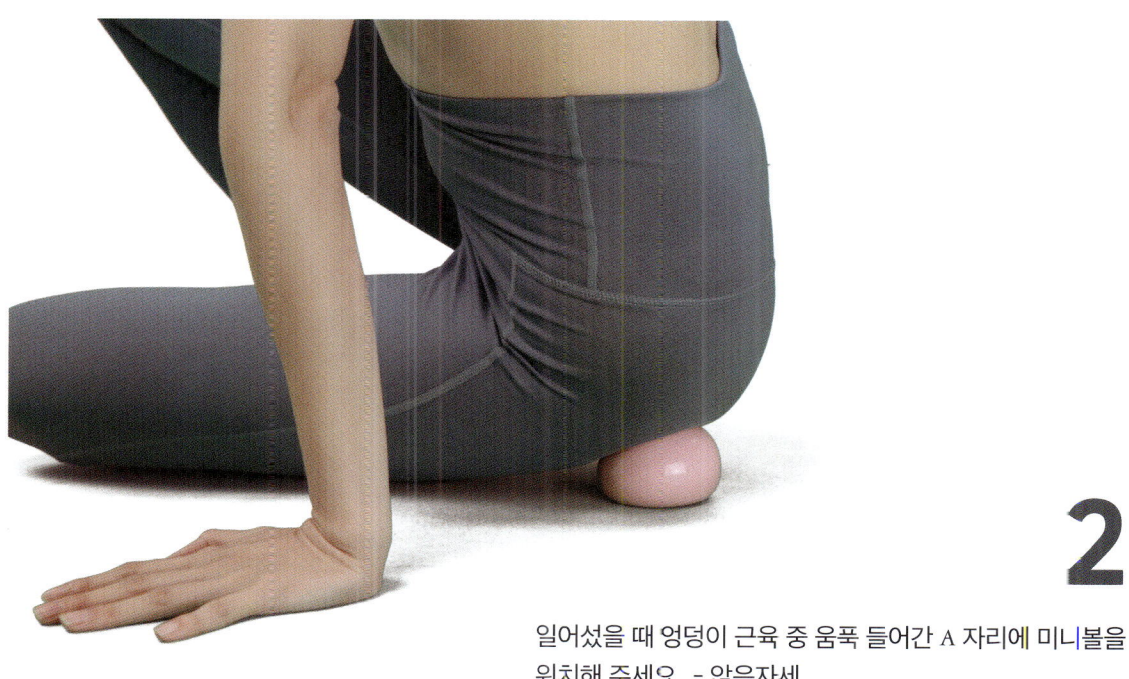

## 2

일어섰을 때 엉덩이 근육 중 움푹 들어간 A 자리에 미니볼을 위치해 주세요.. - 앉은자세

# 중간볼기근 *중둔근 gluteus medius*

 **근육 설명** 중간볼기근은 넙적다리를 벌리고, 엉덩관절을 안정화 시키는 역할을 합니다. 중간볼기근의 앞부분은 넙적다리의 안쪽회전을 시키고, 뒤쪽 부분은 바깥쪽 회전을 시킵니다. 하나의 근육에서 반대 움직임이 발생되는 특징을 가지고 있습니다.

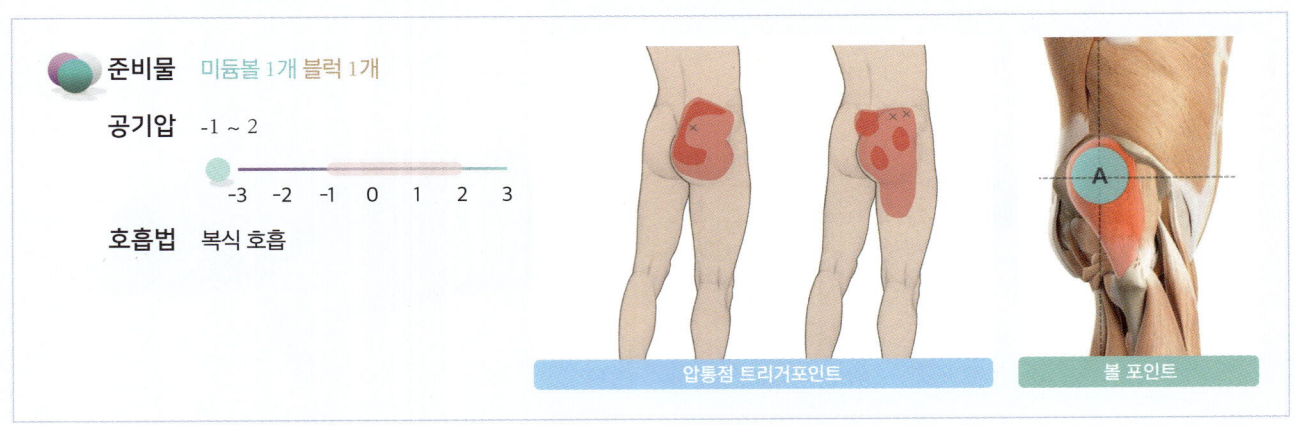

- **준비물** 미듐볼 1개 블럭 1개
- **공기압** -1 ~ 2
- **호흡법** 복식 호흡

압통점 트리거포인트 | 볼 포인트

## ① 기능 테스트 *functional test*

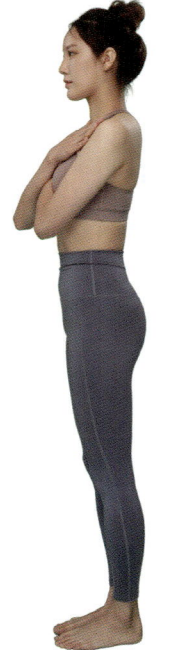

*Pre* 기본자세

양팔을 가슴 앞으로 위치해 주세요.

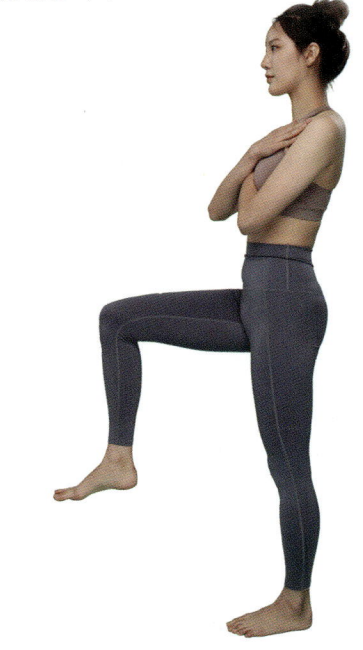

*Post* 한발 균형 서기

볼적용 다리로 한발서기를 해주세요. 균형감각과 발바닥, 발목, 무릎, 허벅지에서 꿈틀데는 근육들을 느껴 비교해 보세요.

② 커스텀시퀀스 *custom sequence*

# 1 기본자세

바깥쪽 골반뼈 위쪽 바로 밑 A에 미듐볼을 놓고 가볍게 눌러 줍니다.

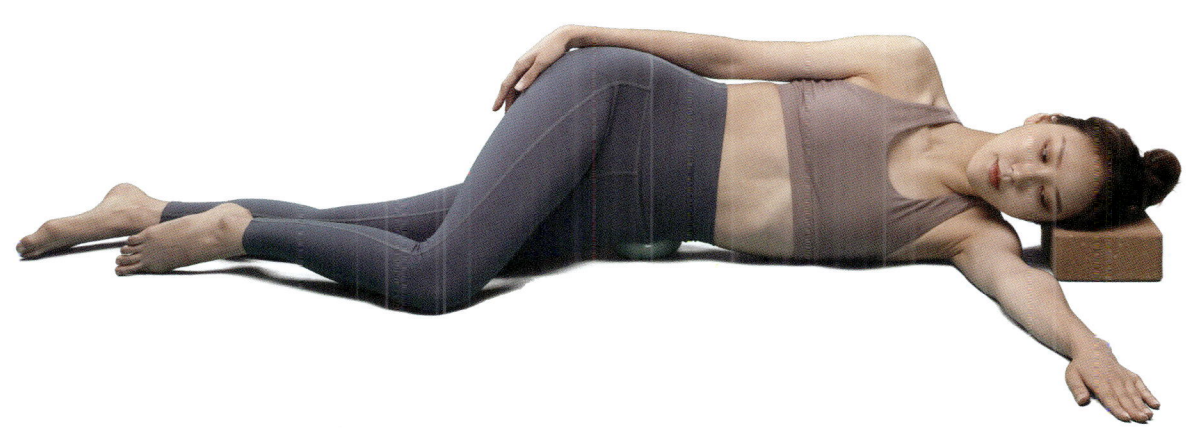

# 모음근 *내전근 adductor*

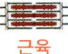
근육
설명
모음근의 주된 역할을 엉덩관절의 굽힘과 모음입니다. 움직임에 있어서도 중요하지만, 순환의 의미에서도 더욱 중요한 부위입니다. 모음근 안쪽에는 혈관·신경·림프 등의 조직들이 주로 경유하는 부위입니다. 평상시 모음근 관리를 통해 엉덩관절 움직임 뿐만 아니라 골반, 다리의 실질적인 건강관리에 효과적인 부위입니다.

BALLTHERAPY
REHABILITATION
HOME TRAINING

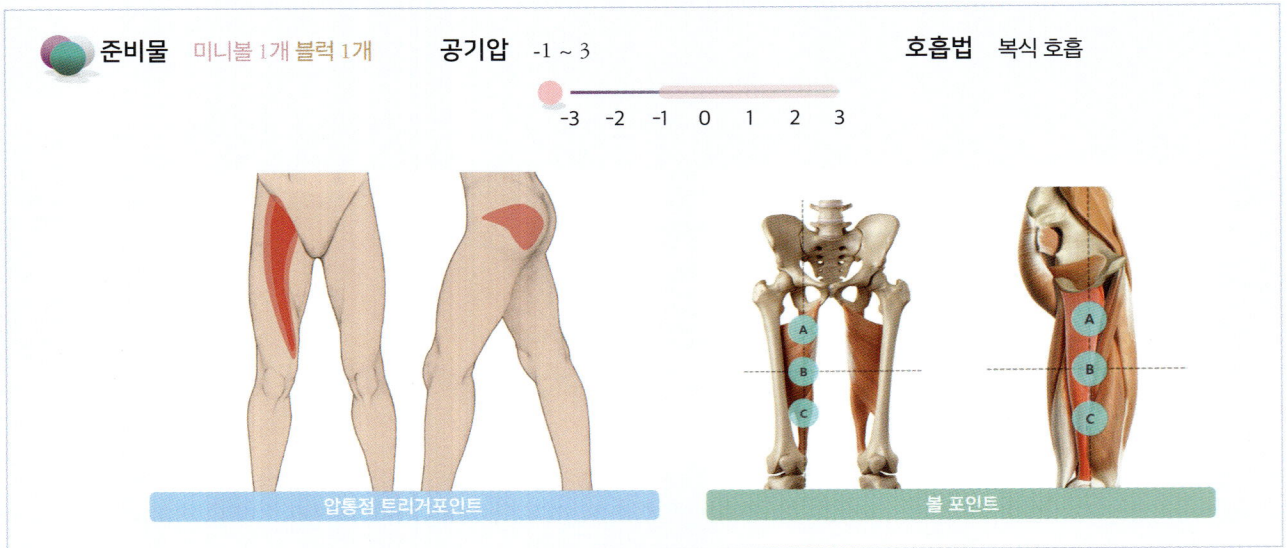

## ① 기능 테스트 *functional test*

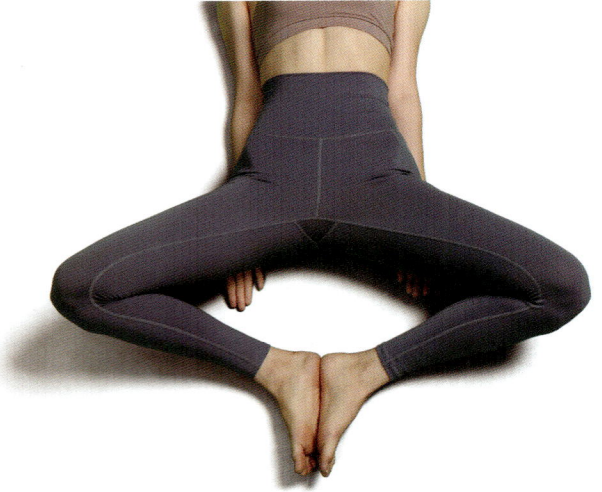

*Pre 기본자세*

양발바닥을 맞닿은 후, 다리를 벌려주세요.

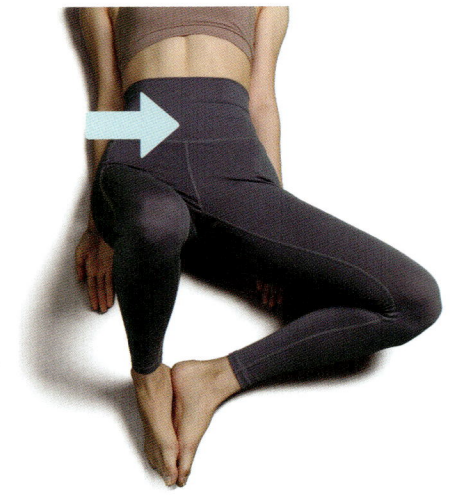

*Post 다리 오므리기*

볼적용 다리를 오므려 주세요. 다리를 오므리기 전에 다리가 벌어지는 정도(무릎높이) 도 비교해보세요. 다리를 오므릴때 근력 정도를 비교해 보세요.

## ② 커스텀시퀀스 *custom sequence*

**1** 기본자세

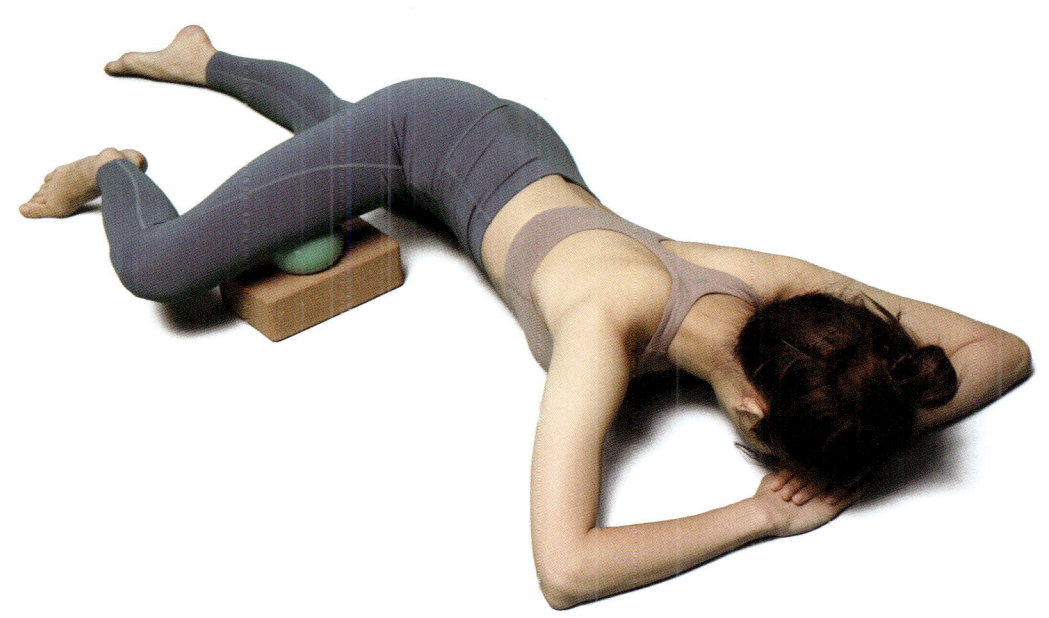

**2** 무릎과 엉덩관절을 굽힌 후, A-C에 미듐볼을 놓고 체중을 이용해 가볍게 눌러주세요. 바지 봉제선을 기준으로 허벅지 안쪽-아래부분에 미듐볼을 적용해 주세요.

tip
통증이 개선되면, 다양한 부위에 미니볼을 적용해 주세요.

# 두덩뼈 치골 *pubis*

 **근육설명** 두덩뼈는 내부장기를 보호하는등 구조물로써 역할도 중요하지만 두덩뼈 앞부위에는 모음근, 두덩근, 배바깥빗근, 배곧은근, 배가로근, 배속빗근과 같은 복부 허벅지 근육들이 붙어 있습니다. 골반의 전방후방경사에 관여하는 이러한 주요근육들이 붙어 있기 때문에 볼테라피로 두덩뼈 앞부위를 자극하는것은 동시다발적 효과를 기대 할 수 있습니다.

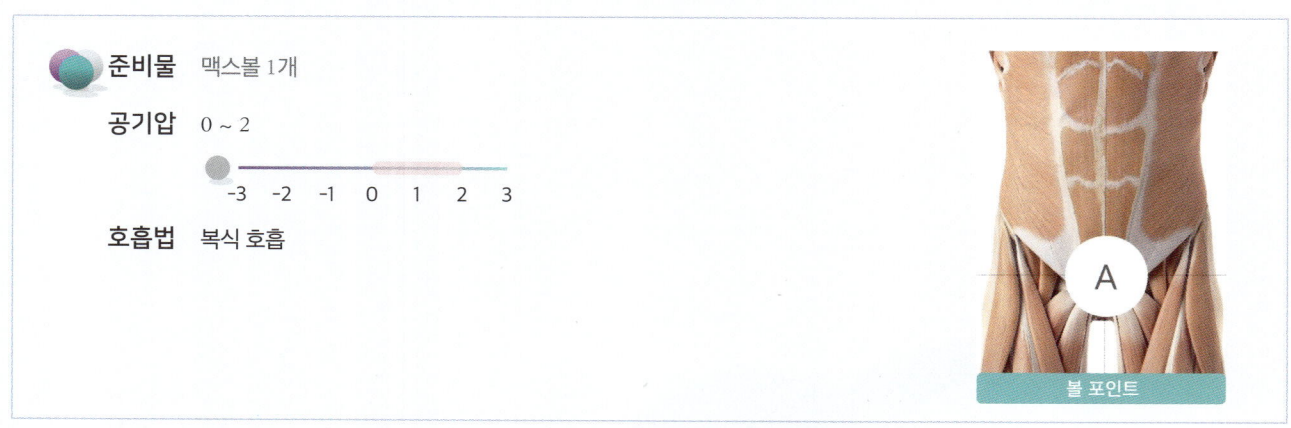

**준비물** 맥스볼 1개
**공기압** 0 ~ 2
**호흡법** 복식 호흡

볼 포인트 : A

## ① 기능 테스트 *functional test*

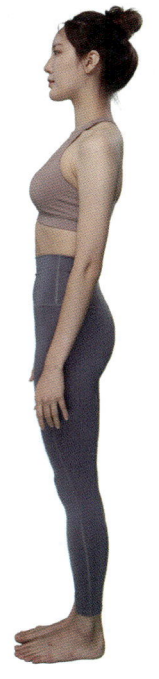

*Pre* 기본자세

양팔을 허리 옆에 붙여 바로 서주세요.

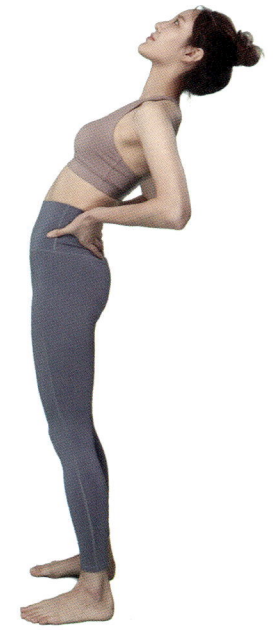

*Post* 허리 젖히기

양쪽 허리에 손을 받친 후, 상체를 뒤로 젖혀주세요. 관절가동범위와 끝범위에서 버티는 시간을 비교해 보세요.

## ② 커스텀시퀀스 *custom sequence*

**1** 기본자세

두덩뼈 바로위 A에 맥스볼을 위치해 주세요.

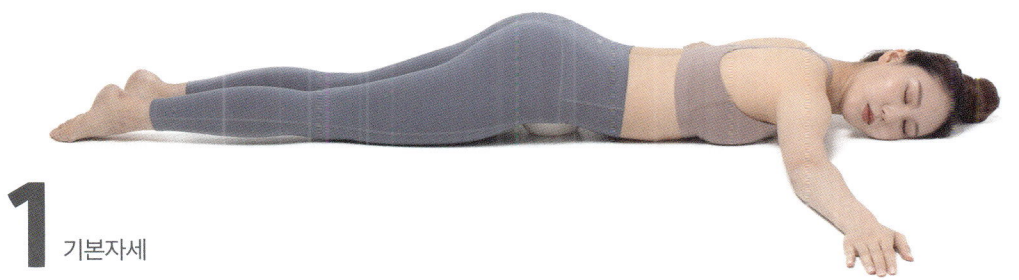

통증이 심하면 팔꿈치를 이용해 자극을 조절해 주세요.

**2**

무릎을 굽히면 자극이 더욱 커집니다.

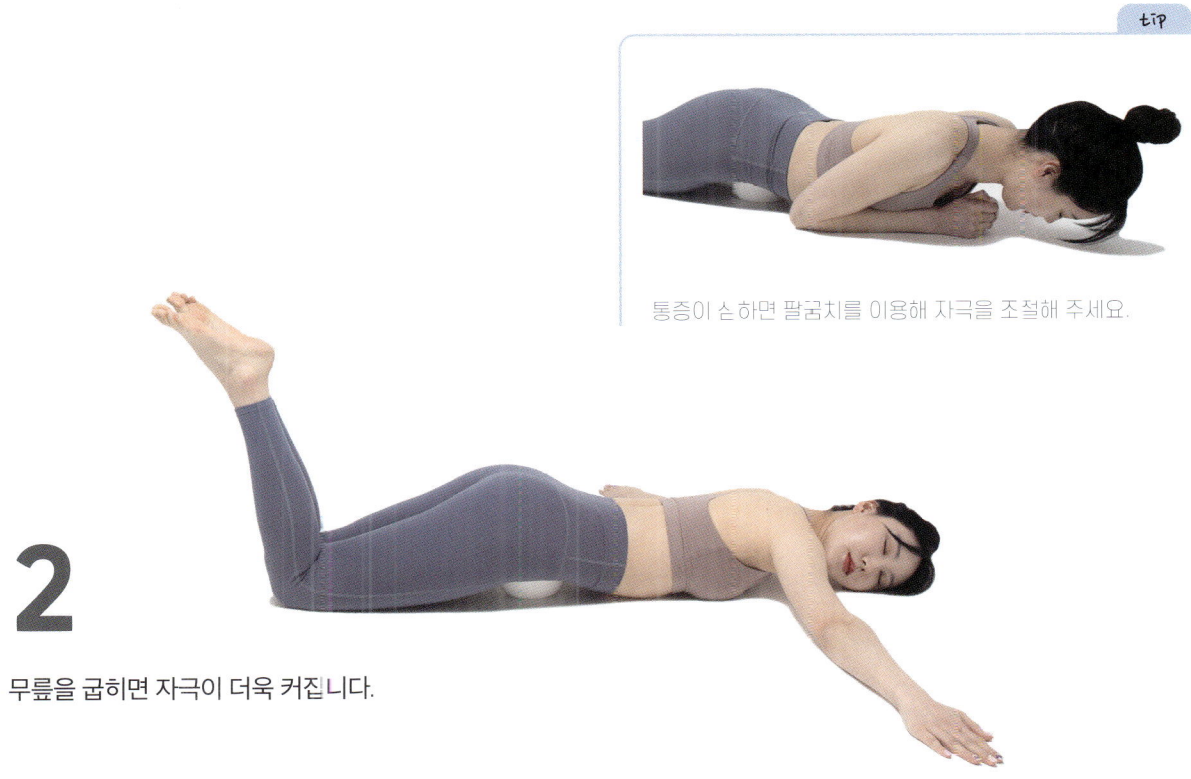

두덩뼈 바로위에는 배바깥빗근, 배가로근, 배골은근 하단이 위치하기 때문에 골반·허리 통증과 매우 밀접합니다. 근육에 직접 자극해 근육이완에 효과적이지만, 골반의 전방경사를 유도해 관절가동술의 효과도 기대할 수 있습니다.

# 엉덩뼈가시 *장골근 ilium crest*

근육 설명
엉덩뼈 가시는 복부 속근육들과 넙다리네갈래근과 같은 근육이 동시에 붙는 위치입니다. 특히, 엉덩관절 움직임과 직접적으로 관련이 있는 부위로 엉덩관절 굽힘에 매우 효과적인 부위입니다.

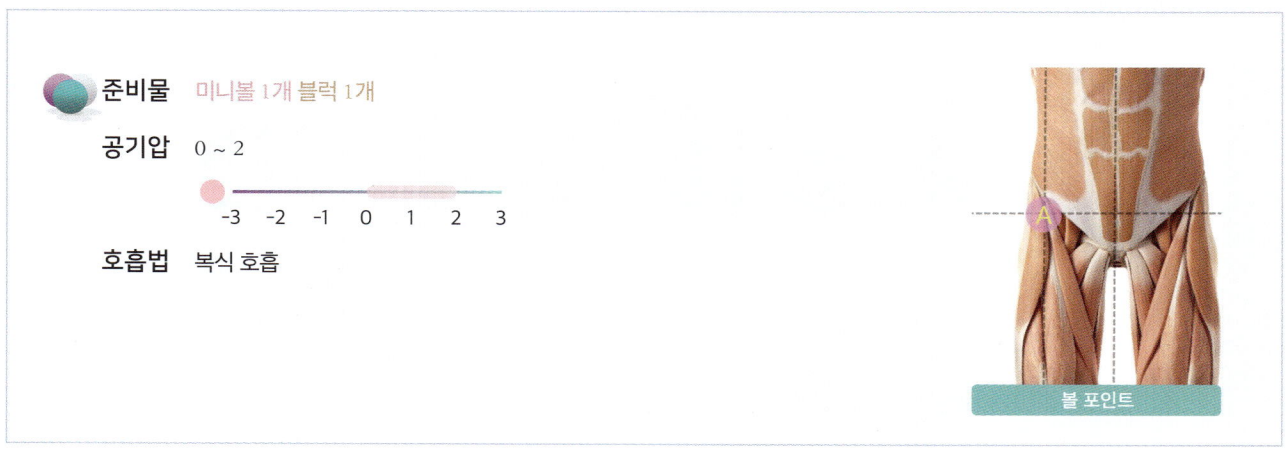

준비물    미니볼 1개 블럭 1개
공기압    0 ~ 2
        -3   -2   -1   0   1   2   3
호흡법    복식 호흡

볼 포인트

## ① 기능 테스트 *functional test*

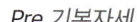

*Pre* 기본자세

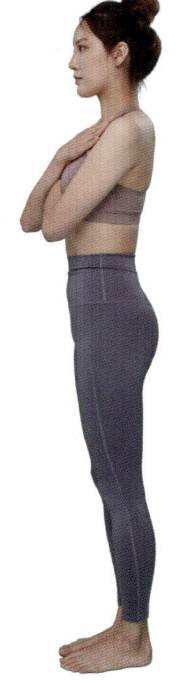

양팔을 가슴 앞으로 위치해 주세요.

*Post* 다리 들어 올리기

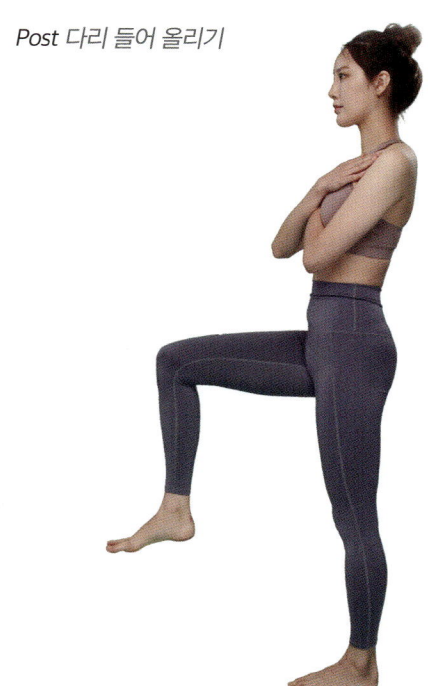

볼적용 다리를 들어 올려보세요. 엉덩관절 굽힘시 근력 정도를 비교해 움직임을 확인해 보세요.

## ② 커스텀시퀀스 *custom sequence*

### 1 기본자세

블럭을 이용해 엉덩뼈 능선 바로 밑에 미니볼 위치해 주세요.

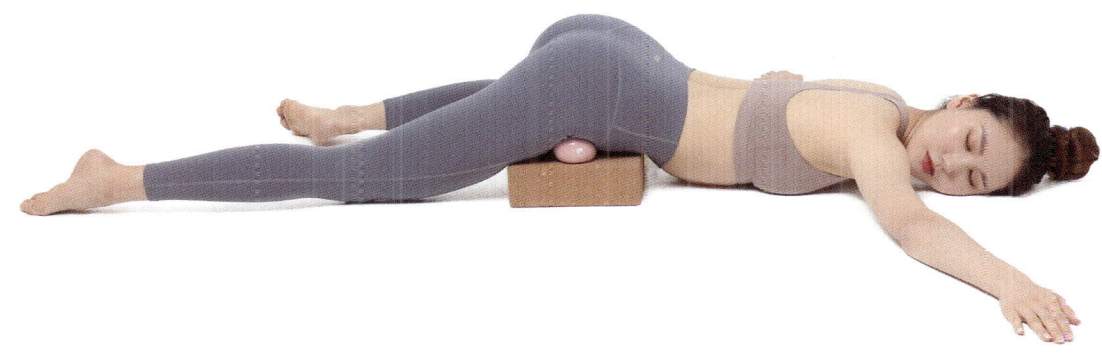

### 2

뼈와 가까운 자리이기 때문에 통증이 발생 할 수 있으니 자세조절을 통해 자극을 조절해 주세요.

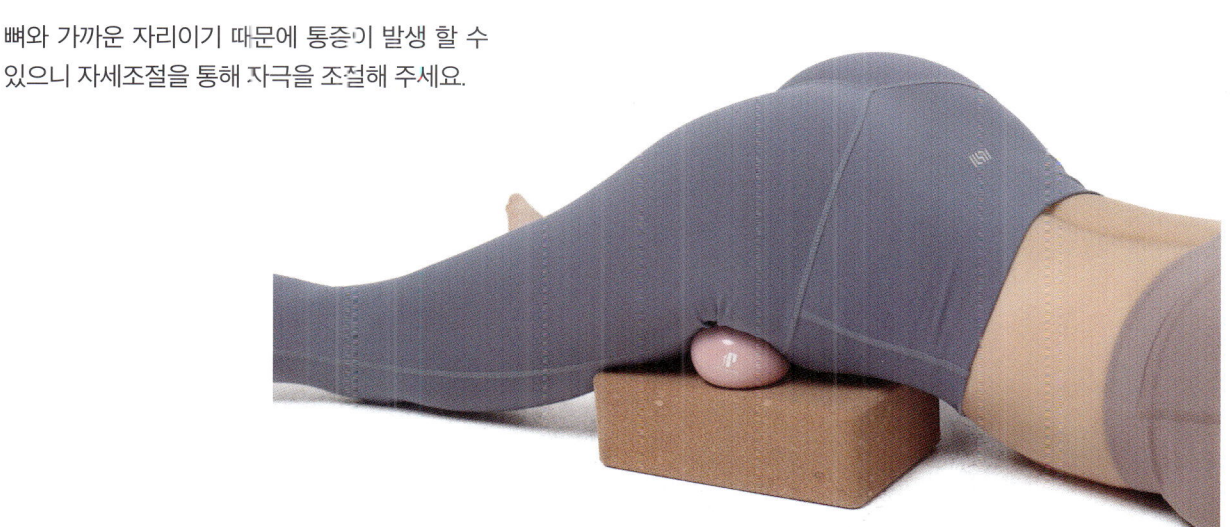

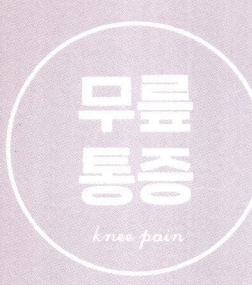

# 무릎통증
*knee pain*

무릎통증은 허벅지와 종아리 주변부 근육의 이완이 매우 중요합니다. 무릎을 위아래로 감싸고 있는 두 근육군의 단축은 무릎공간을 좁게 만들기 때문에, 통증이 발생 할 수 있습니다.

**순서** | 앞정강이근 | 아래넙다리네갈래근 | 넙다리뒤근육 | 거위발건 | 장딴지근

## 앞정강이근 전경골근 tibialis anterior

BALLTHERAPY
REHABILITATION
HOME TRAINING

**근육 설명** 앞정강이근은 무릎통증과 직접적인 관련성은 낮지만, 무릎 움직임에 관여하는 장딴지근과 밀접한 관련을 갖기 때문에 무릎 통증시 고려되어야 할 근육입니다.

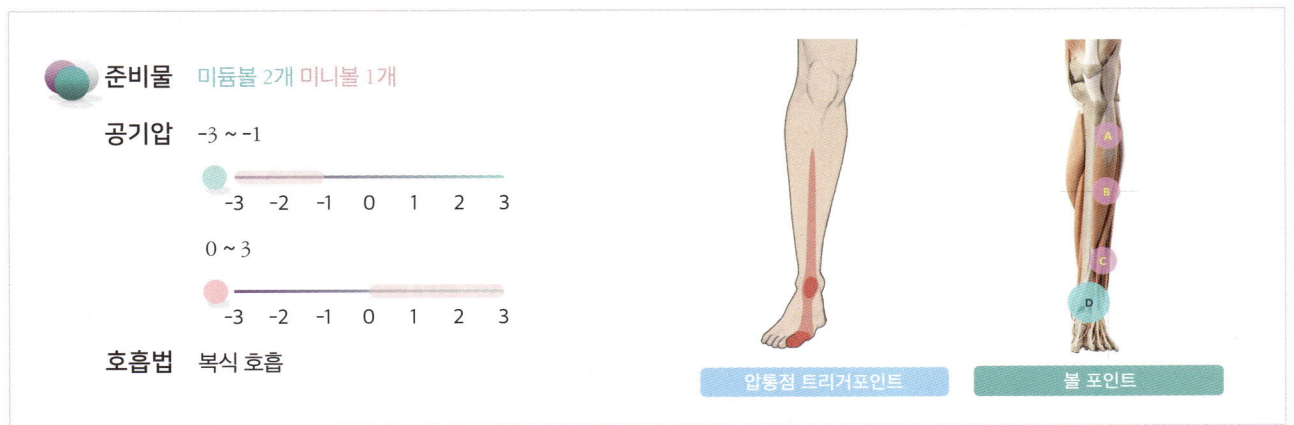

- 준비물: 미듐볼 2개 미니볼 1개
- 공기압: -3 ~ -1 / 0 ~ 3
- 호흡법: 복식 호흡
- 압통점 트리거포인트 / 볼 포인트

## ① 기능 테스트 *functional test*

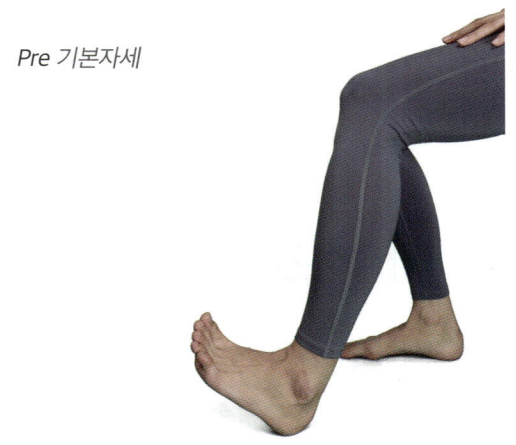

*Pre* 기본자세

가볍게 발목을 발등굽힘 해주세요.

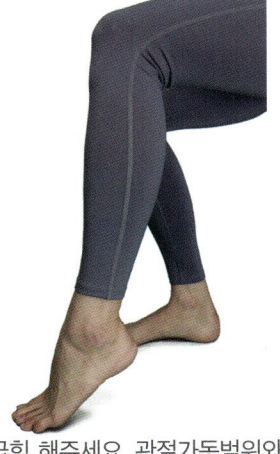

*Post* 발바닥 굽히기

발목을 끝범위까지 발바닥굽힘 해주세요. 관절가동범위와 끝범위에서 버티는 근력을 비교해보세요.

## ② 커스텀시퀀스 *custom sequence*

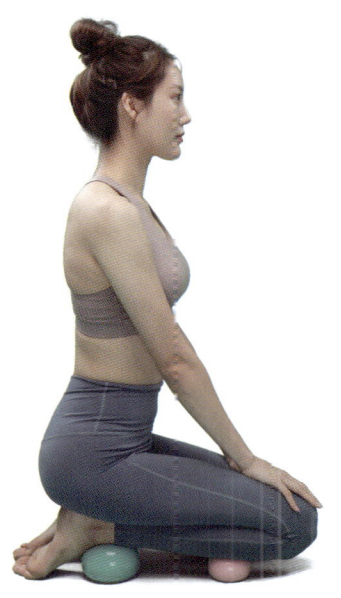

### 1 기본자세

정강이뼈 바깥쪽 A-C에 미니볼을 위치시키고, 체중을 이용해 자극해 주세요. 미듐볼을 D에 위치해 발목을 보호해 주세요 - 무릎꿇은 자세.

### 2

앉은자세에서 체중을 이용해 A-C도 자극할 수 있습니다.- 앉은자세

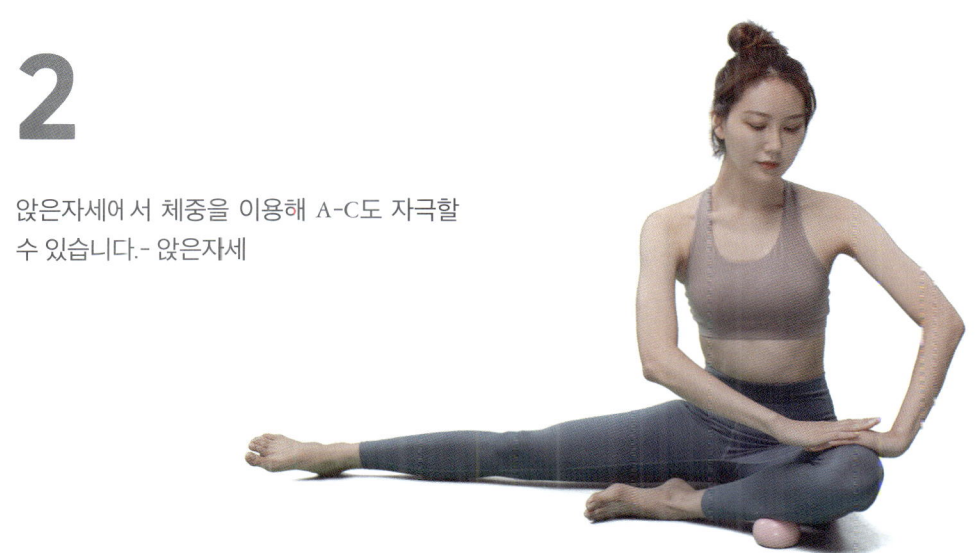

tip

앞정강이근 밑층에는 긴엄지폄근과 긴발가락폄근이 위치해, 앞정강이근 자극시 발등굽힘에 더욱 효과적입니다.

# 아래 넙다리네갈래근 *대퇴사두근 quadriceps*

**근육 설명**  아래넙다리네갈래근은 무릎뼈 위에 부착하기보다는 힘줄과 근막에 붙습니다. 무릎위 허벅지에 부착하는것처럼 생각할 수 있지만, 무릎뼈 하단과 정강뼈까지 힘줄형태로 부착되어 있어, 무릎을 펼 때 중요한 역할을 하는 근육입니다.

BALLTHERAPY REHABILITATION HOME TRAINING

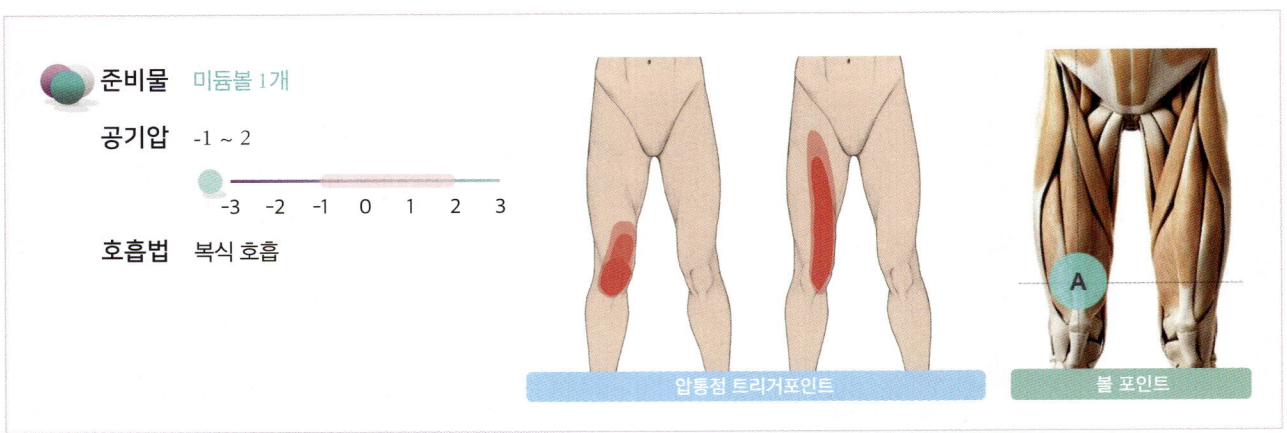

- **준비물** 미듐볼 1개
- **공기압** -1 ~ 2
- **호흡법** 복식 호흡

압통점 트리거포인트 / 볼 포인트

## ① 기능 테스트 *functional test*

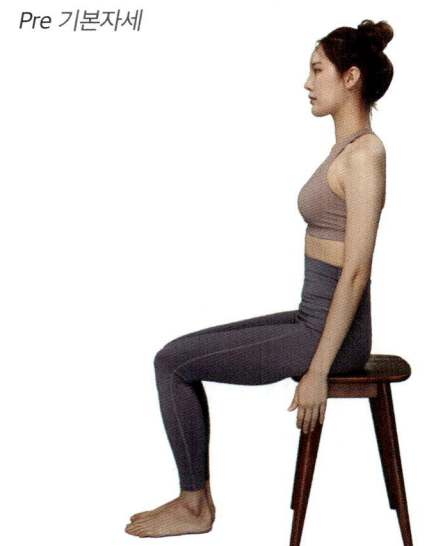

*Pre* 기본자세

허리를 곧게 펴고 양무릎을 90°로 유지해 주세요.

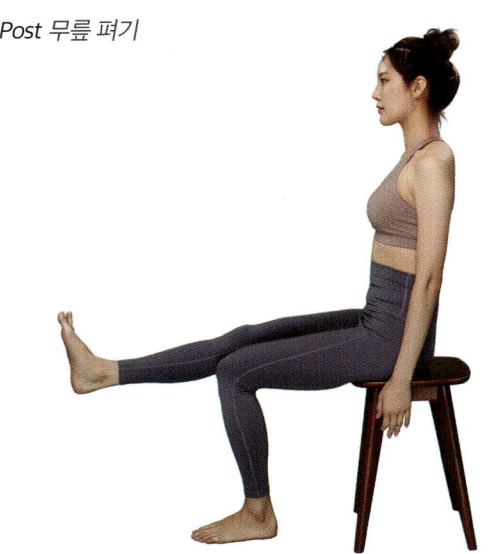

*Post* 무릎 펴기

볼 적용 다리 무릎을 곧게 펴주세요. 무릎 폄은 관절가동범위가 제한적이기 때문에 비교하기에는 무리가 있습니다. 무릎을 펼때 근육 움직임을 비교해 보세요.

## ② 커스텀시퀀스 *custom sequence*

**1** 기본자세

무릎 위 5cm 위 A에 공을 놓고 가볍게 누릅니다.

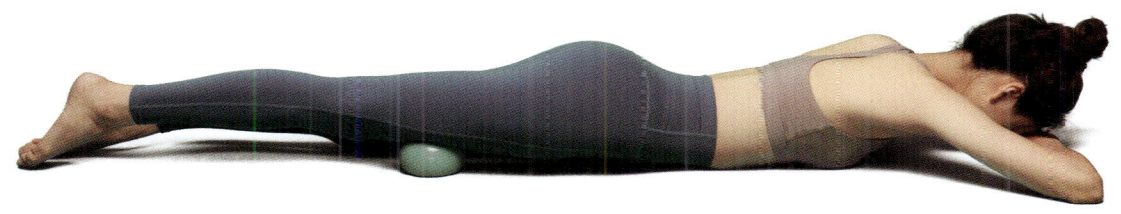

## ③ 볼자극 조절 *ajusting stimulation*

**1**

무릎을 굽히면, 넙다리네갈래근의 표면에 볼의 자극이 집중됩니다.

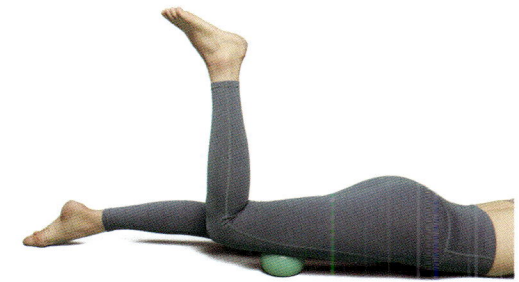

**tip**

무릎통증이 심할 경우 볼의 압력을 낮추거나, 맥스볼을 사용해도 좋습니다.

# 넙다리뒤근육 *슬곡근 hamstring*

 **근육설명** 넙다리뒤근육은 운동선수들에게는 주요 부상부위로 알려져 있는 근육입니다. 넙다리뒤근육 밑부분은 무릎 양옆을 둘러싸고 있으면서 무릎 굽힘 작용을 합니다. 무릎 통증 관리를 위해서는 *A*보다는 *C*부위를 집중적으로 적용해 주세요.

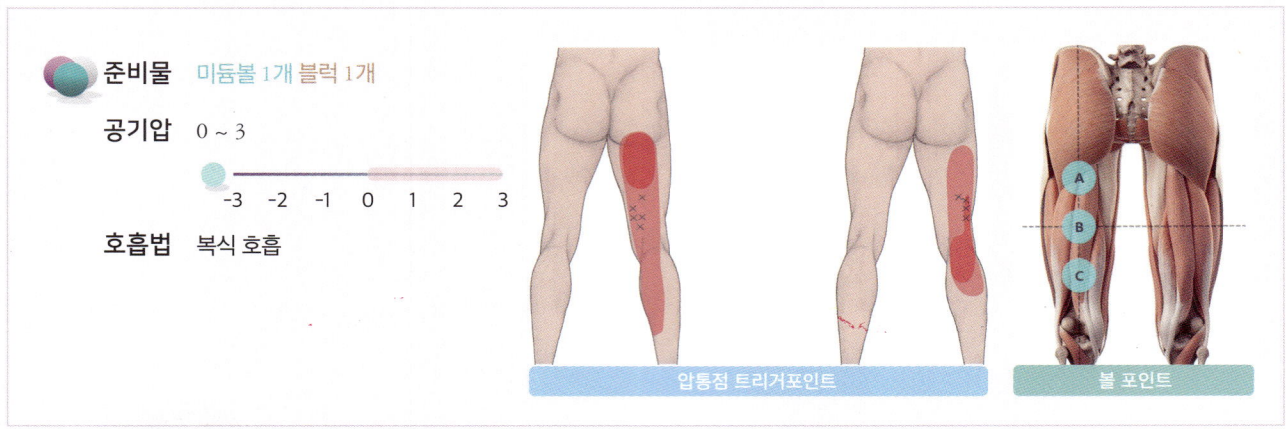

- **준비물** 미듐볼 1개 블럭 1개
- **공기압** 0 ~ 3 (-3 -2 -1 0 1 2 3)
- **호흡법** 복식 호흡

## ① 기능 테스트 *functional test*

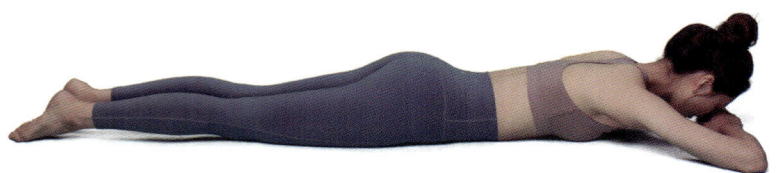

*Pre* 기본자세
엎드린 자세로 복부를 지면에 밀착해 주세요.

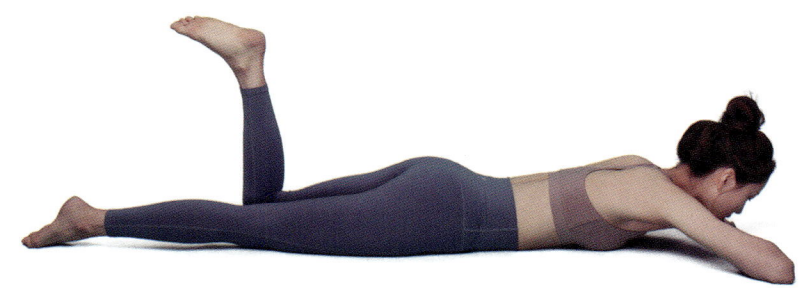

*Post* 무릎 굽히기
볼 적용 다리 무릎을 굽혀주세요. 넙다리뒤근육의 움직임과 근력 정도를 비교해 주세요. 뒷꿈치 부위에 저항을 주면 개선된 근력을 느낄 수 있습니다.

② 커스텀시퀀스 *custom sequence*

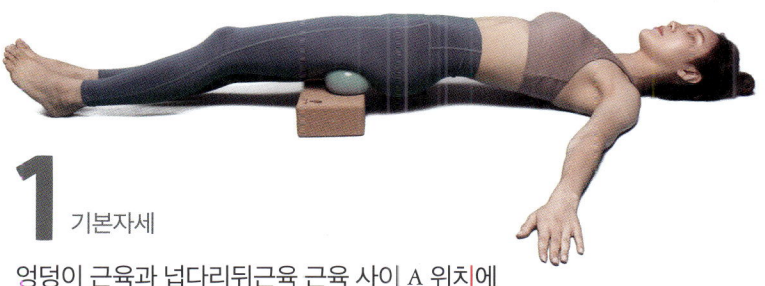

**1** 기본자세

엉덩이 근육과 넙다리뒤근육 근육 사이 A 위치에
미듐볼을 놓고, 체중을 이용해 자극해 주세요.

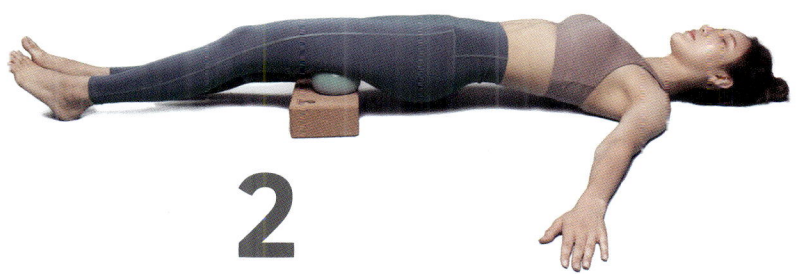

**2**

넙다리뒤근육 가운데 부위 B에 미듐볼을 놓고,
체중을 이용해 자극해 주세요.

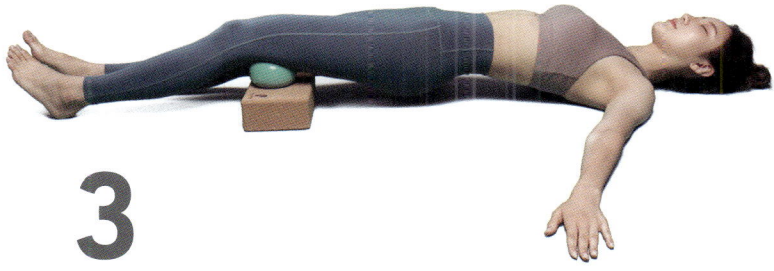

**3**

무릎뒤, 위로 5cm 넙다리뒤근육 하단 C에
미듐볼을 놓고, 체중을 이용해 자극해 주세요.

## ③ 볼자극 조절 _ajusting stimulation_

# 1

볼적용 무릎에 반대편 발을 올려주세요. 체중을 이용해 더욱 자극할 수 있습니다.

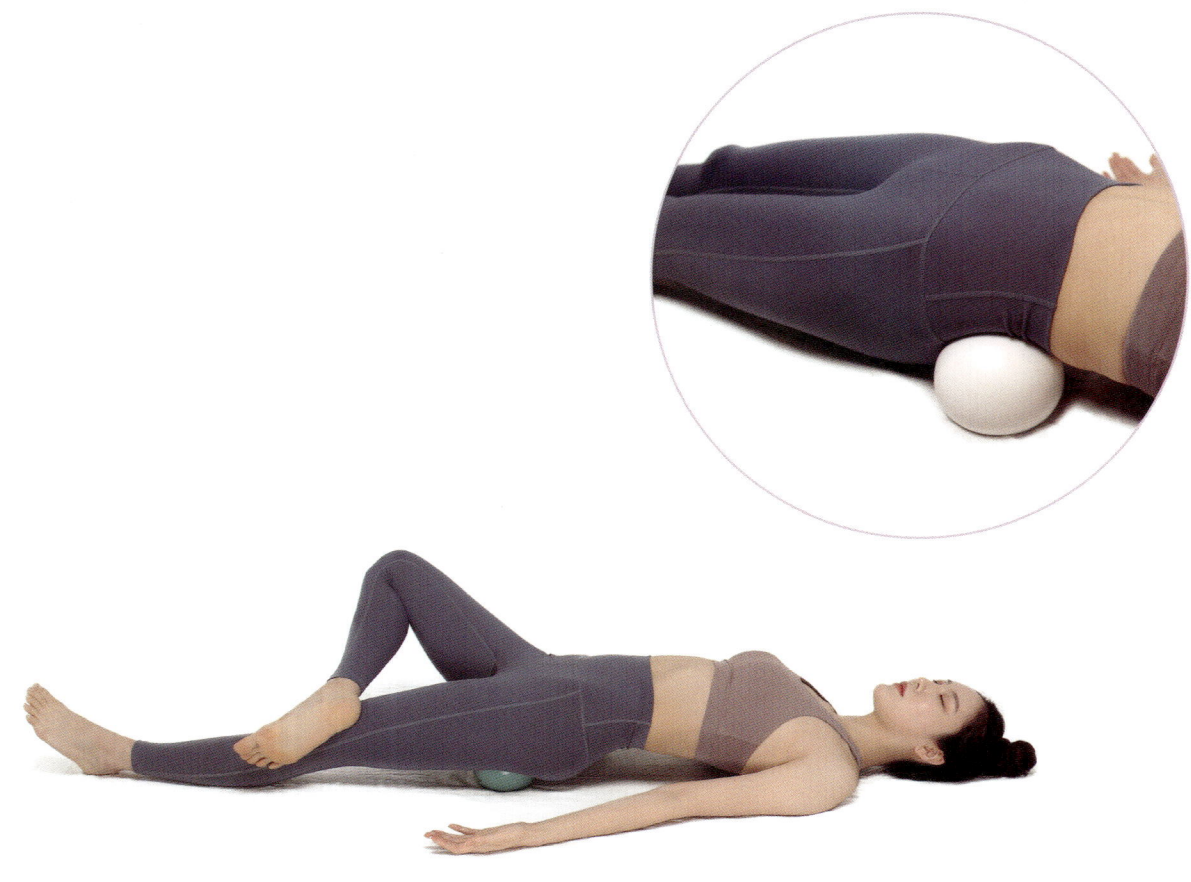

> **tip**
> 안정적으로 중심을 잡기위해 반대편 골반뼈에 맥스볼을 받쳐주세요. 그리고, 반대편 발 뒤꿈치를 이용해 볼적용 방향 무릎에 위에 위치해 주세요. 더욱 안정적으로 자극할 수 있습니다.

# 거위발건 무릎내측아래힘줄 *pes annserius*

BALLTHERAPY
REHABILITATION
HOME TRAINING

**근육 설명** 거위발건은 넙다리빗근, 두덩정강근, 반막모양근으로 구성된 거위발 모양의 힘줄을 말합니다. 거위발을 구성하는 3개 근육은 무릎 굽힘의 보조근육 역할을 합니다.

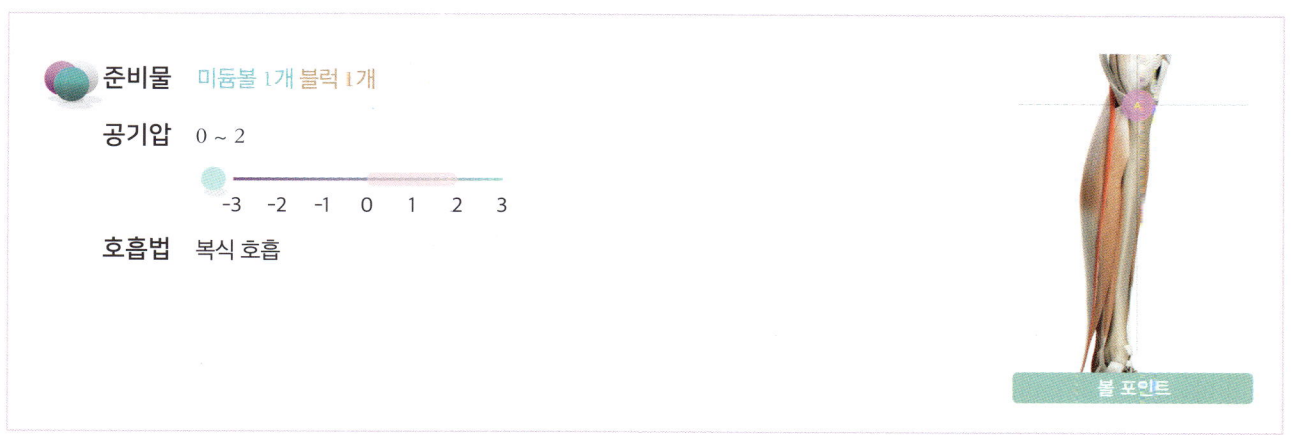

**준비물** 미듐볼 1개 블럭 1개

**공기압** 0 ~ 2

-3 -2 -1 0 1 2 3

**호흡법** 복식 호흡

볼 포인트

## ① 기능 테스트 *functional test*

무릎을 굽힌 상태에서 좌우 움직임시, 거위발건 부위 근육의 움직임을 느껴보세요. 엎드려 다리굽히기 기능테스트도 해보세요.
볼테라피 적용 무릎과 적용하지 않은 다리의 체중부하를 비교해 보세요. 체중을 버티는 정도가 다르게 느껴집니다.

*Pre* 기본자세

*Post* 무릎 굽히고 좌우르움직이기

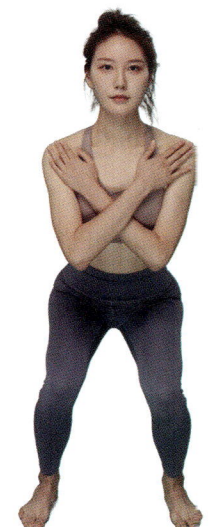
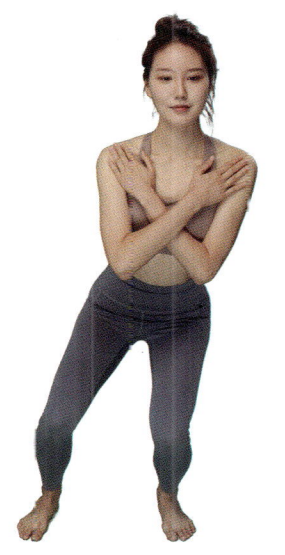
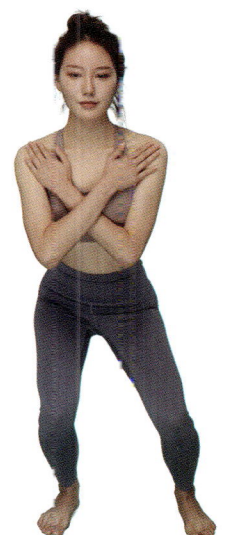

## ② 커스텀시퀀스 *custom sequence*

**1** 기본자세

무릎 아래 안쪽에 뼈와 가까운 오목부위 A에 미니볼을 위치해주세요. A부위는 넙다리빗근, 두덩정강근, 반막양근이 동일한 위치에 부착되어 있는 부위입니다.

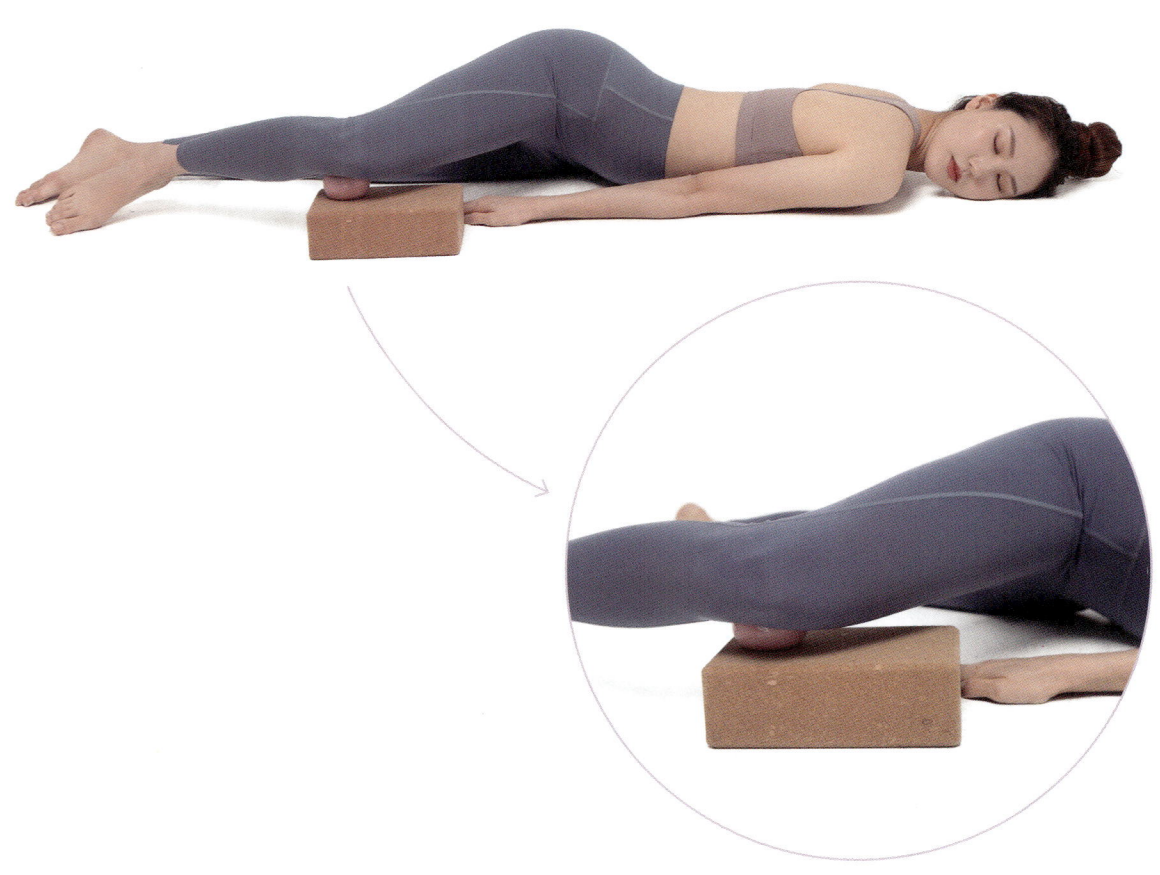

# 장딴지근 비복근 gastrocnemius

**근육 설명** 장딴지근은 무릎 뒤쪽에서 시작하는 표면 근육입니다. 큰 힘을 낼때 중요한 역할을 하며, 앞정강이근과 주동-길항근 관계에 있는 근육으로 앞정강이근과 짝을 이뤄 운동해야 하는 근육입니다.

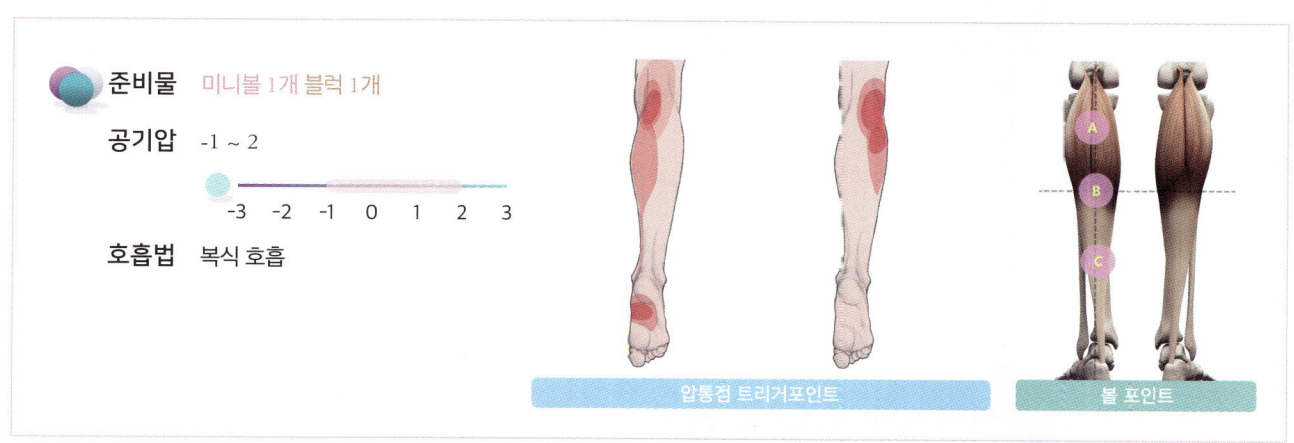

- **준비물** 미니볼 1개 블럭 1개
- **공기압** -1 ~ 2
- **호흡법** 복식 호흡

압통점 트리거포인트 | 볼 포인트

## ① 기능 테스트 functional test

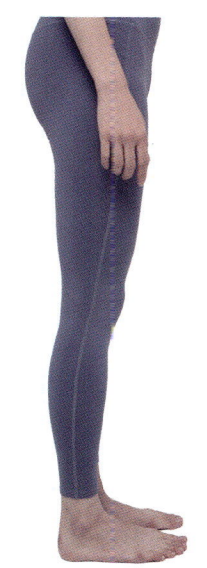

Pre 기본자세

지면에 발바닥을 붙이고 편안히 서주세요.

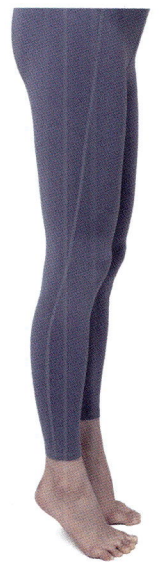

Post 까치발서기

까치발 동작시, 장딴지근의 근력과 균형감각을 비교해 보세요.

## ② 커스텀시퀀스 *custom sequence*

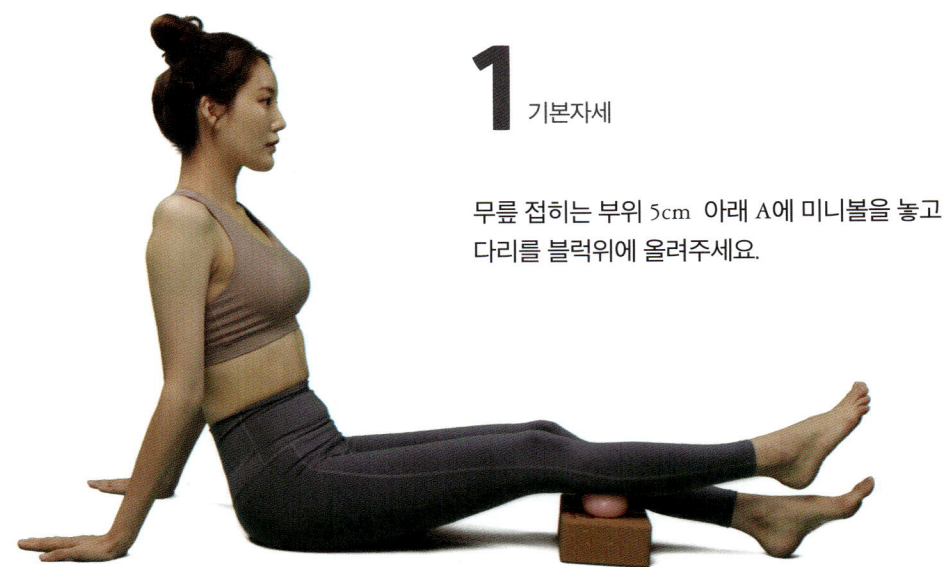

**1** 기본자세

무릎 접히는 부위 5cm 아래 A에 미니볼을 놓고 다리를 블럭위에 올려주세요.

**tip**
A를 기준으로 종아리 부위를 A, B, C 3등분해 미니볼 위치를 정해주세요.

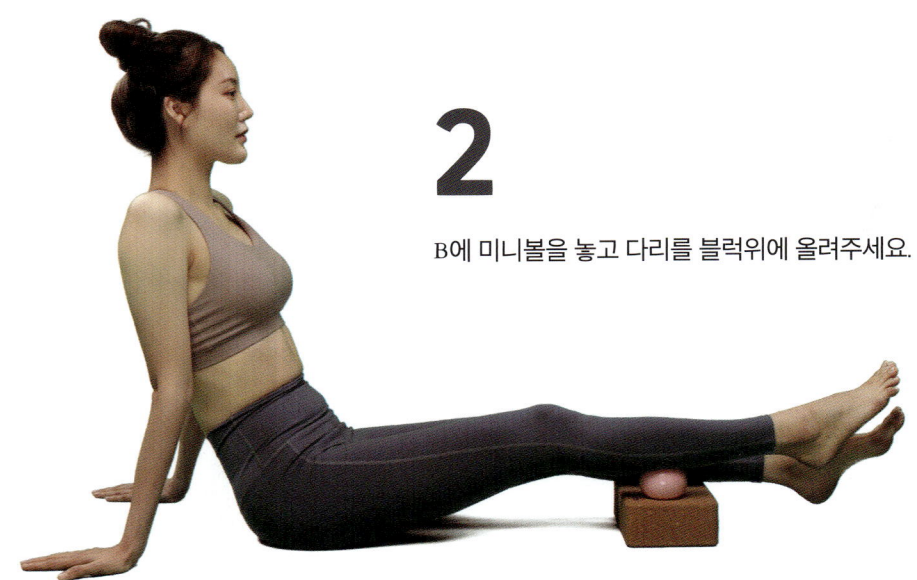

**2**

B에 미니볼을 놓고 다리를 블럭위에 올려주세요.

# 3

C에 미니볼을 놓고 다리를 블럭위에 올려주세요.

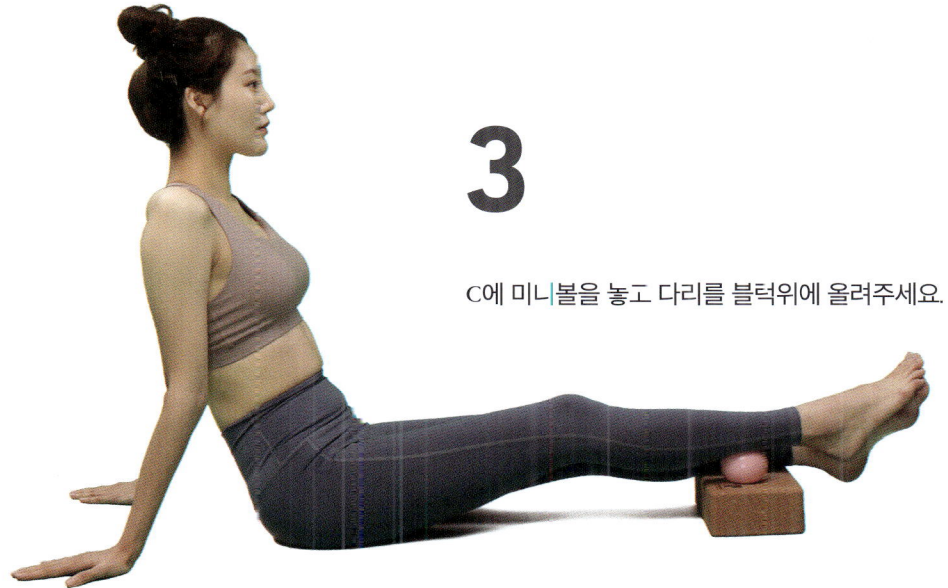

**tip**

안정적인 자세와 강한 자극을 원할 경우, 반대편 다리를 볼 적용 다리 무릎위에 올려주세요.
볼 위치를 변경하면서 적용 할 수 있습니다.

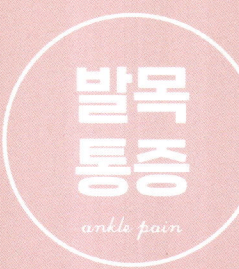

발목통증은 종아리, 정강이, 발바닥 근육에서 그 원인을 찾을 수 있습니다. 발목관절을 이루는 위 근육군들의 단축으로 발목관절의 공간이 좁아지면 기능부전과 통증이 발생 할 수 있습니다.

| 순서 | 앞정강이근 | 종아리근 | 뒤정강이근 | 긴엄지굽힘근 & 발가락굽힘근 | 넙치근 |

## 앞정강이근 전경골근 *tibialis anterior*

BALLTHERAPY
REHABILITATION
HOME TRAINING

**근육설명** 앞정강이근은 발목을 발등방향으로 굽히는 주요 근육입니다. 앞정강이근의 과긴장은 발목관절의 공간을 좁아지게해 발목기능과 통증의 원인이 됩니다.

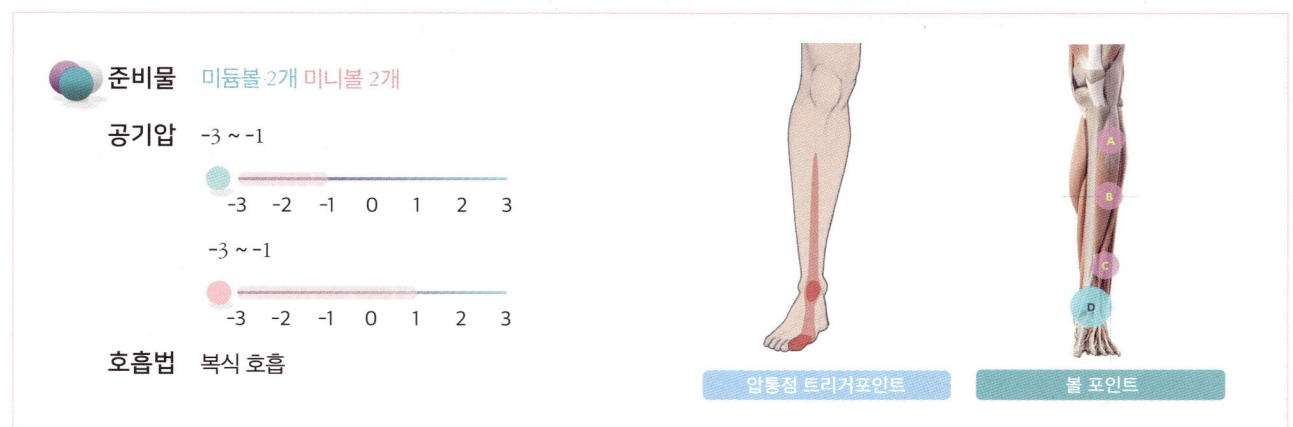

### ① 기능 테스트 *functional test*

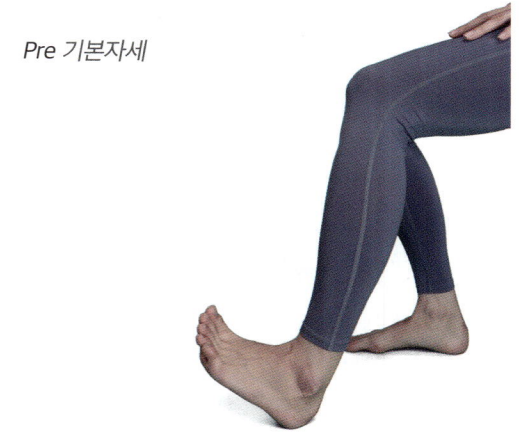

*Pre* 기본자세

가볍게 발목을 발등굽힘 해주세요.

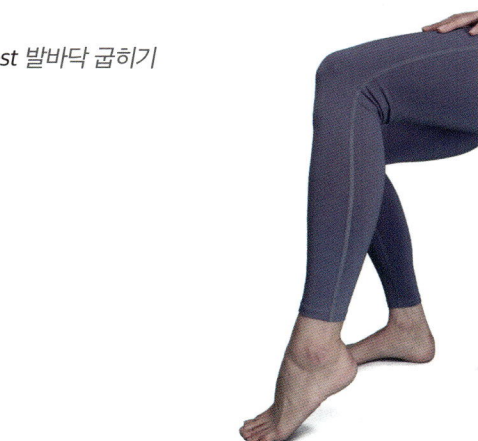

*Post* 발바닥 굽히기

발목을 끝범위까지 발바닥굽힘 해주세요. 관절가동범위와 끝범위에서 버티는 근력을 비교해보세요.

② 커스텀시퀀스 *custom sequence*

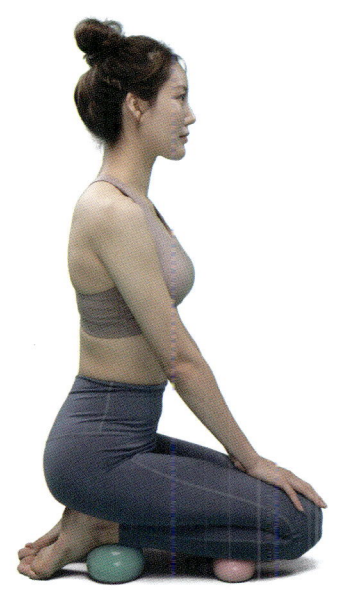

**1** 기본자세

정강이뼈 바깥쪽 A-C에 미니볼을 위치시키고, 체중을 이용해 자극해 주세요. 미듐볼을 D에 위치해 발목을 보호해 주세요 - 무릎꿇은 자세.

**2**

앉은자세에서 체중을 이용해 A-C도 자극할 수 있습니다.- 앉은자세

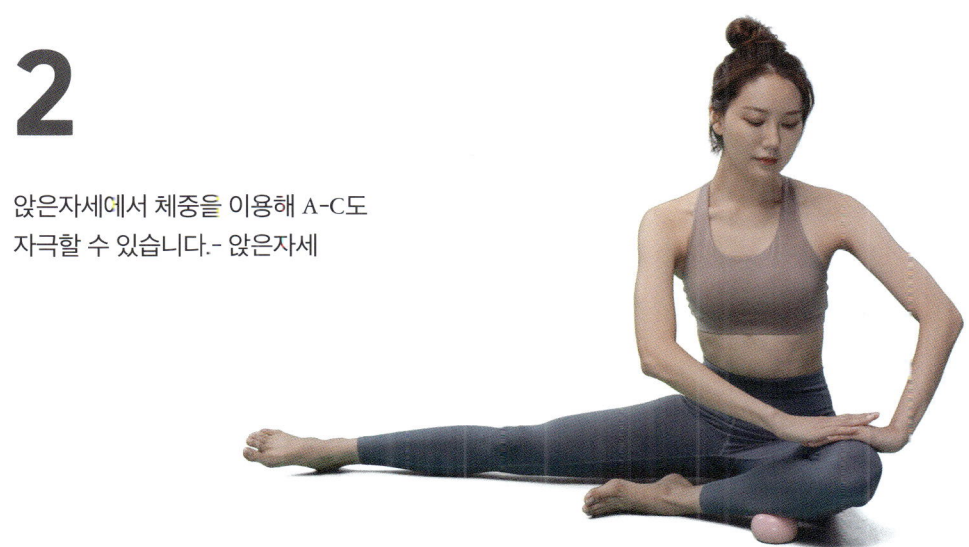

*tip*
앞정강이근 밑층에는 긴엄지폄근과 긴발가락폄근이 위치해, 앞정강이근 자극시 발등굽힘에 더욱 효과적입니다.

# 긴종아리근 장비골근 peroneus longus  & 짧은종아리근 단비골근 peroneus brevis

**근육설명** 종아리근은 발목을 아래로 굽히며, 바깥쪽으로 굽히는 주된 역할을 합니다. 발바닥뼈와 종아리 옆부위에 근육이 붙어 있기 때문에 발목 움직임 뿐만 아니라, 발의 종아치 형성에도 관여하는 근육입니다.

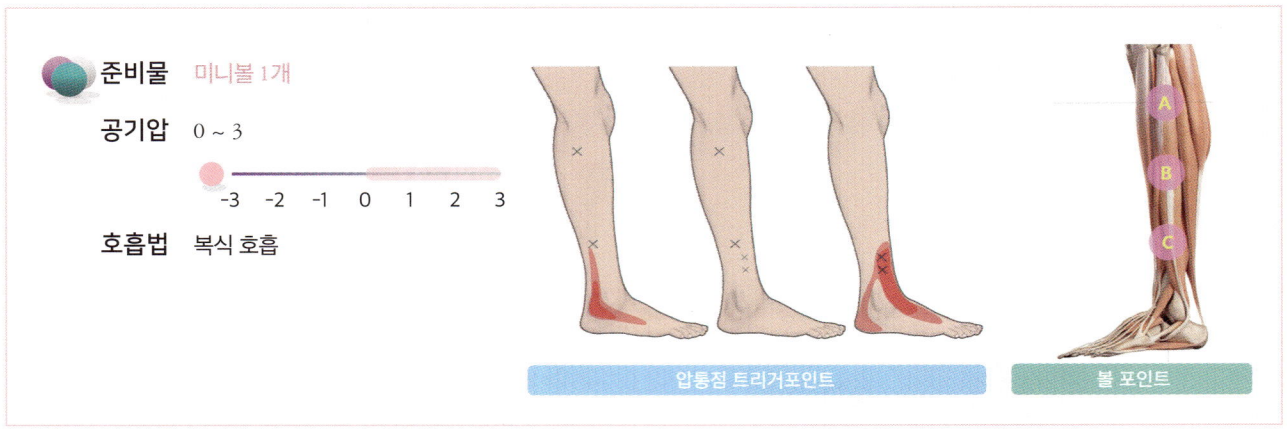

- 준비물: 미니볼 1개
- 공기압: 0 ~ 3
- 호흡법: 복식 호흡

압통점 트리거포인트 | 볼 포인트

## ① 기능 테스트 functional test

Pre 기본자세

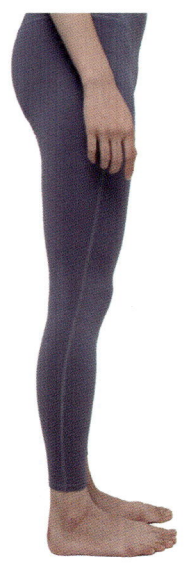

Post 까치발서기

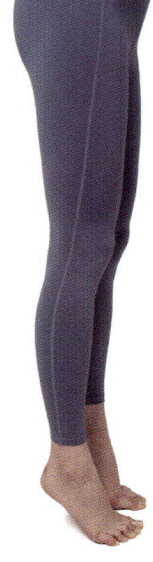

1. 가볍게 발목을 아래굽힘 해주세요.
2. 발등을 바깥쪽으로 들어보세요.
   - 까치발 동작시, 장딴지근의 근력과 균형감각을 비교해 보세요.
   - 발등을 바깥쪽으로 들어보세요. 발등굽힘시 끝범위 관절가동범위와 버티는 근력을 비교해보세요.

② **커스텀시퀀스** *custom sequence*

**1** 기본자세

종아리뼈 바깥쪽 중간 A에 미니볼을 적용해 주세요.
긴종아리근을 직접적으로 자극할 수 있습니다.

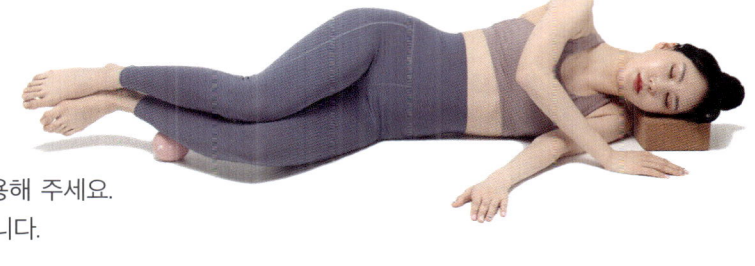

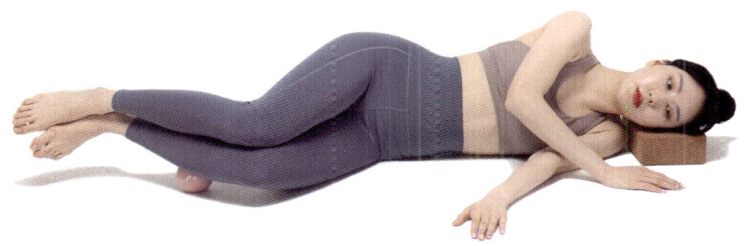

**2**

B에 미니볼을 놓고 다리를 올립니다.
체중을 이용해 가볍게 누릅니다

**3**

짧은 종아리근C에 미니볼을 놓고 다리를 올립니다.
체중을 이용해 가볍게 누릅니다.

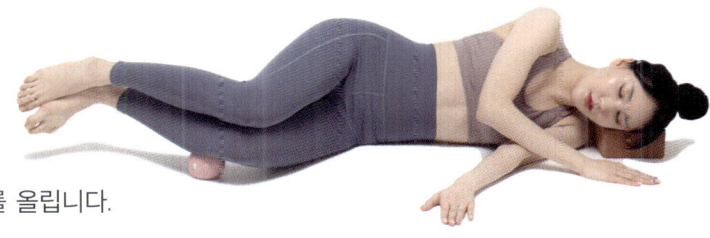

tip

앞정강이근과 위치가 비슷하지만, 앞정강이근은 정면에 가깝고, 종아리근은 옆면에 가깝습니다.

# 뒤정강이근 후경골근 tibialis posterior  & 넙치근 가자미근 soleus

근육 설명
뒤정강이근은 발목을 아래로 굽히는 역할을 주로 하며, 발배뼈주상골과 쐐기뼈설상골, 정강뼈, 종아리뼈비골에 붙어 있어 발목움직임에 매우 중요한 역할을 합니다. 뒤정강이근은 무릎보다는 발목과 발바닥 통증과 더욱 관련성이 높습니다. 넙치근 하부층에 위치한 뒤정강이근은 넙치근 볼테라피 적용시 동시에 효과를 기대할 수 있습니다.

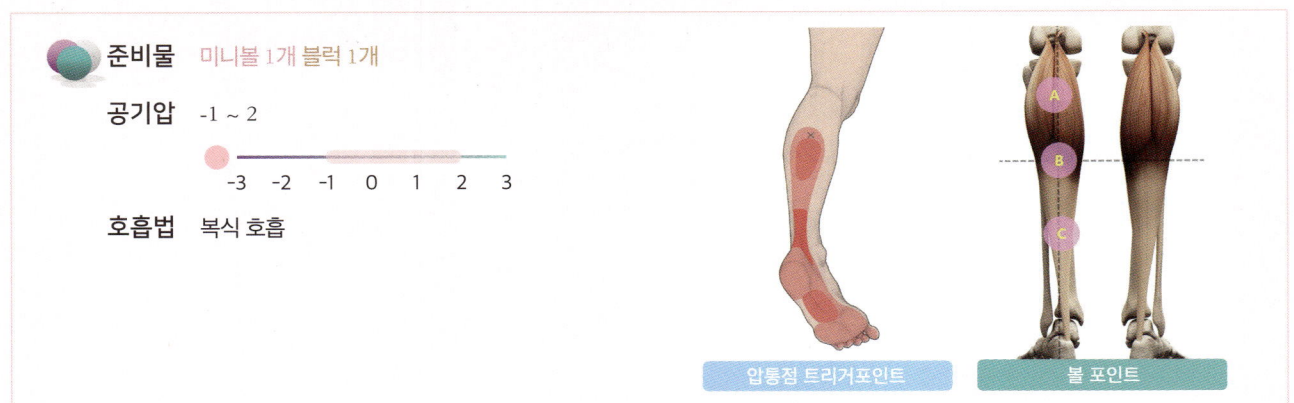

**준비물** 미니볼 1개 블럭 1개
**공기압** -1 ~ 2
-3 -2 -1 0 1 2 3
**호흡법** 복식 호흡

압통점 트리거포인트 | 볼 포인트

**tip**
장딴지근과 동일한 위치입니다. 장딴지근 - 넙치근 - 뒤정강이근은 같은 부위에서 층을 이루고 있기 때문에 볼적용 부위도 동일합니다. 강한 자극을 통해 속근육(뒤정강이근과 넙치근)을 자극합니다.

## ① 기능 테스트 *functional test*

*Pre* 기본자세

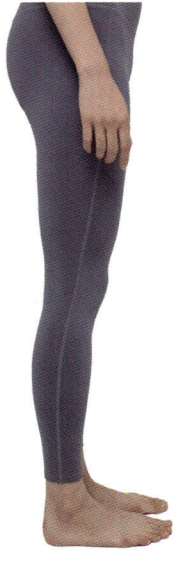

지면에 발바닥을 붙이고 편안히 서주세요.

*Post* 까치발서기

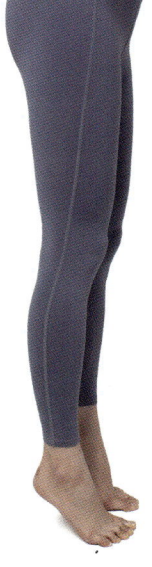

까치발 동작시, 장딴지근의 근력과 균형감각을 비교해 보세요.

② 커스텀시퀀스 *custom sequence*

## 1 기본자세

A를 기준으로 종아리 부위를 A, B, C 3등분해 미니볼 위치를 정해주세요.
무릎 뒤 접히는 부위 5cm 밑인 A 부위에 미니볼을 놓고 다리를 올립니다.

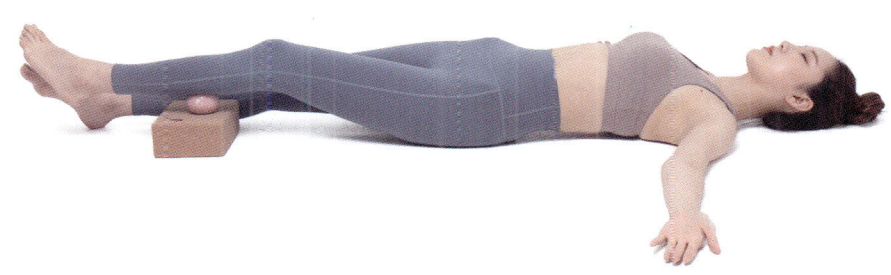

## 2

B에 미니볼을 놓고 다리를 올립니다.

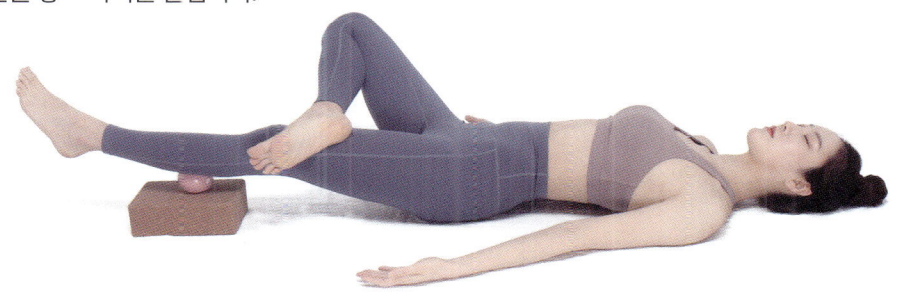

**tip**
안정적인 자세와 강한 자극을 원할 경우, 반대편 다리를 볼 적용 다리 무릎위에 올려주세요. 볼 위치를 변경하면서 적용 할 수 있습니다.

## 3

C에 미니볼을 놓고 다리를 올립니다.

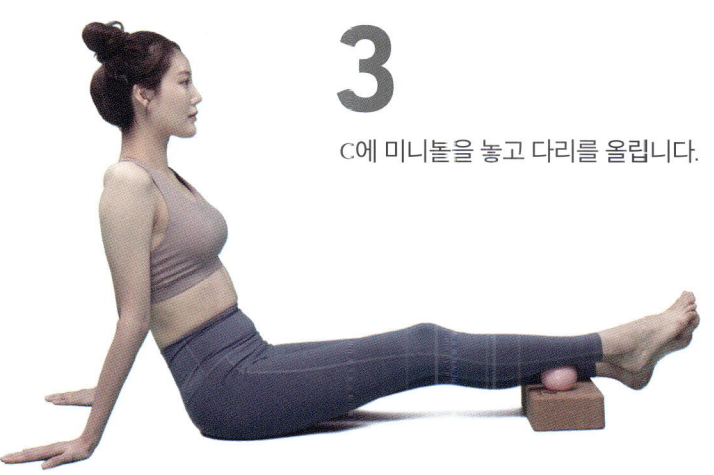

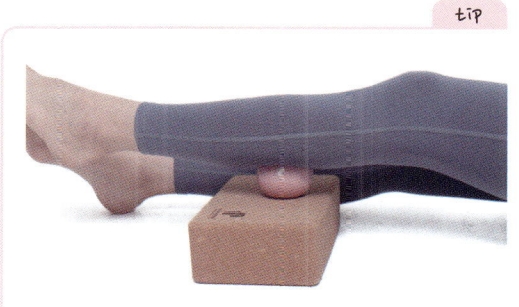

**tip**
체중을 이용해 억지로 공을 누를 필요가 없습니다.

## 긴엄지굽힘근 *flexor hallucis longus* & 긴·짧은 발가락굽힘근 *flexor digitorum longus*

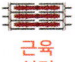
**근육 설명**  종아리뼈에서 시작하여 엄지발가락 끝에서 붙는 긴엄지굽힘근은 엄지발가락 굽힘과 발목 아래굽힘에 주된 역할을 합니다. 긴발가락굽힘근은 네개의 발가락을 굽히는 역할을 하며, 손상됐을 경우 발바닥과 발목에 통증을 호소 할 수 있습니다.

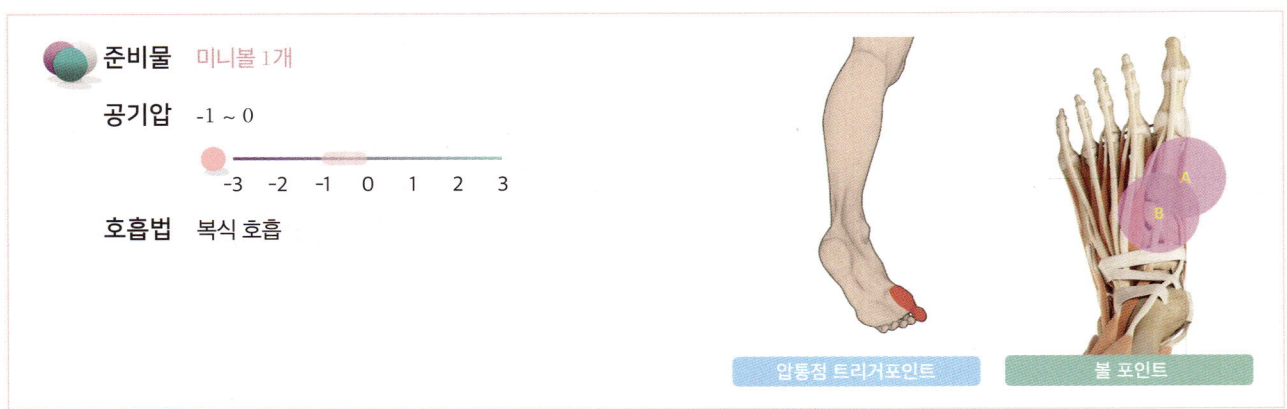

## ① 기능 테스트 *functional test*

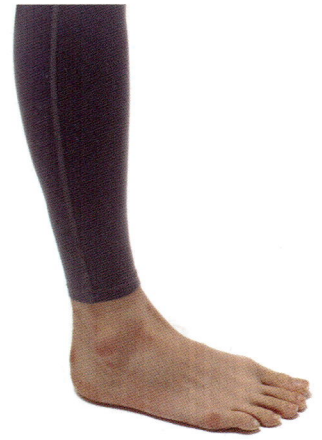

*Pre* 기본자세

지면에 발바닥을 붙이고 편안히 서주세요.

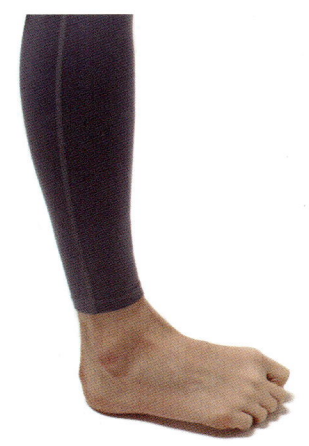

*Post* 발가락 구부리기

발가락을 강하게 굽혀주세요. 굽힘 관절가동범위와 통증정도, 굽힘시간 등을 비교해 주세요.

## ② 커스텀시퀀스 *custom sequence*

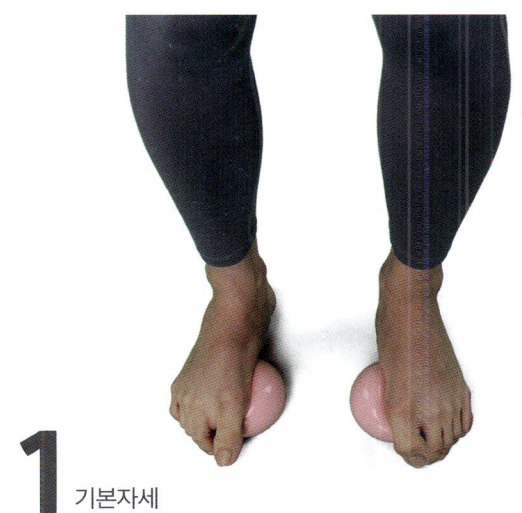

**1** 기본자세

A는 표면근육인 긴발가락굽힘근(장지굴근)이 지나가는 부위이지만 바로 밑에 짧은발가락굽힘근(단지굴근)도 위치해 있기 때문에 발바닥 통증에도 효과적입니다. 긴발가락굽힘근이 위치해 있기때문에 볼테라피 적용시 효과적입니다. 체중을 이용해 지긋이 눌러주세요.

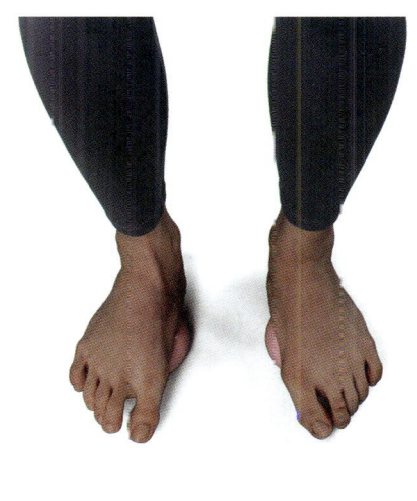

**2**

엄지벌림근 효과까지 기대할 수 있어, 엄지발가락 기능 개선에도 효과적입니다.

> **tip**
> 원칙적으로는 1개씩 적용해 주세요. 동시에 2개 적용보다는 각 발에 1개씩 사용하는 것이 더욱 효과적입니다.

> **tip**
> 처음에는 자극이 느껴지지 않을 수 있으나 3분 이상 지속하면, 근육이 풀리는 것을 느낄 수 있습니다. 발건강이 좋지 않을 경우 미니볼을 밝고 바로 통증을 느낄 수 있습니다.

# 넙치근 *가자미근 soleus*

 **근육 설명**  넙치근은 장딴지근 바로 밑에 위치한 근육으로 발목아래굽힘 움직임에 관여하는 근육입니다. 넙치근은 장딴지근 적용방법으로도 자극할 수 있지만 옆쪽에서 자극할 수도 있습니다.

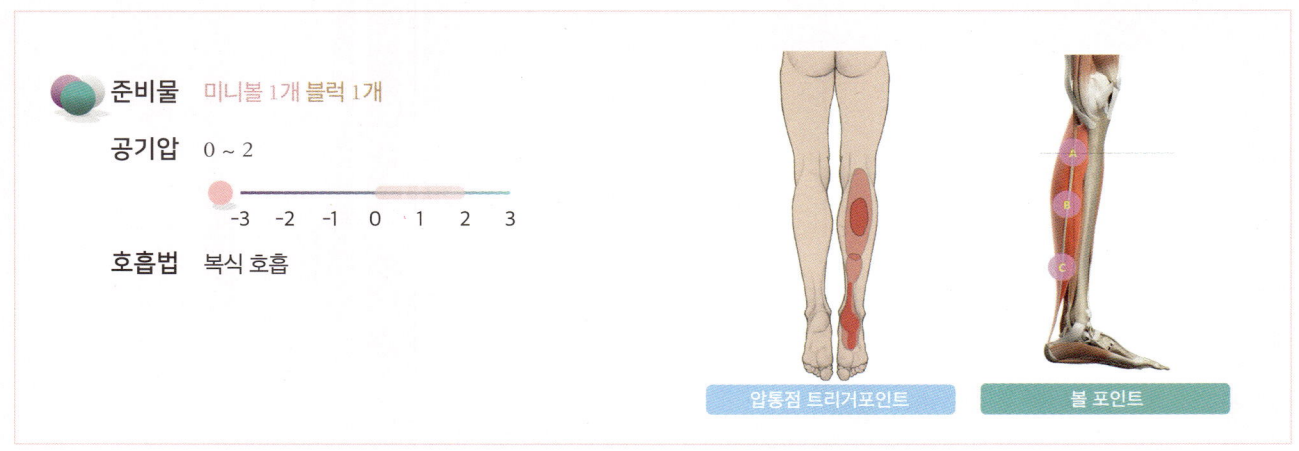

- **준비물** 미니볼 1개 블럭 1개
- **공기압** 0 ~ 2
- **호흡법** 복식 호흡

압통점 트리거포인트 / 볼 포인트

## ① 기능 테스트 *functional test*

*Pre* 기본자세

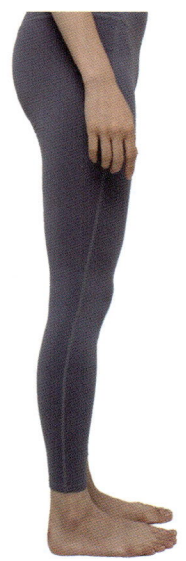

*Post* 까치발서기

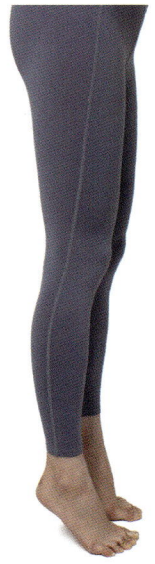

## ② 커스텀시퀀스 *custom sequence*

**1** 기본자세 - 앉아서

정강이뼈 안쪽, A부위에 미니 볼을 위치해 주세요.

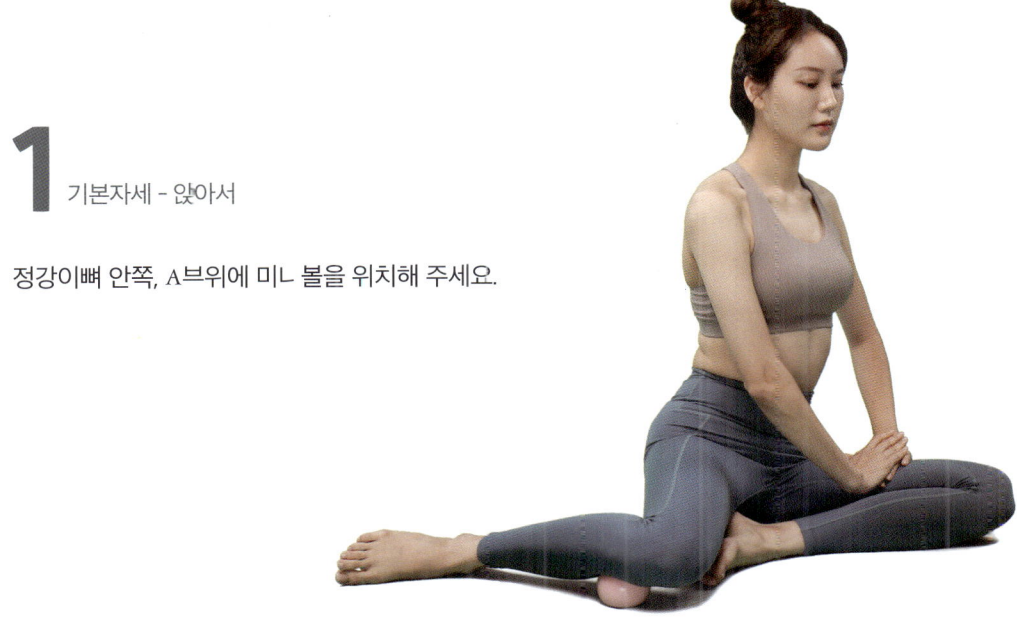

**tip**
정강이뼈와 장딴지 근 경계부위에 볼을 위치해 주세요.
장딴지근과 함께 넙치근을 자극할 수 있습니다.

**2**

정강이뼈 안쪽, B, C 부위에 미니볼을 위치해 주세요.

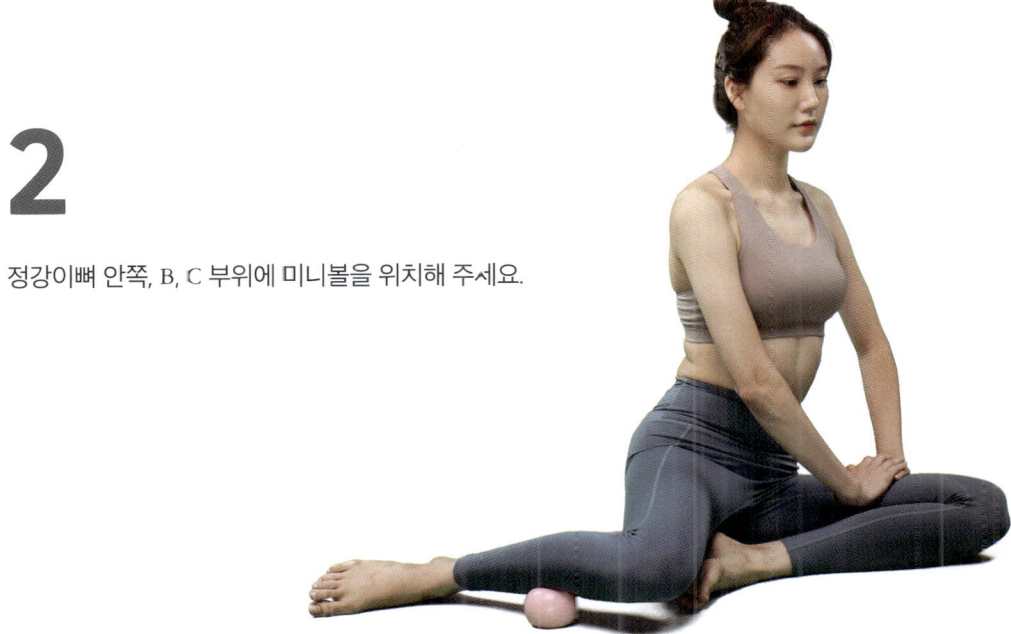

**1** 기본자세 - 누워서

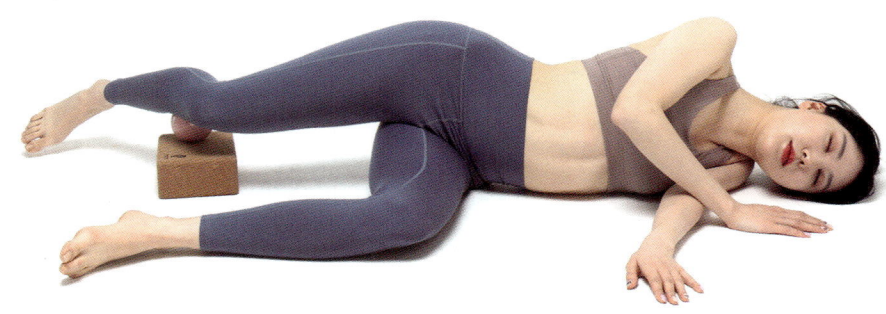

정강이뼈 안쪽, A, B, C 부위에 미니볼을 위치해 주세요.

**2**

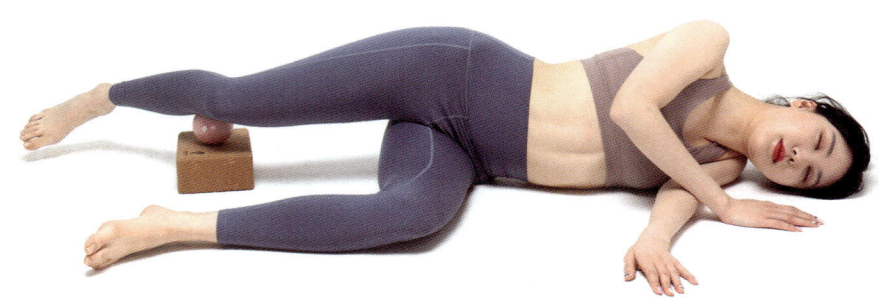

블럭을 이용해 미니볼을 위치해 주세요. 개인 불편감이나 통증에 따라 볼을 놓는 위치는 유동적일 수 있습니다.

**3**

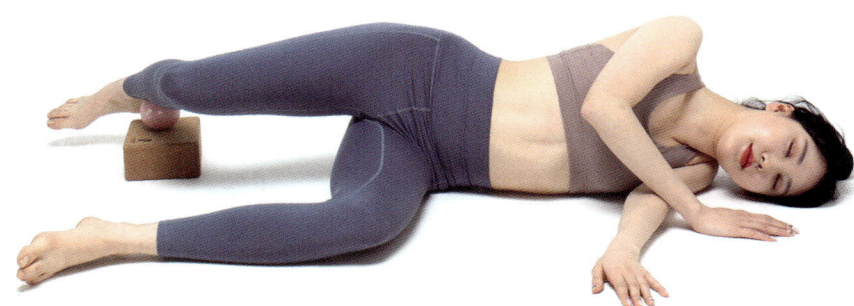

볼 적용 다리를 뒤로 뻗거나, 앞으로 무릎을 굽힌 자세도 불편하지 않다면, 편한 자세를 찾아보세요.

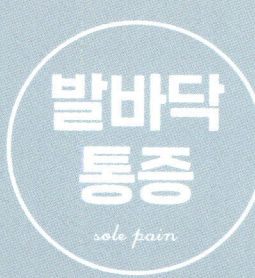

발바닥 통증은 종아리 통증, 발목 통증과 관련성이 매우 높습니다. 발바닥 근육은 발목을 경유해 종아리에 붙기 때문에 기능적으로 서로 영향을 미칩니다.

| 순서 | 발바닥근육 | 무지외반증통증 |

## 발바닥근육 *sole muscles*

BALLTHERAPY
REHABILITATION
HOME TRAINING

 근육 설명

표면근육과 속근육으로 4개의 층을 이루는 발바닥 근육은 종아리부터 발바닥까지 광범위하게 위치합니다. 복잡한 구조를 띄는 발바닥 근육을 세분화 하여 자극하면 발바닥과 정강이 근육 기능과 통증까지 개선되는 효과를 기대할 수 있습니다.

**준비물** 미니볼 1개

**공기압** -1 ~ 2

-3 -2 -1 0 1 2 3

**호흡법** 흉식 호흡

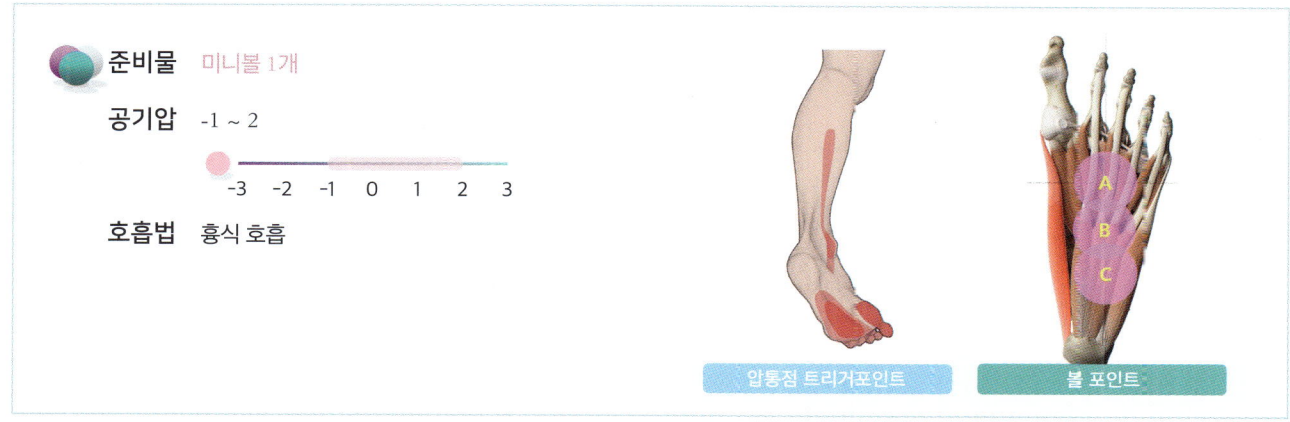

압통점 트리거포인트 | 볼 포인트

## ① 기능 테스트 *functional test*

*Pre* 기본자세

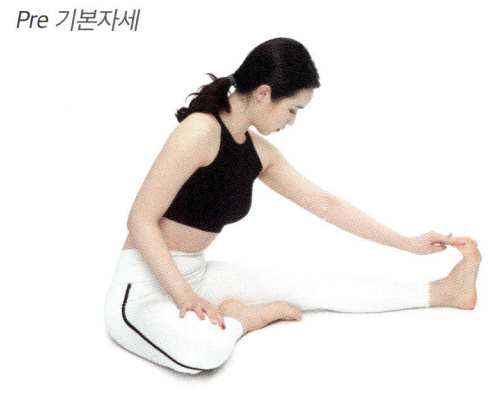

볼 적용 부위 발가락을 잡아주세요.

*Post* 발가락 굽히기 근력 비교

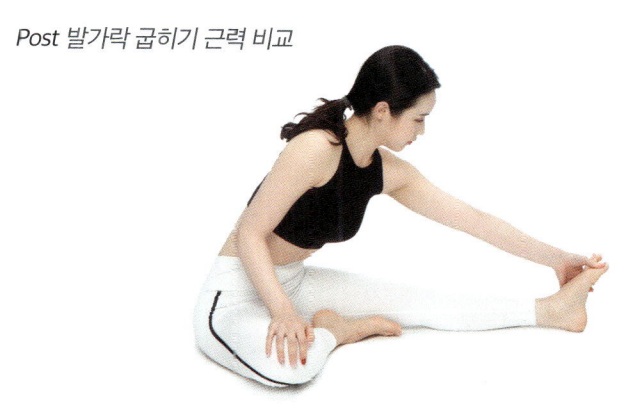

손을 이용해 엄지발가락을 굽힐 때 근력을 비교해 보세요.

② **커스텀시퀀스** *custom sequence*

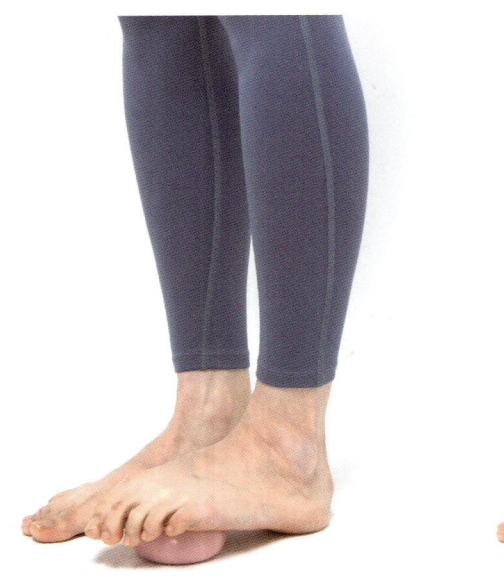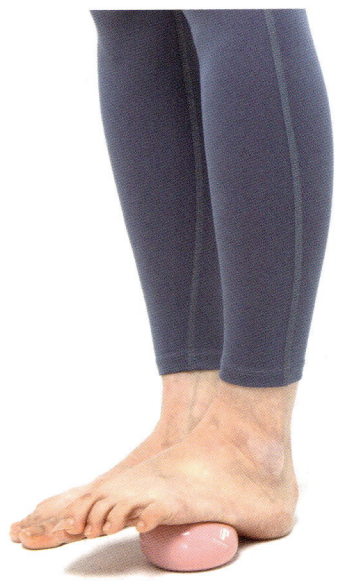

**1** 기본자세

A,B에 미니볼을 지긋이 밟아주세요. 4개 발바닥층 중 2번째 층 중심으로 자극합니다.

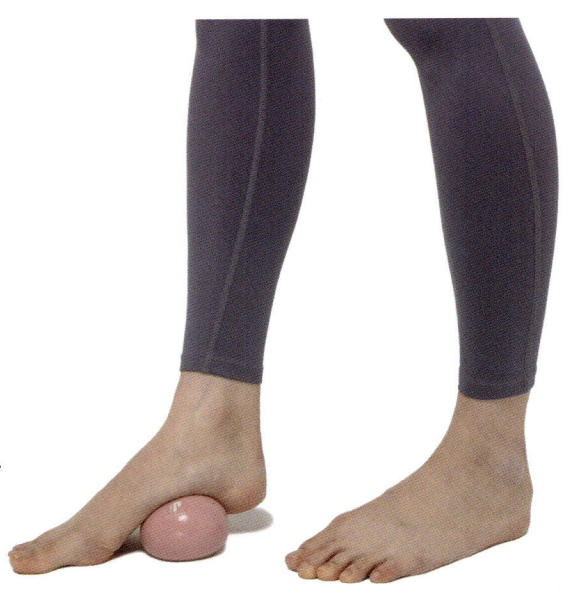

**2**

발 가운데 부분인 C에 미니볼을 지긋이 밟아주세요. 발바닥 근육층 중 첫번째층을 중심으로 자극합니다.

*tip*
발바닥 근육은 4개층으로 형성돼 있습니다.

# 무지외반증 통증 <small>엄지발가락가쪽휨증 hallux valgus</small>

 **근육설명** 무지외반증 증상이 있을 경우에 발바닥 및 발가락 통증을 야기 할 수 있습니다. 볼테라피를 이용해 근육이완을 기대할 수 있습니다. 긴발가락굽힘근, 짧은엄지굽힘근, 엄지벌림근, 엄지모음근의 단축이 통증의 근본적인 원인 중 하나입니다.

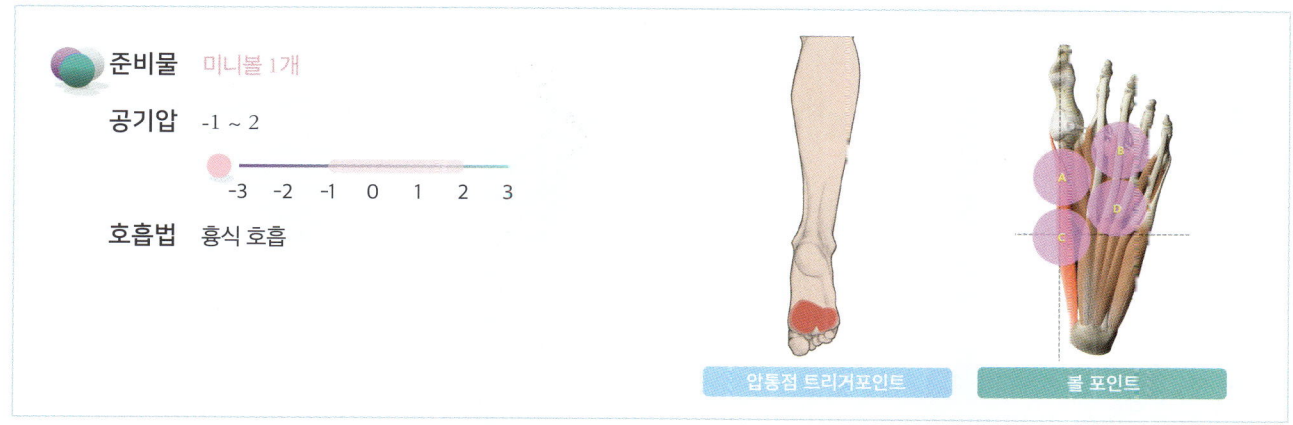

- **준비물** 미니볼 1개
- **공기압** -1 ~ 2
- **호흡법** 흉식 호흡

압통점 트리거포인트 | 볼 포인트

## ① 기능 테스트 *functional test*

*Pre* 기본자세

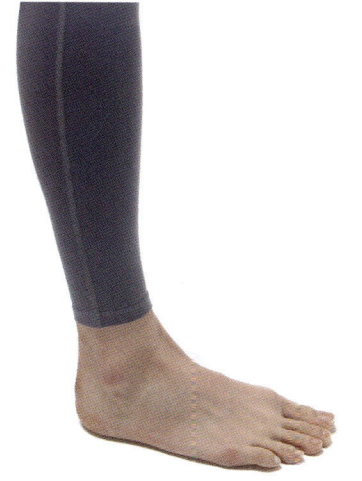

지면에 발바닥을 붙이고 편안히 서주세요.

*Post* 발가락 굽히기

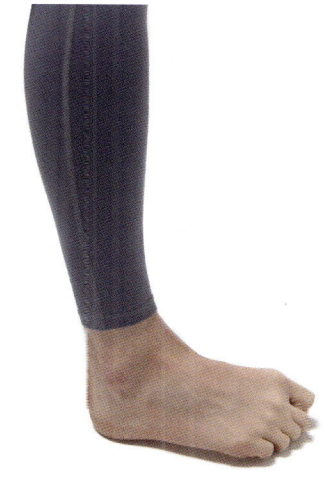

발가락을 강하게 굽혀주세요. 굽힘 관절가동범위와 통증정도, 굽힘시간 등을 비교해 주세요.

## ② 커스텀시퀀스 *custom sequence*

**1** 기본자세 - 공 밟는 자세

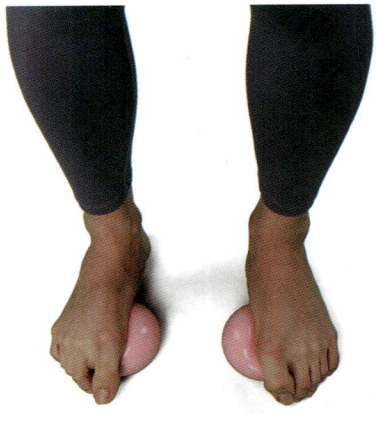

A에 미니볼을 놓고 지긋이 밟아주세요.

**2**

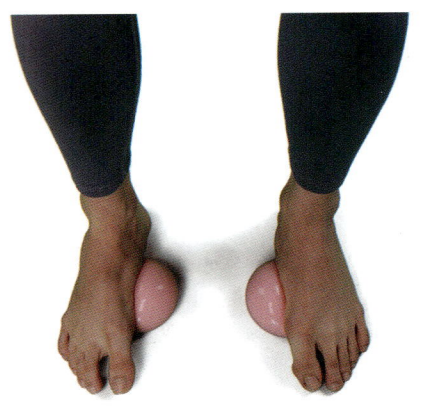

B에 미니볼을 놓고 지긋이 밟아주세요.

**3**

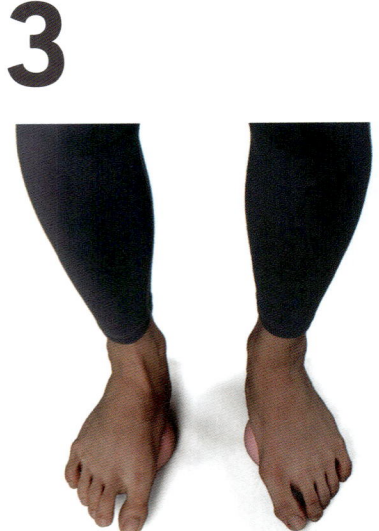

C에 미니볼을 놓고 지긋이 밟아주세요.

**4**

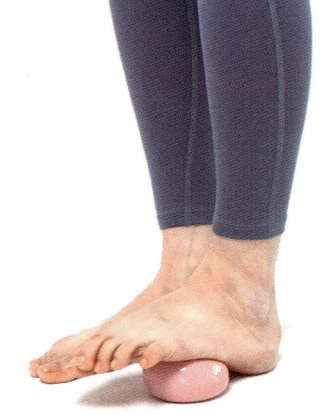

D에 미니볼을 놓고 지긋이 밟아주세요.

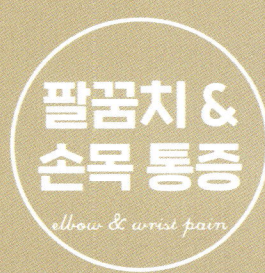

팔꿈치와 손목통증은 과사용과 외부충격에 의한 통증이 대부분 입니다. '볼테라피 재활홈트'를 통해 횡, 종 방향의 근육 이완이 가능합니다.

순서 | 손가락굽힘근육군 | 손가락폄근육군

# 손가락굽힘근육군

긴노쪽손목폄근 extensor carpi radialis longus - 짧은새끼굽힘근 flexor digiti minimi brevis
얕은손가락굽힘근 flexor digitorum superficialis - 깊은손가락굽힘근 flexor digitorum profundus

BALLTHERAPY
REHABILITATION
HOME TRAINING

 근육 설명    손가락굽힘근은 아래팔 안쪽에 위치한 근육군입니다. 손가락과 팔꿈치를 굽힐 때, 손가락 근육뿐만 아니라, 팔꿈치 부위의 근육까지 동원됩니다.

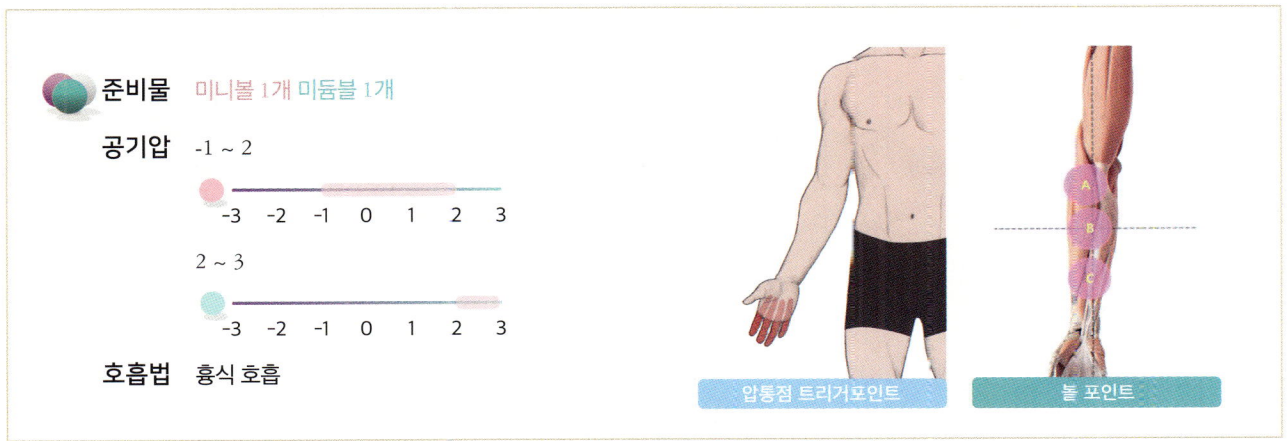

## ① 기능 테스트 functional test

Pre 기본자세

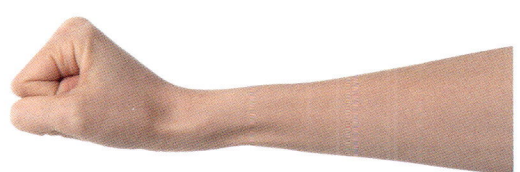

볼적용 손을 가볍게 굽혀 주세요.

Post 손목굽히기

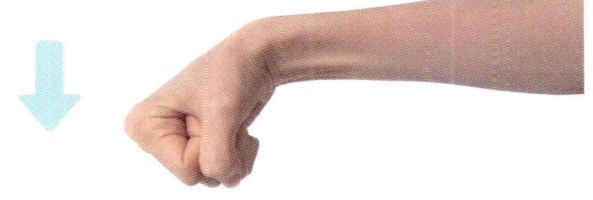

손목 굽힘의 관절가동범위와 움직임의 부드러움을 비교해 보세요.
반대편손을 이용해 손목에 저항을 주며 근력비교를 해보세요.

## ② 커스텀시퀀스 *custom sequence*

**1** 기본자세

팔꿈치 아래 팔 안쪽 척골 윗부분 A부위에 미니볼을 놓고
체중을 이용해 가볍게 누른다.

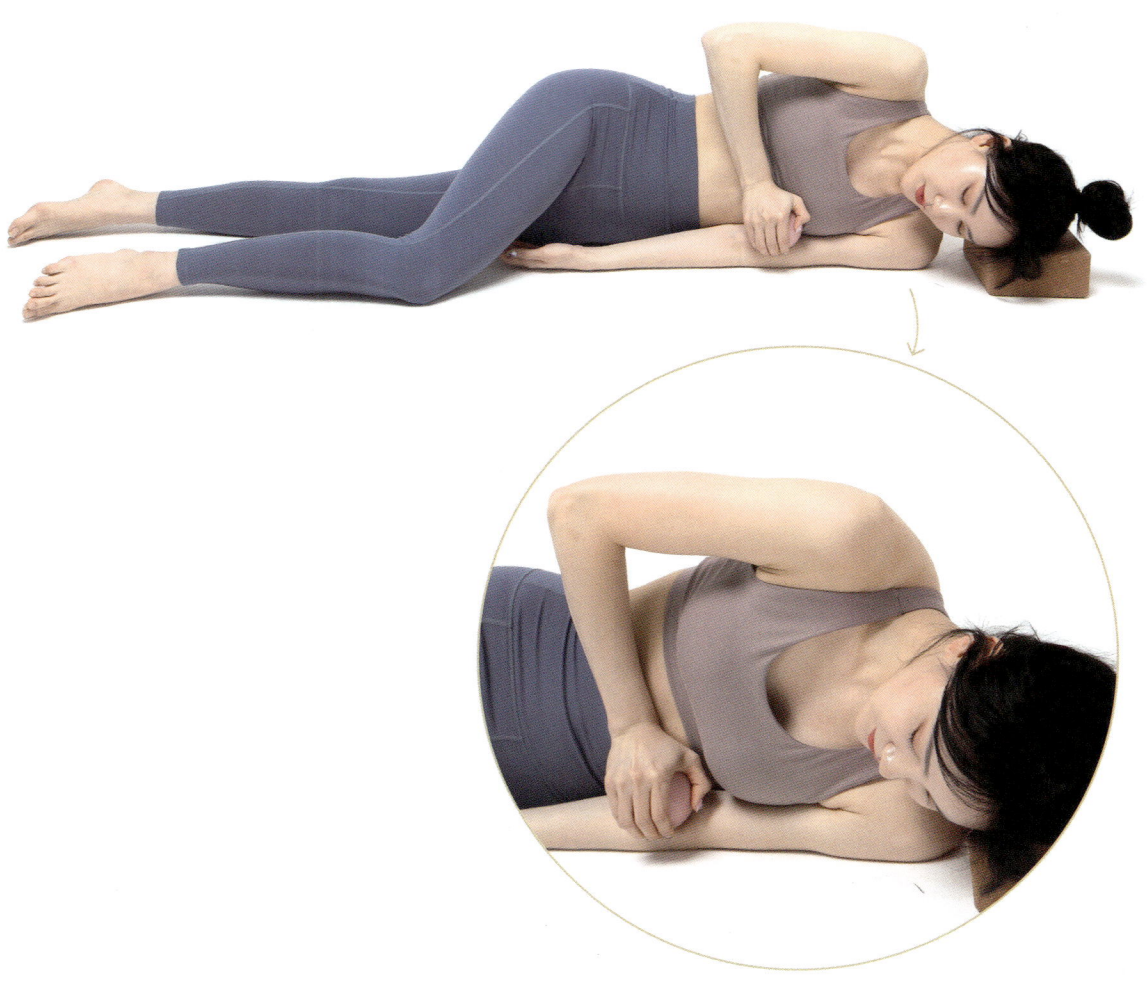

tip

대략적으로 팔 안쪽은 손가락, 팔꿈치 굽힘근육이 경유하는 위치입니다.
통증발생부위에 다양하게 적용해주셔도 됩니다.

## ③ 손목굽힘근 스트레칭 *custom sequence*

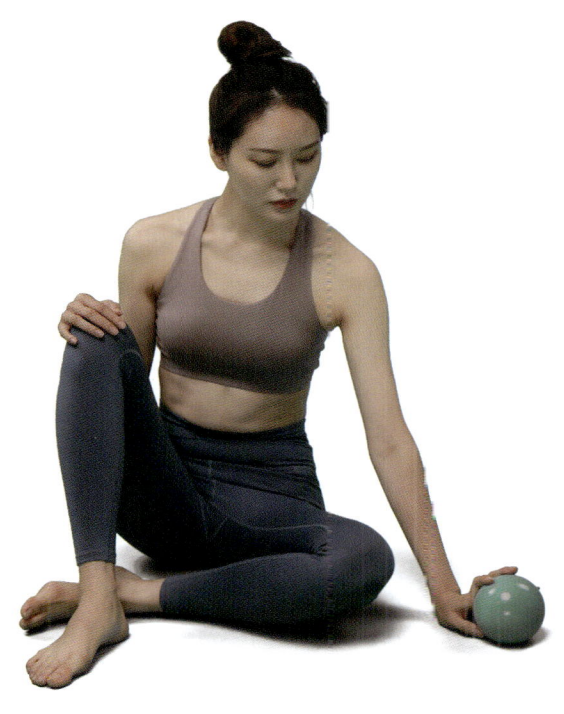

**1**

바닥에 맥스볼을 내려놓고 4-5번째 손가락에 공을 위치시켜 가볍게 누른다.

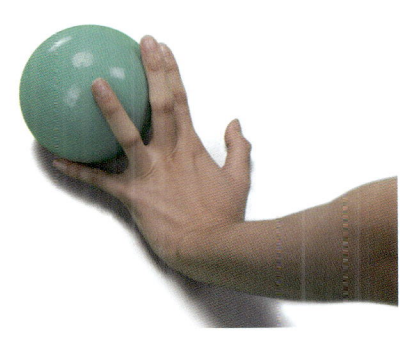

**2**

3-4번째 손가락에 맥스볼을 위치시켜 가볍게 누른다.

**3**

2-3번째 손가락에 맥스볼을 위치시켜 가볍게 누른다.

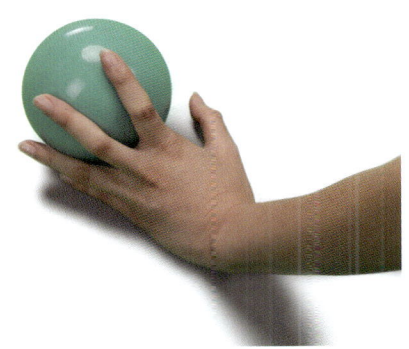

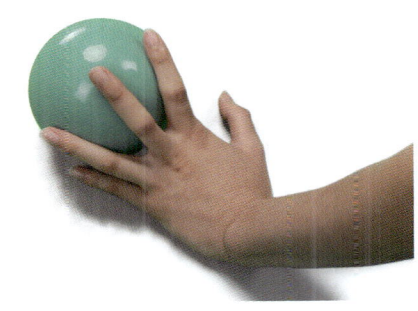

tip

볼테라피 적용 후, 스트레칭을 해주세요. 더욱 효과적입니다.

# 손가락폄 근육군 지신근 wrist extensor
새끼폄근 extensor digiti minimi - 자쪽손목폄근 extensor carpi ulnaris
짧은노쪽손목폄근 extensor carpi radialis brevis - 긴노쪽손목폄근 extensor carpi radialis longus

BALLTHERAPY
REHABILITATION
HOME TRAINING

**근육 설명** 손가락폄근육군은 손가락과 손목을 펼 때 사용되는 근육으로 손등위쪽을 지나가는 근육입니다.

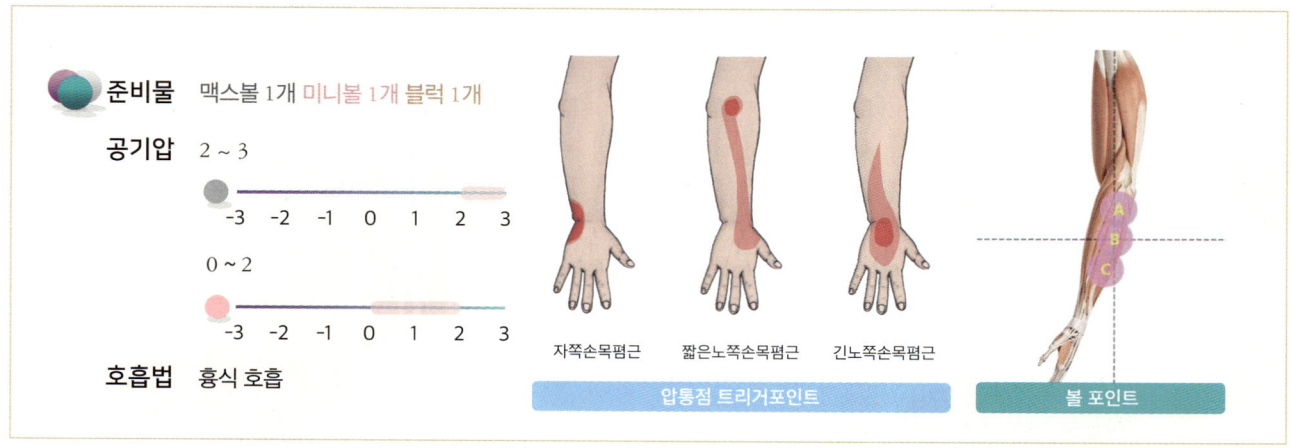

## ① 기능 테스트 *functional test*

Pre 기본자세

Post 손목 위로 꺽기

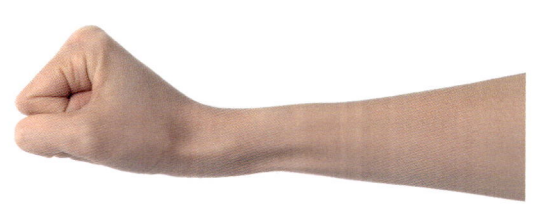

볼적용 손을 가볍게 굽혀 주세요.

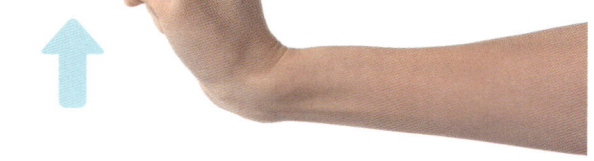

손목 폄의 관절가동범위와 움직임의 부드러움을 비교해 보세요

② **커스텀시퀀스** *custom sequence*

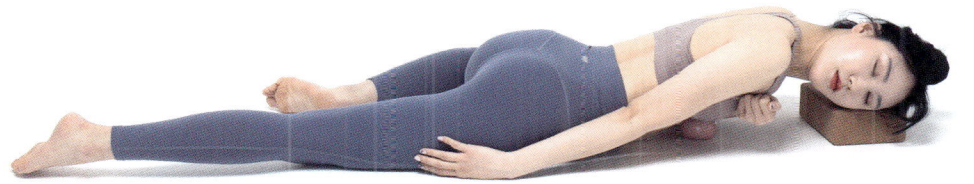

**1** 기본자세 - 엎드려서   팔꿈치 뒤, 바깥 위쪽 A부위에 미니볼을 적용해 주세요.
긴노쪽손목폄근 *extensor carpi radialis longus*, 짧은노쪽손목폄근 *extensor carpi radialis brevis*에 직접적으로 자극하여 근육을 이완할 수 있습니다

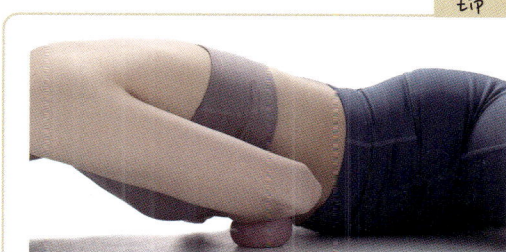

tip

아래팔 바깥쪽을 따라 통증이 느껴지는 부위 중심으로 자극해 주세요.

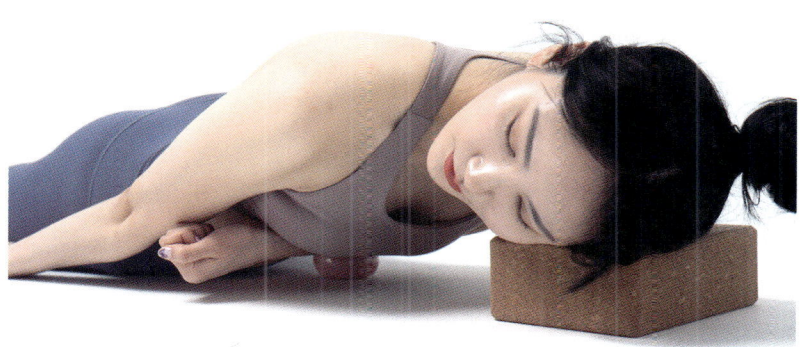

**2** 손목을 바닥에 향하게 한 후, A부위보다 살짝 윗부분 B부위에 미니볼을 적용해 주세요. 손가락 폄근 *extensor digitorum*, 새끼폄근 *extensor digiti minimi*, 자쪽손목폄근 *extensor carpi ulnaris*를 자극하여 근육을 이완 할 수 있습니다.

## 1 기본자세 - 앉아서

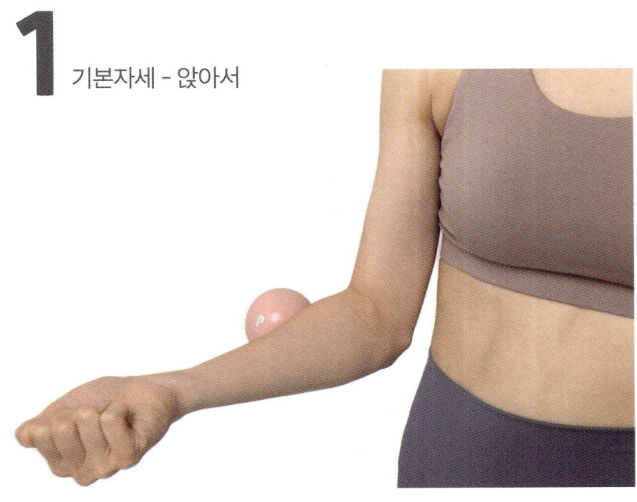

손바닥이 바닥을 향한 후, 아래팔의 바깥쪽을 벽을 이용해 미니볼로 자극해 주세요.

## 2

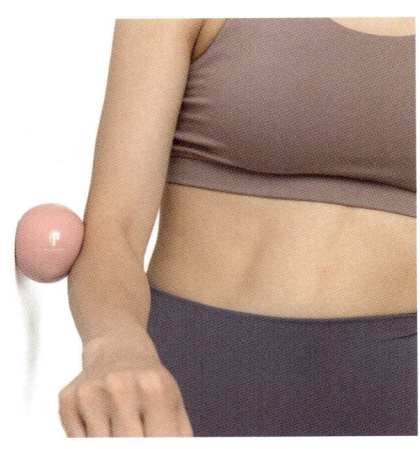

손바닥이 아래를 향한 후, A, B, C 부위를 벽을 이용해 미니볼로 자극해 주세요. 손목 회전으로 근육의 길이가 변화해 입체적으로 자극을 할 수 있습니다. A부위보다 살짝 윗부분 B부위에 미니볼을 적용해 주세요. 손가락 폄근 *extensor digitorum*, 새끼폄근 *extensor digiti minimi* 자쪽손목폄근 *extensor carpi ulnaris* 를 자극하여 근육을 이완 할 수 있습니다.

### ③ 손목폄근 스트레칭 *custom sequence*

## 1

무릎위에 맥스볼을 올려놓고 손가락이 공 표면에 최대한 밀착시켜 잡습니다. 손목과 손등 아래팔 부위에 자극이 느껴지면 옳은 방법입니다.

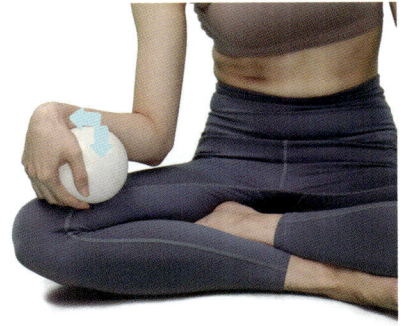

# 위팔두갈래근 *상완이두근 biceps brachii*

**근육설명** 위팔두갈래근은 팔꿈치 굽힘에 주요 역할을 하지만, 실질적으로 통증과 기능에 매우 중요한 근육입니다. 위팔두갈래근 밑에 있는 위팔근 brachialis 도 같이 자극할 수 있습니다.

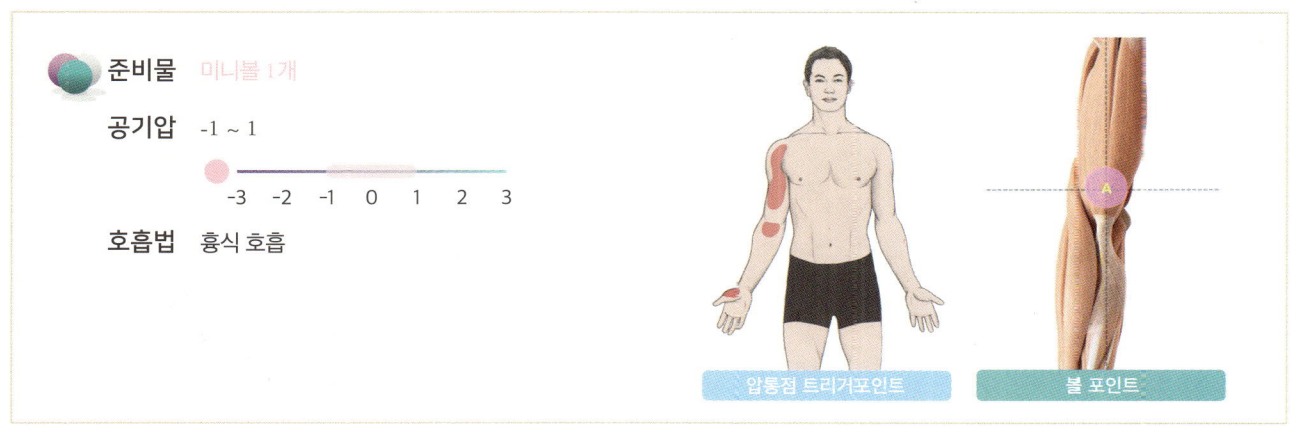

### ① 기능 테스트 *functional test*

팔꿈치 굽힘과, 회전, 관절가동범위(굽힘), 팔 앞으로 들기 동작을 비교해 보세요.

### ② 커스텀시퀀스 *custom sequence*

**1** 기본자세

팔꿈치 안쪽 A 부위에 미니볼을 위치시켜 주세요.

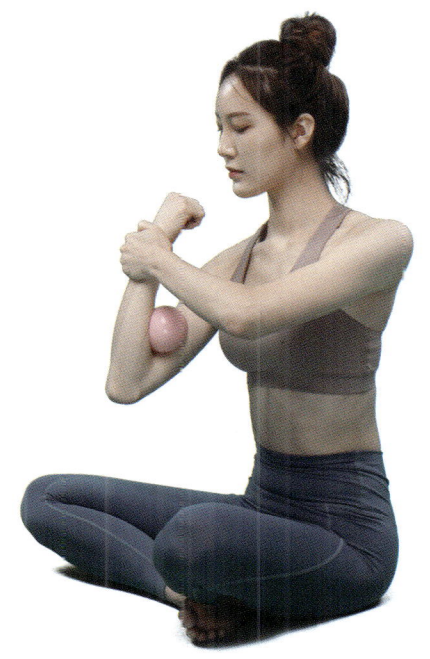

# 2

반대편 팔을 이용해 적용부위 손목을 잡고 팔을 굽혀 주세요.

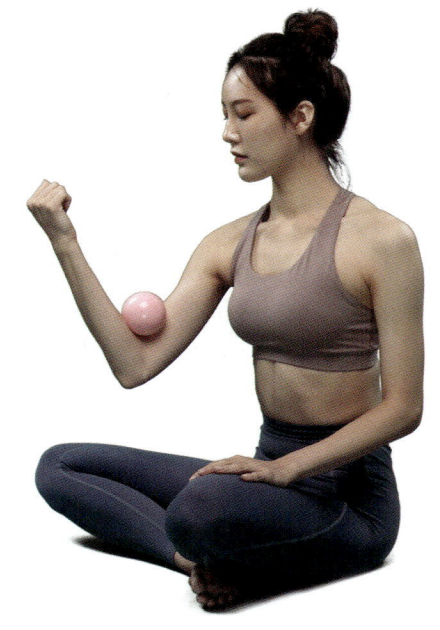

**tip**

팔을 굽힐 때, '알통'이 생기지 않도록 위팔두갈래근의 수축이 발생하지 않아야 합니다. 힘을 빼고 반대팔을 이용해 압박해 주세요.

팔꿈치 & 손목통증 *elbow & wrist pain*

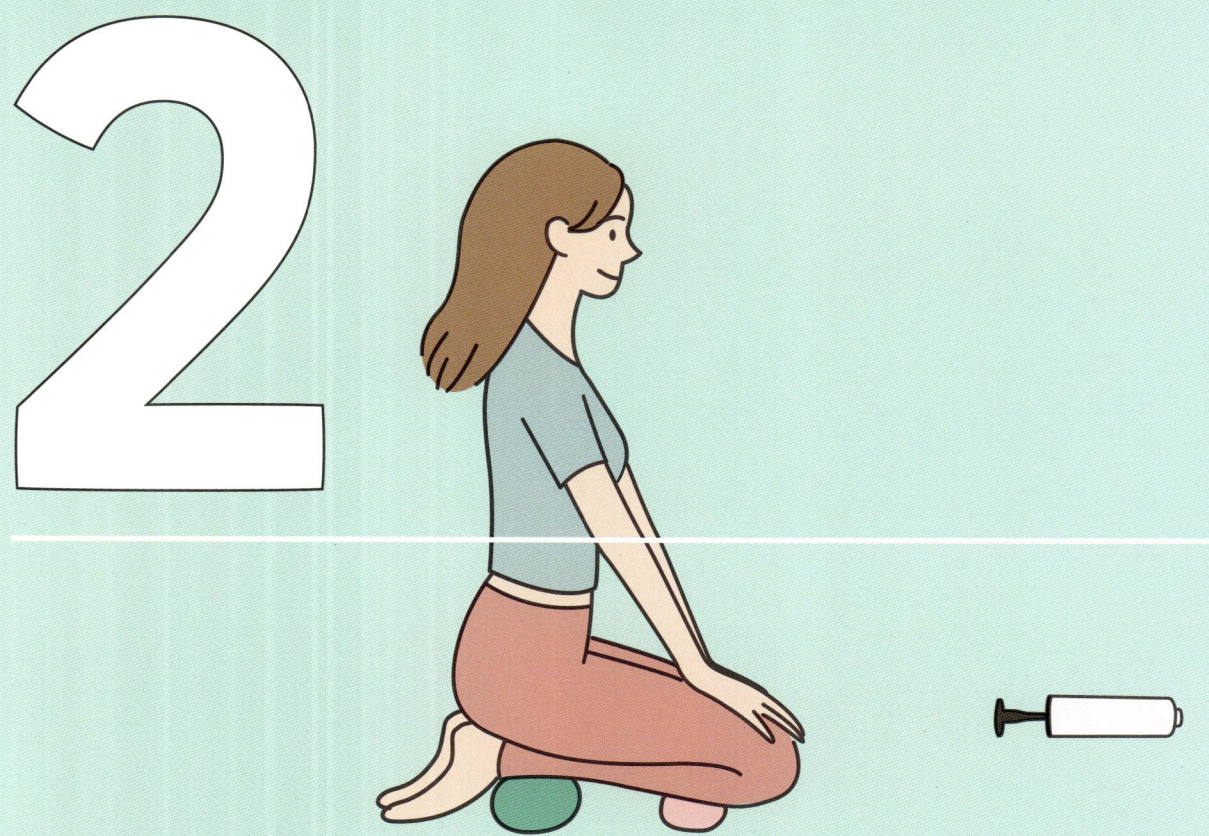

# 체형 교정

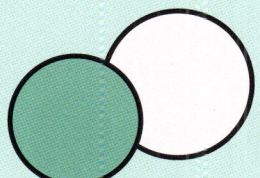 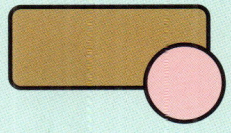

## 체형변형이란?

### ❶ 거북목 & 라운드 숄더 체형

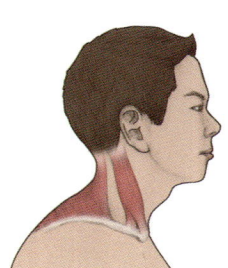
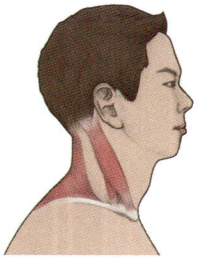
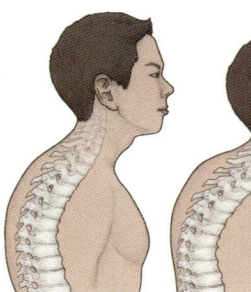

목빗근 단축     정상 목빗근     거북목과 라운드 숄더 동시 변형 과정

거북목forward head posture은 옆에서 봤을 때, 목이 어깨보다 앞으로 기울어진 체형변형을 말합니다. 거북목의 원인은 다양하지만 대표적으로 목빗근의 단축이 대표적인 원인이 됩니다. 라운드 숄더rounded shoulder는 어깨가 앞쪽으로 둥그렇게 말린 특징을 보이며 큰가슴근pectoralis major, 작은가슴근pectoralis minor, 위등세모근upper trapezius 단축과 경직, 경추, 흉추등의 불균형 정렬로 인해 발생합니다. 하지만, 거북목과 라운드 숄더는 별개의 증상이 아닌 정도의 차이가 있을 뿐 거의 같은 증상으로 봐도 무방합니다. 목과 등 척추, 빗장뼈clavicle, 어깨뼈 불균형의 복합적인 요소로 거북목과 라운드 숄더는 발생하기 때문입니다. 목과 등의 변형은 두통, 손저림, 불면증, 손과 팔의 체온 저하 등의 원인이 되며 심한 경우 흉곽출구증후군과 같은 복합적인 증상을 호소할 수 있습니다.

### ❷ 척추후만증, 척추전만증, 척추측만증

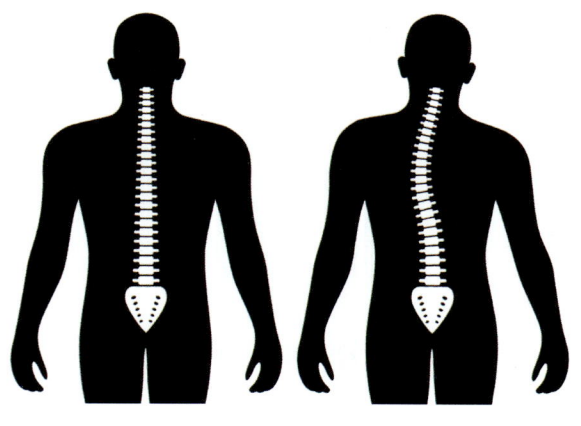
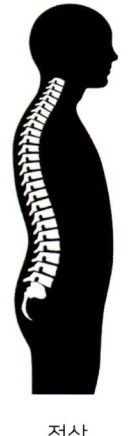
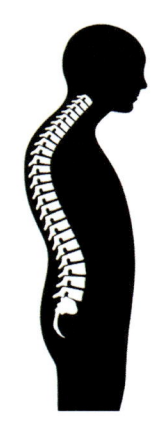
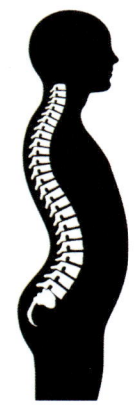

정상     척추측만증     정상     척추후만증     척추전만증

척추의 부정렬의 대표적인 체형변형은 척추 측만증scoliosis, 척추전만증lordosis, 척추후만증kyphosis이 대표적입니다. 척추 부정렬은 단순히 외형적인 변형 뿐만 아니라, 신체 관절 움직임과 내부장기 기능 저하까지 발생시킬 수 있습니다. 단순히 관절을 이루는 뼈의 부정렬 개념이 아닌, 뼈를 둘러싼 근육의 과긴장, 단축으로 인한 불균형이 그 주된 원인입니다. 척추의 체형변형은 목, 어깨, 허리, 골반 통증, 다리저림, 소화불량, 생리분순 등의 복합적인 증상을 나타냅니다.

척추측만증은 척추부정렬로 인해 척추의 좌우 비대칭을 말하고, 척추전만증은 일반적으로 골반과 요추부위에서 발생하며 골반의 전방경사가, 척추후만증은 보통 등 부위 척추의 부정렬로 등이 굽어보이는 것이 특징입니다.

### ❸ 다리 변형

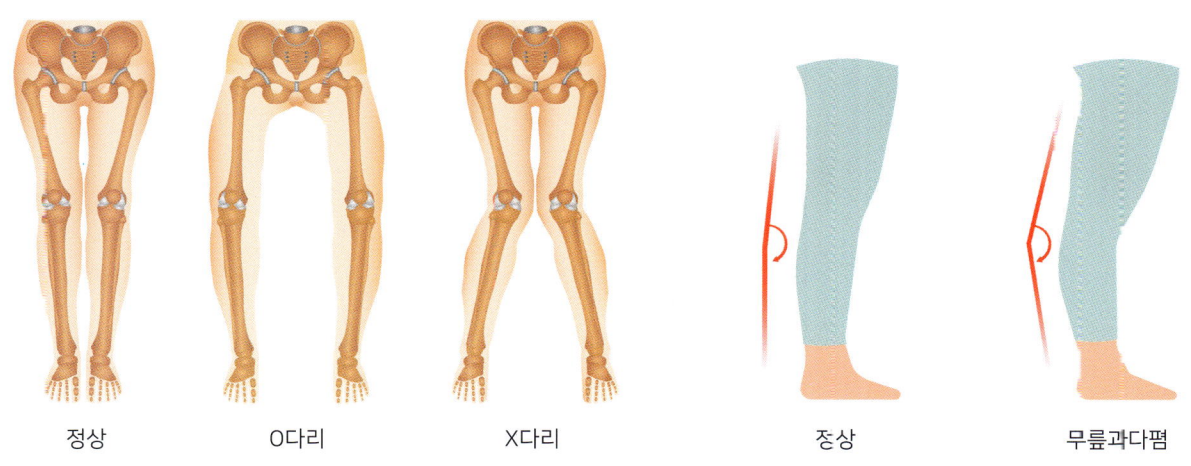

정상　　　O다리　　　X다리　　　정상　　　무릎과다폄

다리변형은 대표적으로 X다리genu valgum, O다리genu varum, 무릎과다폄hyperextension 증상 등이 대표적입니다. 다리변형은 일반적으로 무릎변형이 눈에 띄지만, 근본적인 원인은 골반과 발목인 경우가 많습니다. X다리는 골반의 전방경사와 평발의 체형변형이 동시에 발생하는 것이, O다리는 골반의 후방경사와 요족이 특징입니다. 무릎의 과다폄은 골반중심이 앞으로 이동하여 엉덩관절과 무릎을 과도하게 펴하는 것이 특징입니다.

이러한 다리쪽의 체형변형은 골반 - 무릎 - 발목 - 발바닥까지 상호 작용하여 짝을 이루며 발생됩니다.

## ❹ 발목 - 발바닥 변형

발목변형은 무릎과 발바닥 변형과 관련성이 매우 높습니다. 두발의 안쪽 복숭아 뼈가 가까워지는 변형은 평발flat foot의 형태를 띄는 것이, 두발 안쪽의 안쪽 복숭아 뼈가 멀어지는 변형은 요족hollow foot의 형태를 띄는것이 특징입니다. 발바닥 변형은 발바닥 근육뿐만 아니라 종아리와 정강이 근육 변형이 주된 원인입니다.

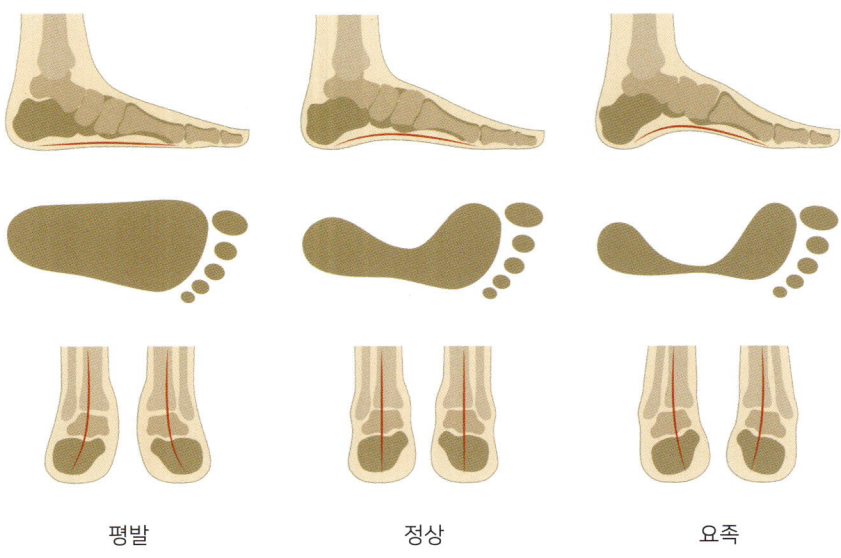

평발　　　　　　　정상　　　　　　　요족

## ❺ 발가락 변형

무지외반증hallux valgus은 발가락 변형의 대표적인 증상입니다. 무지외반증은 하이힐 구두를 많이 착용했을 경우 발생될 확률은 높지만, 결과적으로 엄지발가락 주변 근육단축이 주된 원인이며, 뼈의 변형이 아닌 관절의 변형이 무지외반증의 중요 원인 중 하나입니다. 엄지발가락 관절을 이루는 엄지모음근adductor hallucis, 엄지벌림근abductor hallucis, 긴엄지굽힘근/폄근flexor/extensor hallucis longus 등의 과단축이 주된 특징입니다. 또한 무지외반증은 발의 변형 뿐만 아니라 발바닥, 발가락, 종아리 통증과 기능저하까지 발생시킬 수 있습니다.

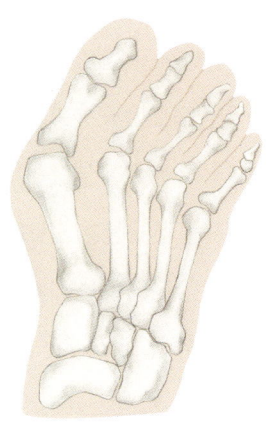

무지외반증

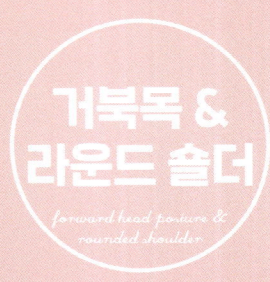

## 거북목 & 라운드 숄더
*forward head posture & rounded shoulder*

거북목과 라운드숄더는 긴밀한 관계를 갖습니다. 거북목과 라운드 숄더를 별개의 증상으로 이해하는 것보다는, 인체 구조상 같은 증상으로 이해하는 것이 체형 관리에 더욱 도움이 됩니다.

| 순서 | 목빗근 \| 목빗근 \| 목빗근 스트레칭 \| 배곧은근 \| 중간큰가슴근 \| 위등세모근 \| 목커브만들기 |
|---|---|
| | 마름근 \| 흉추커브만들기 \| 복장뼈 \| 몸 중심선 이동 |

## 목빗근   흉쇄유돌근 sternocleidomstoid

BALLTHERAPY
REHABILITATION
HOME TRAINING

 근육설명   목빗근은 목의 좌우회전과 앞굽힘 작용을 하는 근육입니다. 거북목 체형과 관련성이 매우 높은 근육입니다. 또한, 목빗근의 이완은 등세모근의 이완에도 효과적입니다.

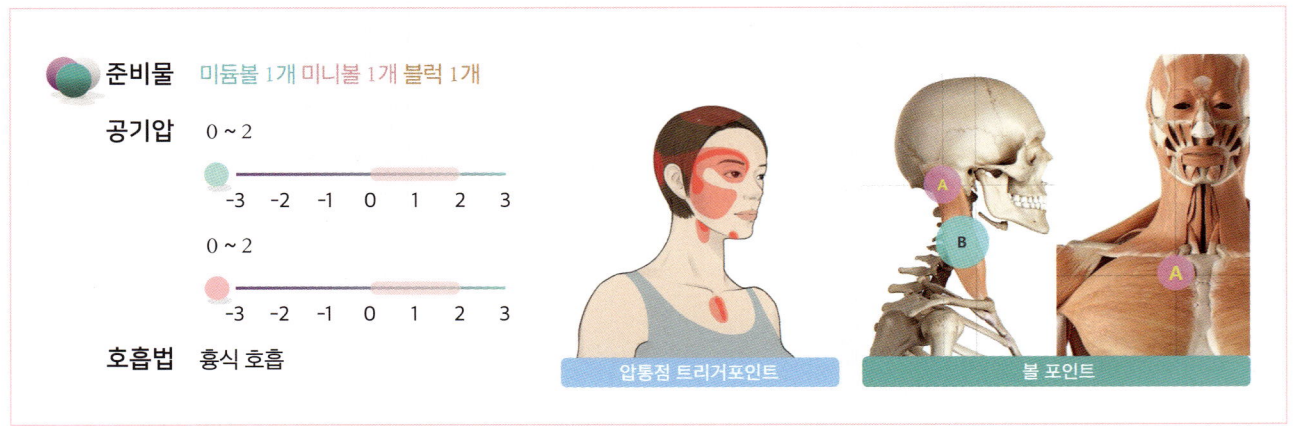

준비물: 미듐볼 1개  미니볼 1개  블럭 1개
공기압: 0~2 (-3 -2 -1 0 1 2 3)
       0~2 (-3 -2 -1 0 1 2 3)
호흡법: 흉식 호흡

압통점 트리거포인트 | 볼 포인트

## ① 커스텀시퀀스 *custom sequence*

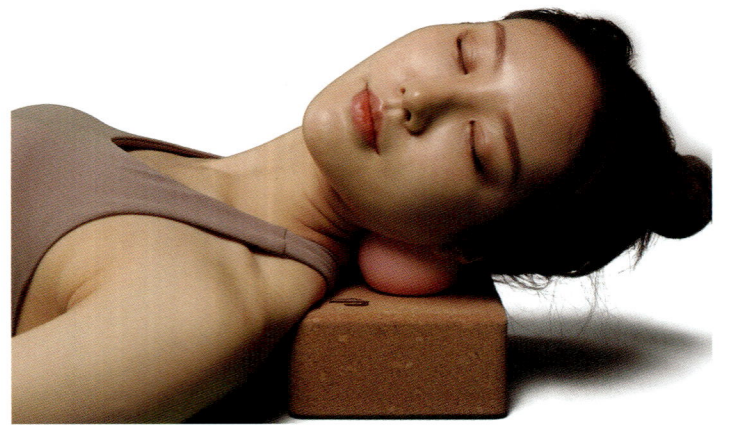

**1** 기본자세 - 목빗근 시작점 자극

귀뒷부분 움푹 파인 A부위에 미니볼을 위치시켜 주세요.

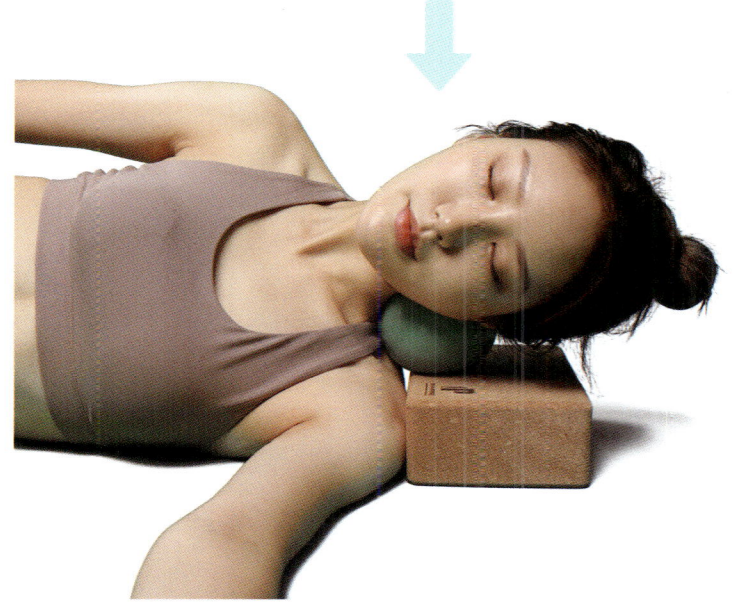

## 2 목빗근 중간점 자극

미듐볼을 목빗근 중간부위에 자극해주세요. 호흡 시 머리가 화살표 방향으로 자연스럽게 이완되는 것이 이상적인 자세입니다.

*tip*
주의사항: 경동맥과 신경이 지나가는 부위입니다. 5분 미만 자세를 유지를 권장합니다.

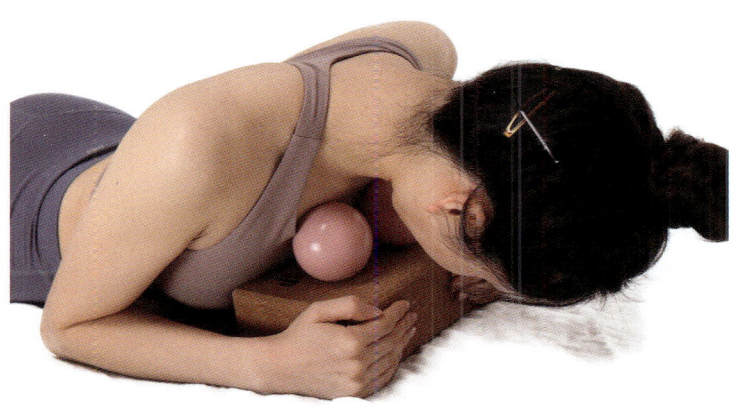

## 3 목빗근 부착점 자극

블럭위에 미니볼을 위치한 후, 귀 밑 움푹 패인 A 부위에 미니볼을 놓고 가볍게 누릅니다.

*tip*
양쪽 A부위에 동시에 미니볼을 적용해도 좋습니다.

# 목빗근 흉쇄유돌근 sternocleidomstoid 스트레칭

BALLTHERAPY
REHABILITATION
HOME TRAINING

**근육 설명** 목빗근은 거북목 체형에 결정적으로 영향을 미치는 핵심 근육입니다. 볼을 이용한 스트레칭을 통해 목빗근의 시작점과 부착점간의 거리를 넓힐수 있습니다.

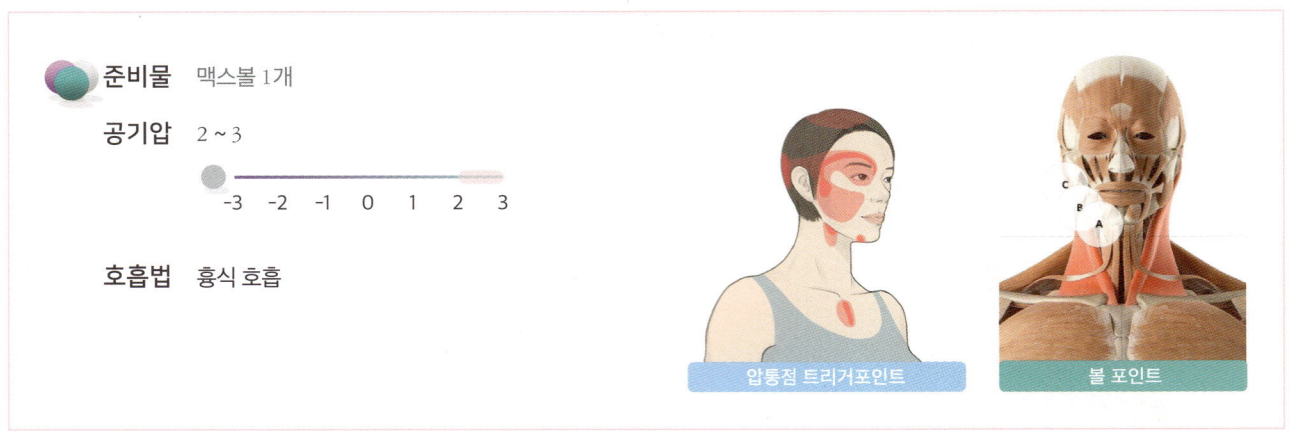

**준비물** 맥스볼 1개

**공기압** 2 ~ 3

**호흡법** 흉식 호흡

압통점 트리거포인트 | 볼 포인트

## ① 커스텀시퀀스 custom sequence

**1 기본자세**

맥스볼을 턱 아래 A부위에 맥스볼을 올려놓고 가볍게 눌러주세요. A에 올려놓고 가볍게 누릅니다.

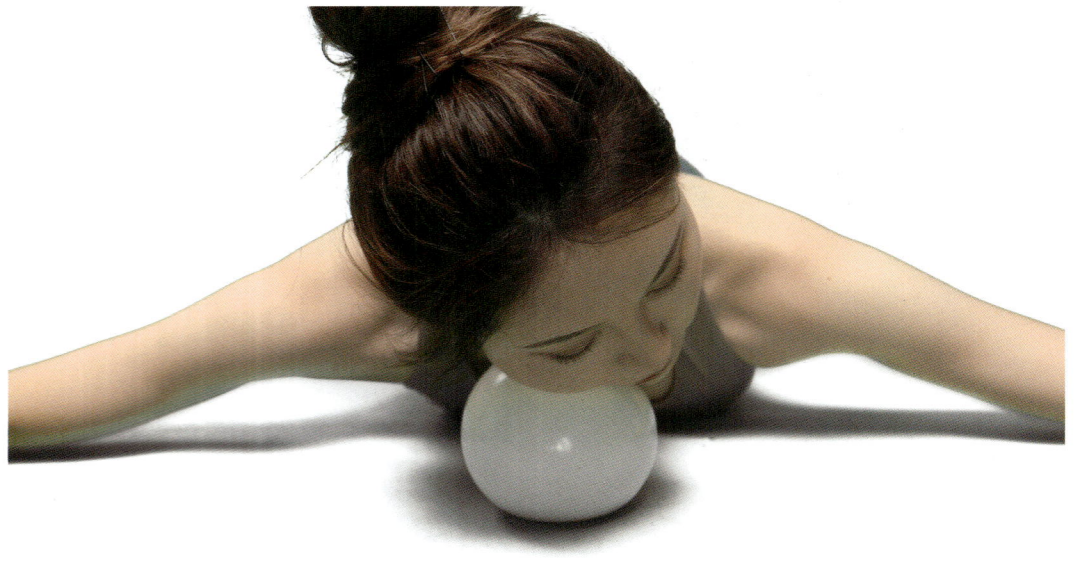

## 2

비스듬히 얼굴을 올려놓고 가볍게 누르면서
B 방향으로 고개를 돌립니다.

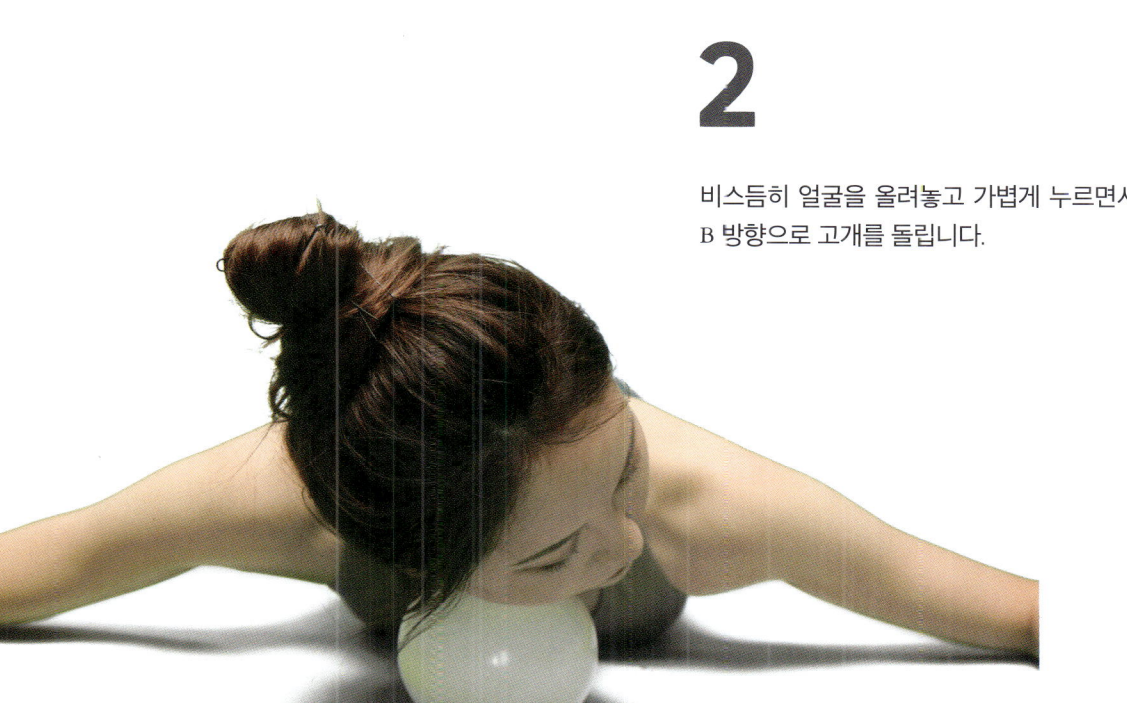

## 3

C 에 공을 위치하고 목을 회전시키면서
공을 가볍게 누릅니다.

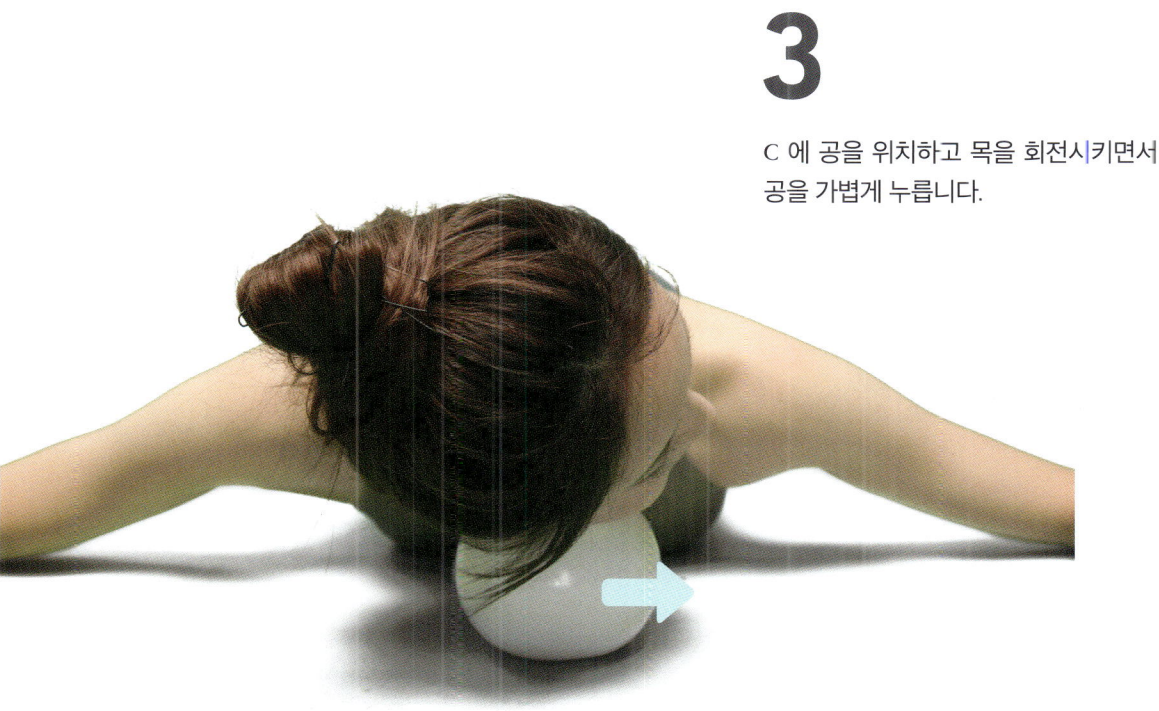

# 배곧은근 복직근 rectus abdominis

**근육설명**  거북목과 라운드숄더를 동반할 경우, 일반적으로 배곧은근의 단축을 의심할 수 있습니다. 몸 앞쪽의 근육이 단축되어 목빗근과 함께 체형 변형의 주된 요인이 되기도 합니다.

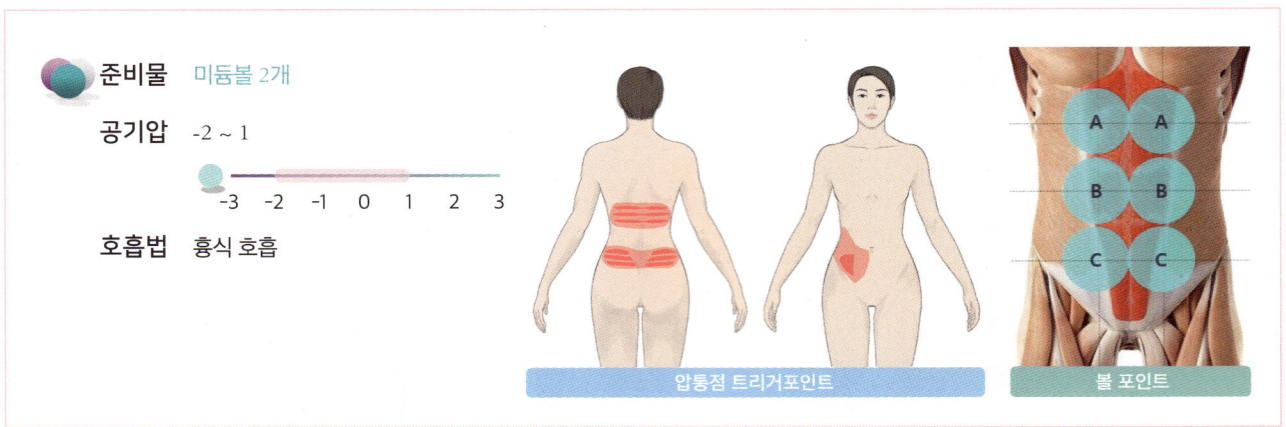

- **준비물**: 미듐볼 2개
- **공기압**: -2 ~ 1
- **호흡법**: 흉식 호흡

압통점 트리거포인트 | 볼 포인트

## ① 커스텀시퀀스 custom sequence

### 1 기본자세

복부를 3등분(상중하)해 A-C에 미듐볼을 위치해 주세요.

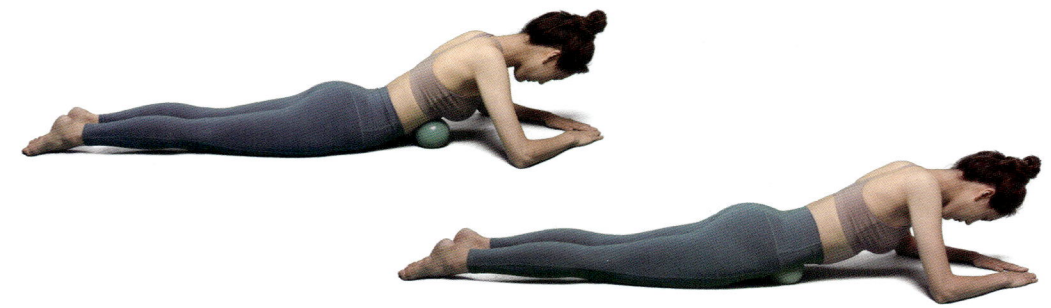

**tip**  팔꿈치 위치를 조절해 볼 자극을 조절할 수 있습니다.

## ② 볼자극 조절 *ajusting stimulation*

### 1  기본자세

팔꿈치를 옆으로 벌려, 높이조절을 통해 볼의 압력을 조절해 주세요.

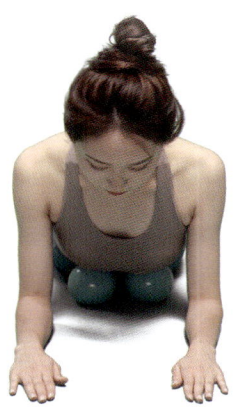

### 2

기본자세에서 팔꿈치를 이동해 상처 높이를 변경해, 볼 자극을 조절해 주세요.

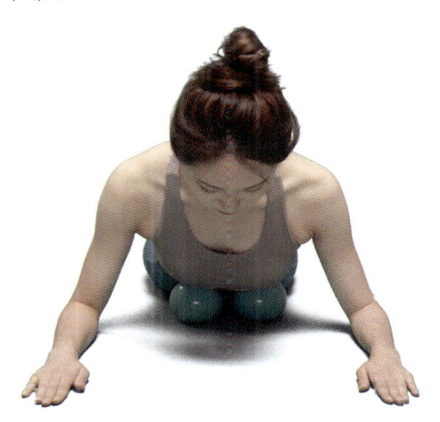

### 3

통증·불편감이 적응되면 완전히 엎드려 주세요.

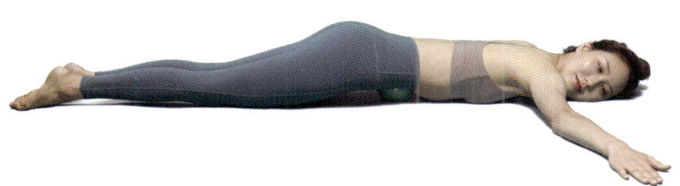

### 4

무릎을 곧게 펴면 심부층까지 자극할 수 있습니다. 반면에, 무릎을 굽히면 배곧은근의 표면층에 자극을 집중할 수 있습니다.

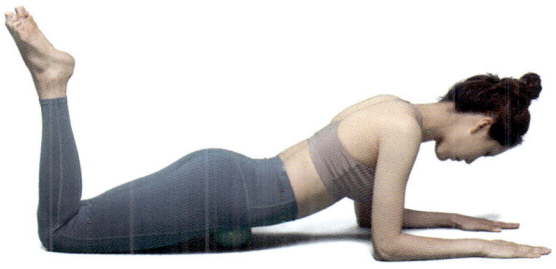

**tip**
엎드려 깊은 복식호흡을 하면 배곧은근의 심부층까지 자극 할 수 있습니다.

# 중간 큰가슴근 대흉근 *pectoralis major*

 **근육설명** 가슴근육은 빗장뼈와 팔의 움직임에 직접적으로 관여합니다. 위큰가슴근의 단축은 흉곽출구증후군과 같은 손저림, 부종, 냉증 등과 같은 증상등을 야기할 수 있습니다.

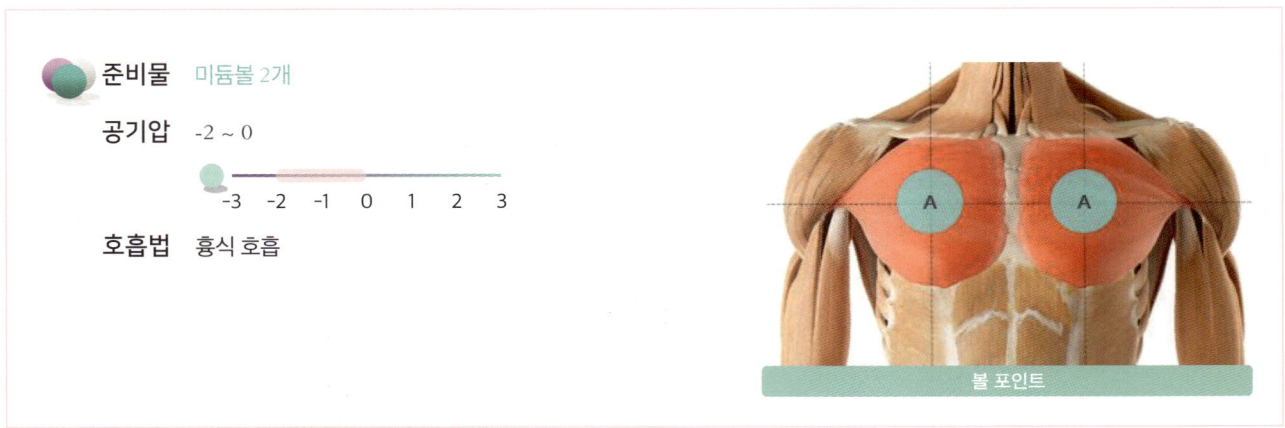

- **준비물** 미듐볼 2개
- **공기압** -2 ~ 0
- **호흡법** 흉식 호흡

볼 포인트

## ① 커스텀시퀀스 *custom sequence*

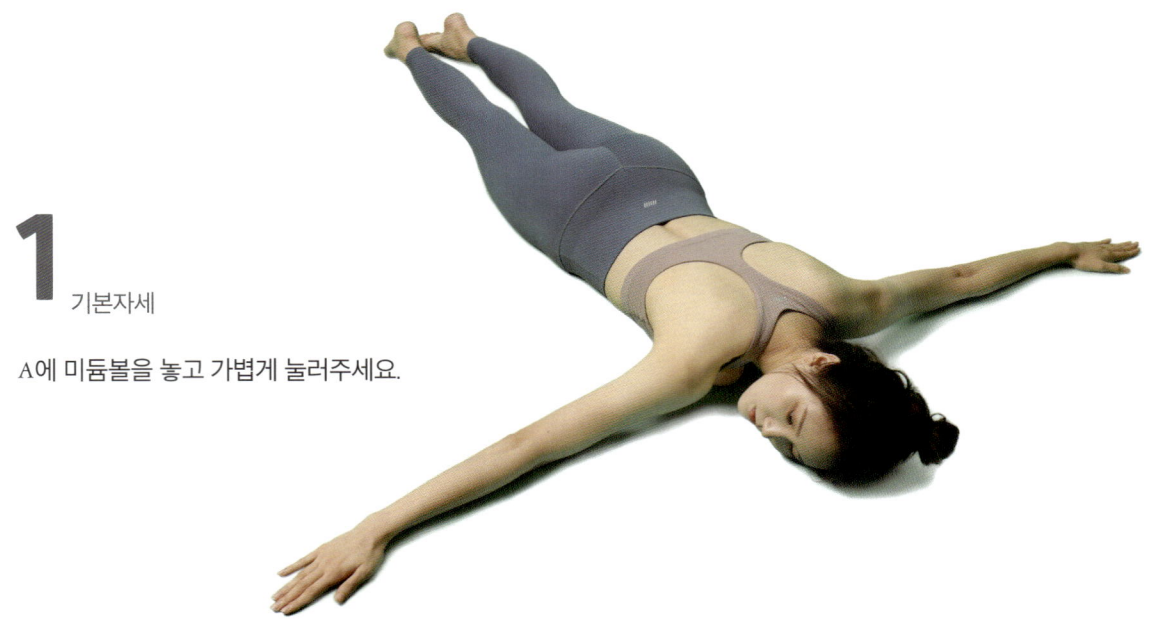

**1** 기본자세

A에 미듐볼을 놓고 가볍게 눌러주세요.

# 2

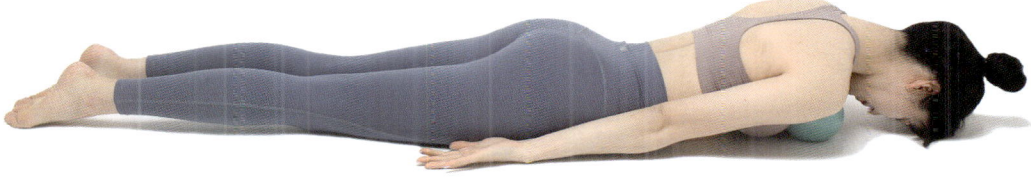

A에 미듐볼을 놓고 가볍게 눌러주세요.

## ② 볼자극 조절 *ajusting stimulation*

**1**  *기본자세*

양팔을 옆으로 벌리면 큰가슴근의 시작점과 부착점간의 거리가 가까워져 심부층을 중심으로 자극을 줄 수 있습니다.

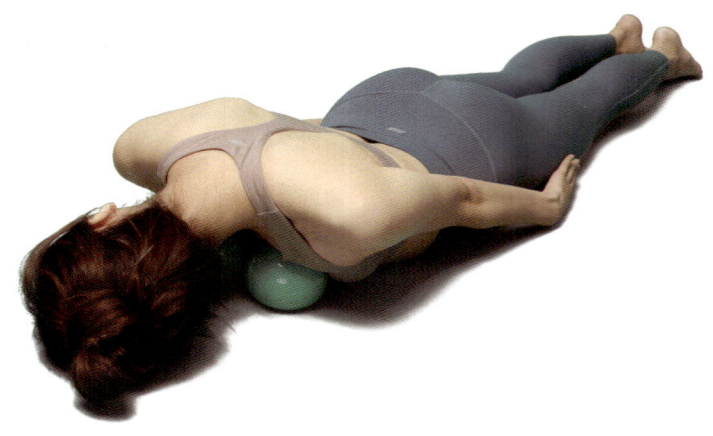

**2**

큰가슴근 가운데 부위인 A부위에 미듐볼을 위치해 체중을 이용해 자극해 주세요. 통증이 느껴지면, 팔꿈치를 이용해 체중부하를 조절하세요. 자극이 표면층에 집중 될 수 있도록 양팔을 허리 옆으로 곧게 펴 주세요.

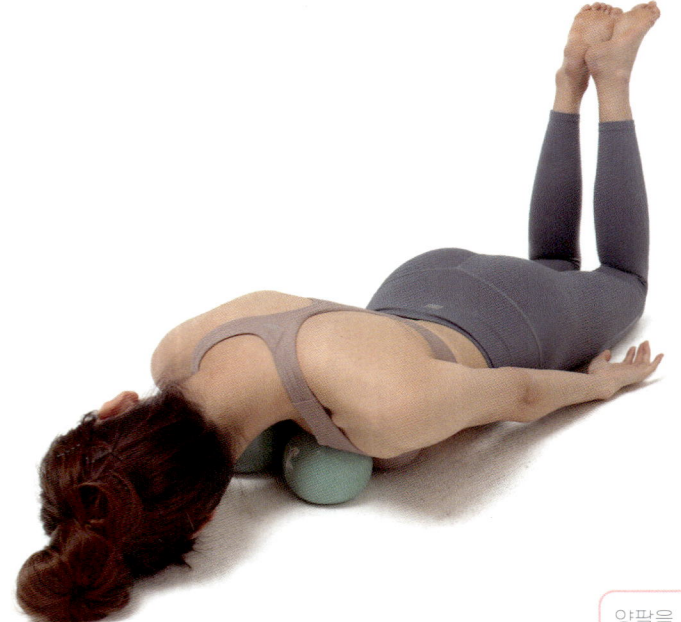

**tip**
양팔을 옆으로 벌리면 큰가슴근의 시작점과 부착점간의 거리가 멀어져 큰가슴근의 표층에 자극을 줄 수 있습니다.

# 위등세모근 *상부승모근 trapezius*

**근육 설명** 목빗근, 상부 큰가슴근, 배곧은근의 단축은 반대편에 위치한 우 등세모근의 약화를 초래 뿐만 아니라, 근막 유착과 함께 근육의 탄력이 감소하게 됩니다.

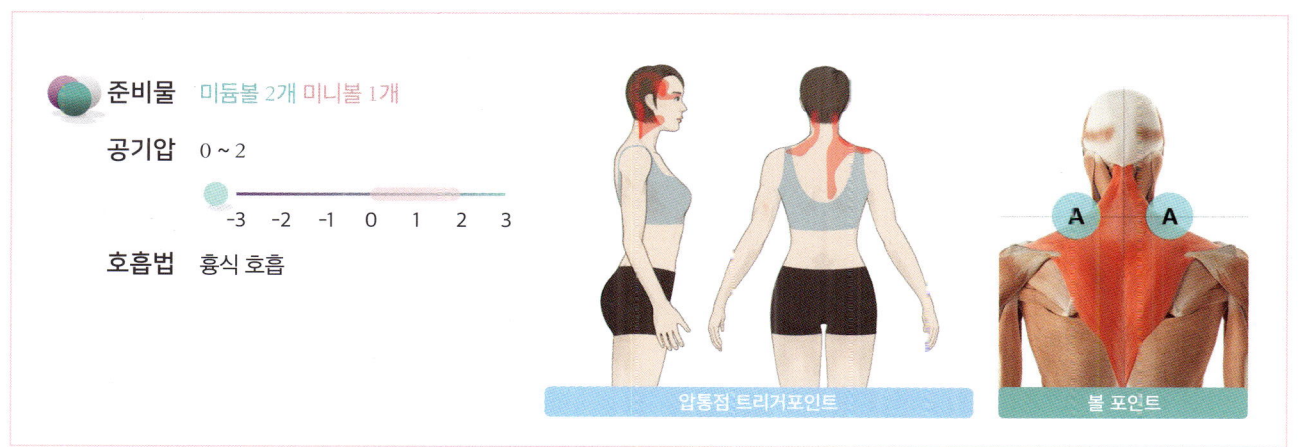

준비물: 미듐볼 2개 미니볼 1개
공기압: 0 ~ 2
호흡법: 흉식 호흡

압통점 트리거포인트 | 볼 포인트

## ① 커스텀시퀀스 *custom sequence*

### 1 기본자세

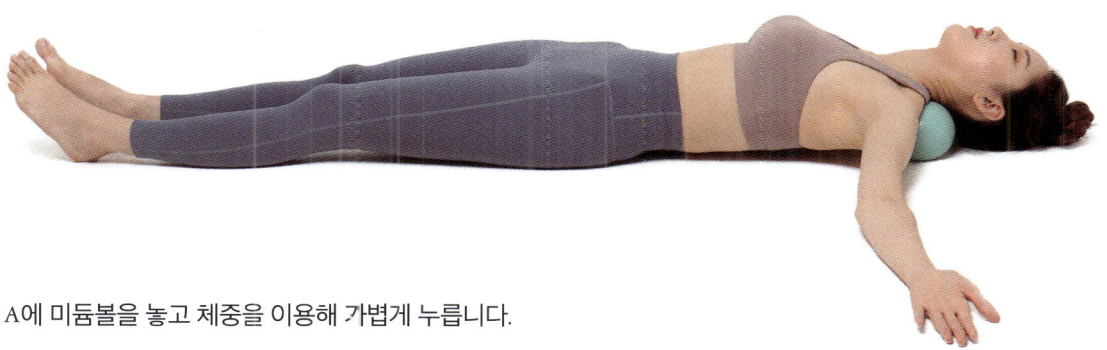

A에 미듐볼을 놓고 체중을 이용해 가볍게 누릅니다.

## 2

미듐볼을 놓은 반대방향으로
60° 정도 고개를 돌립니다.

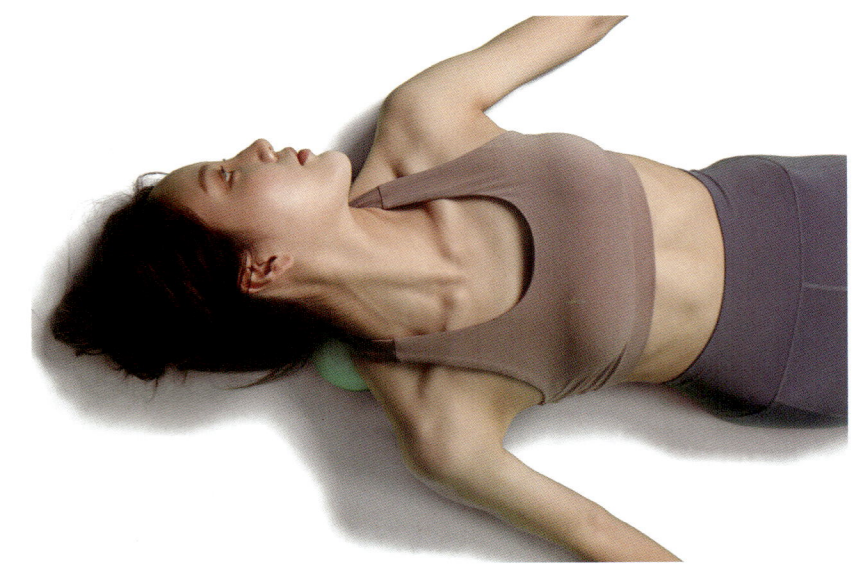

## ② 볼자극 조절 *ajusting stimulation*

### 1  기본자세

손가락으로 위등세모근을 잡을 때 가장 두껍게 잡히는 부위 A에 미듐볼을 위치시켜 주세요.

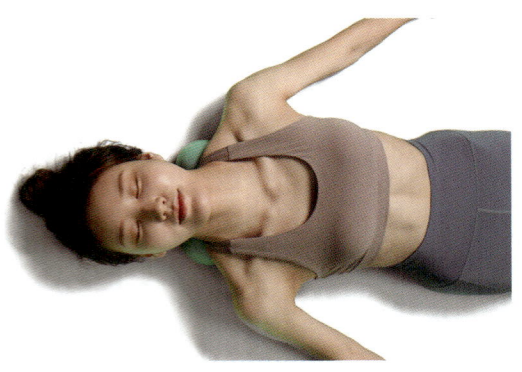

### 2

볼 1개를 사용할 경우, 볼 적용 방향 팔을 들고, 고개를 반대편으로 돌리면, 등세모근 심부층까지 자극할 수 있습니다.

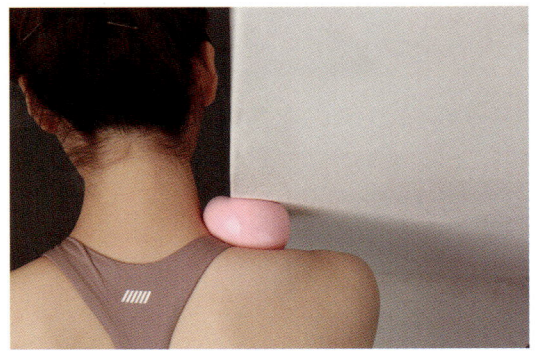

# 목커브 만들기 *shaping neck curve*

 **근육설명** 목커브만들기는 목통증과 경추정렬에 도움이 될뿐만 아니라, 뇌와 척추뼈로 이어지는 척수안쪽의 뇌척수액의 흐름을 원활하게 도움을 줍니다.

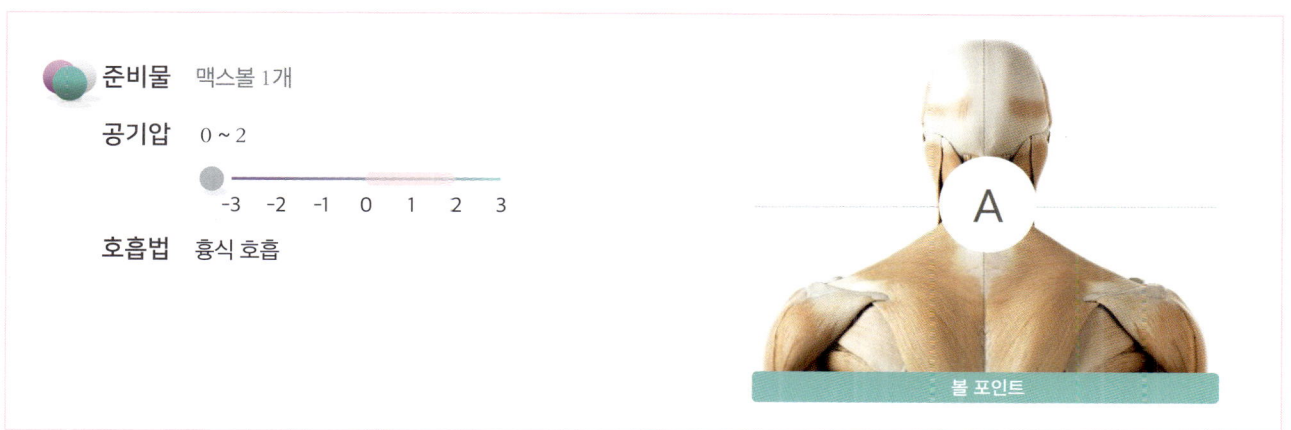

## ① 커스텀시퀀스 *custom sequence*

### 1 기본자세

뒤통수 아래 목 오목부위 A에 맥스볼을 위치시킵니다.

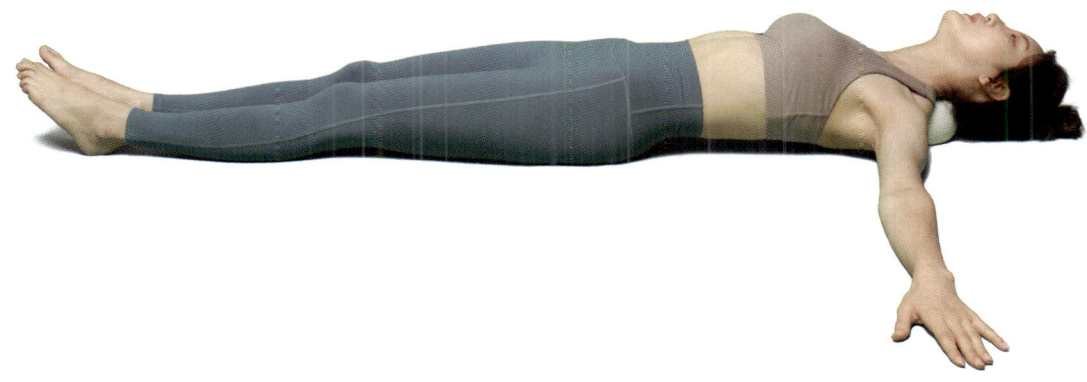

## 2

맥스볼을 경추부위 오목하게 들어간 부위에 적용한 채 양팔을 교차하여 가슴 앞으로 위치시켜주세요. 어깨뼈의 움직임으로 인해 목주변 근육 사용으로 미세한 차이를 발생시킵니다.

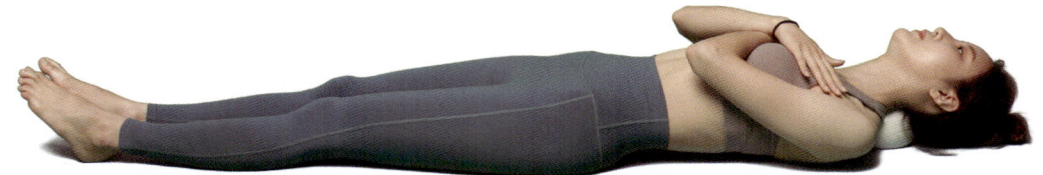

## 3

목을 좌우로 번갈아 가면서 돌려주세요.

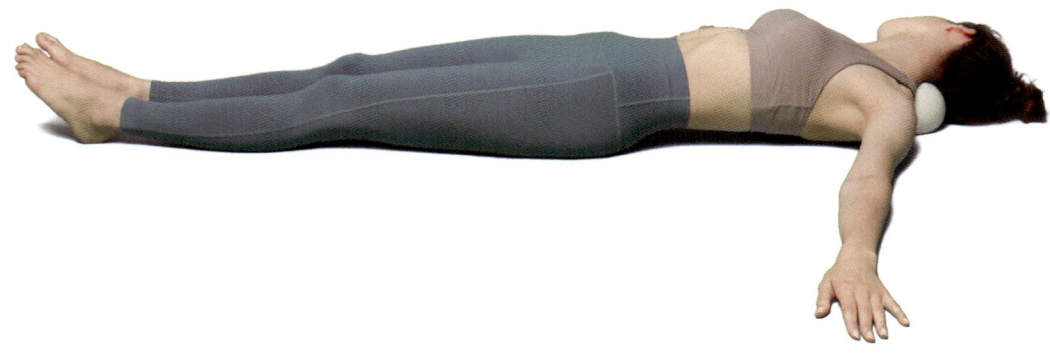

## ② 볼자극 조절 *ajusting stimulation*

**1**

무릎을 굽히면 체중을 이용해 더욱 자극할 수 있습니다.

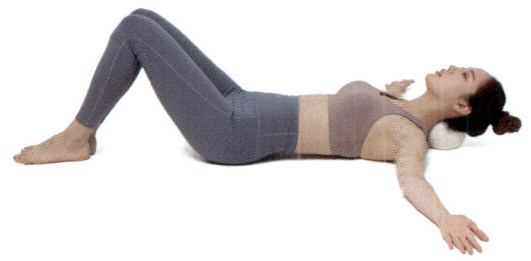

**2**

막스볼을 흉추부위에 적용한 채 양팔을 교차하여 가슴앞으로 위치시켜주세요. 어깨뼈의 움직임으로 인해 목주변 근육 사용으로 미세한 차이를 발생시킵니다.

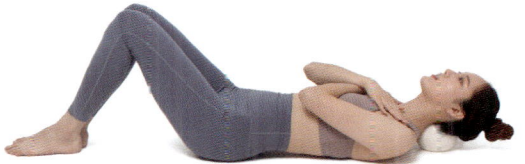

**3**

두 팔을 '만세'하면 어깨뼈의 움직임에 의해 목과 어깨뼈 주변 근육 변화로 자극이 더욱 강해집니다.

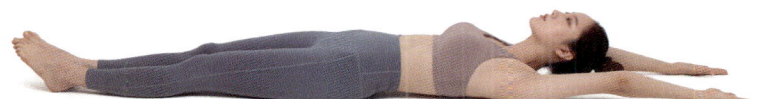

**4**

3번 동작 후, 무릎을 굽히면 체중이 더욱 실려 자극이 증가합니다.

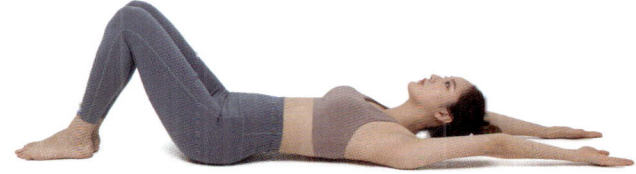

# 마름근 능형근 rhomboids

**근육설명** 마름근의 기능을 향상시켜 흉추부위의 등굽힘 증상을 개선시킬 수 있습니다. 경추-흉추-어깨뼈의 변형된 부정렬 회복에 효과적입니다.

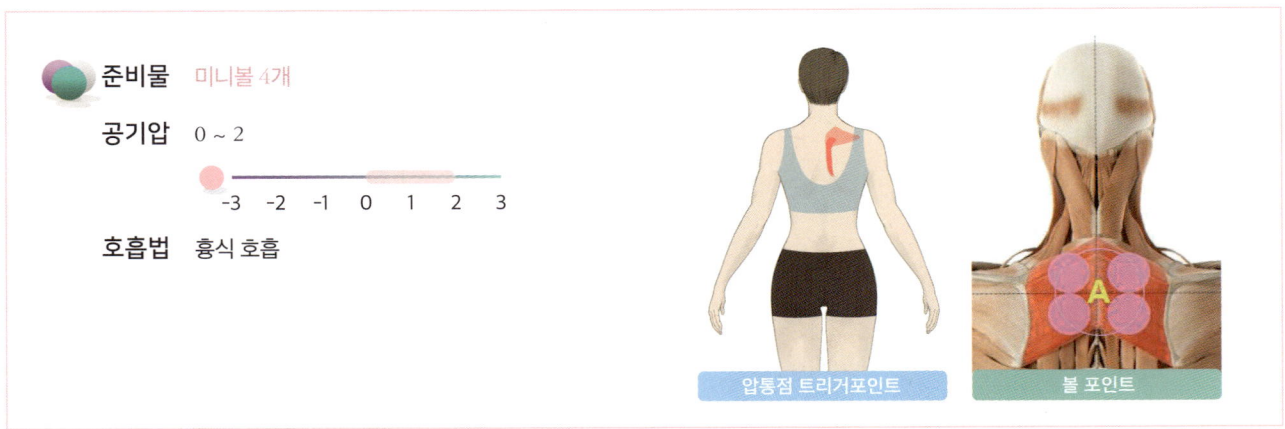

## ① 커스텀시퀀스 custom sequence

### 1 기본자세

미니볼 4개를 이용해 어깨뼈 사이 A 부위에 위치시켜주세요.
척추뼈 양쪽과 어깨뼈 사이에 위아래로 2개씩 위치시켜주세요.

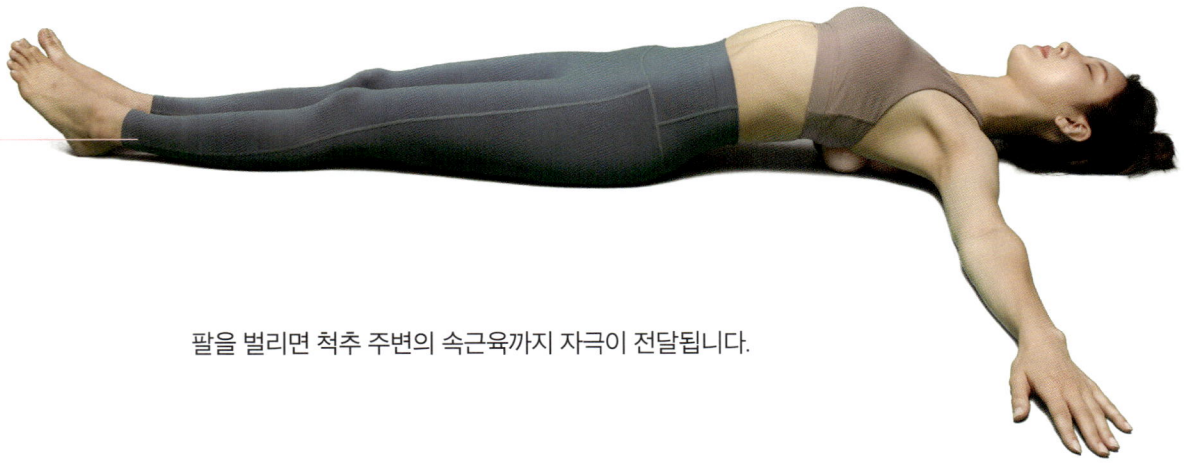

팔을 벌리면 척추 주변의 속근육까지 자극이 전달됩니다.

## ② 볼자극 조절 *ajusting stimulation*

### 1

팔을 교차해 가슴앞에 위치해 주세요. 표면 근육에 더 강한 자극을 느낄 수 있습니다.

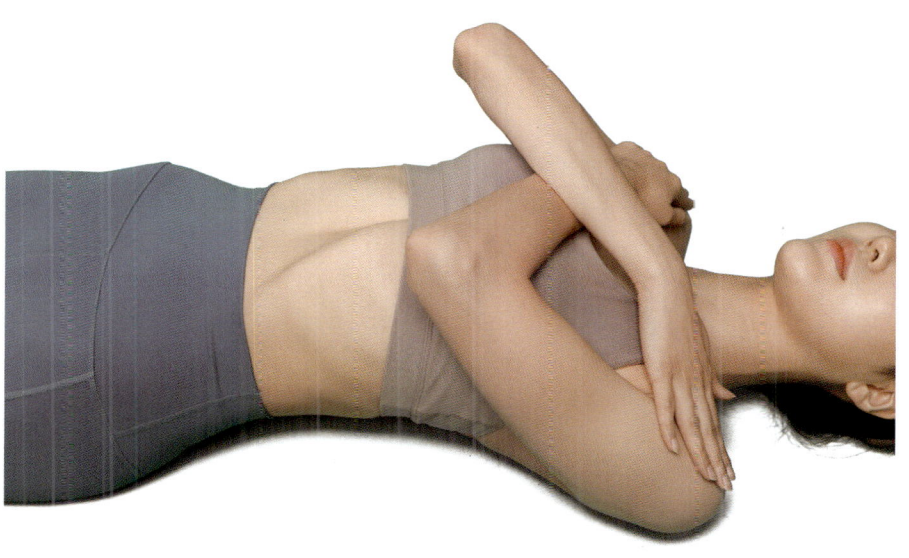

### 2

팔을 위로 올리면 표면 근육에 가장 큰 자극을 느낄 수 있습니다.

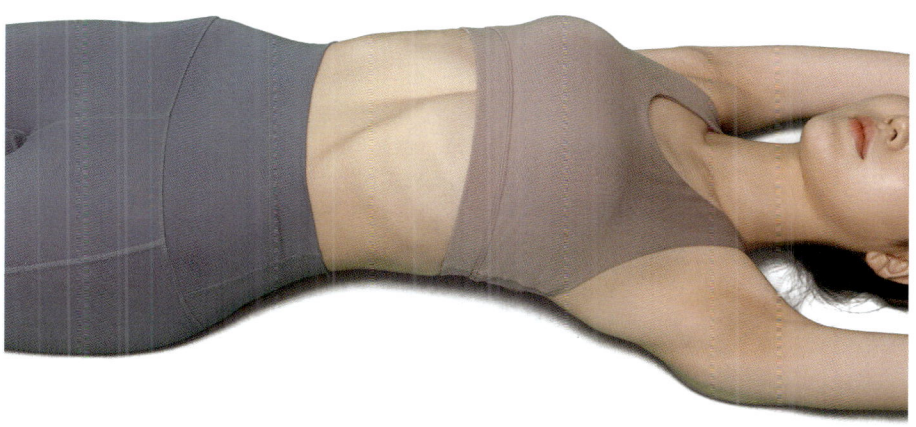

# 흉추커브 만들기 *shaping thoracic curve*

**근육설명** 거북목과 라운드 숄더 증상은 흉추의 정상 굽힘을 변형 시킵니다. 볼테라피 볼적용은 정상적인 정상적인 요추와 흉추의 C커브 형성에 도움이 됩니다. C커브 형성에 도움이 됩니다.

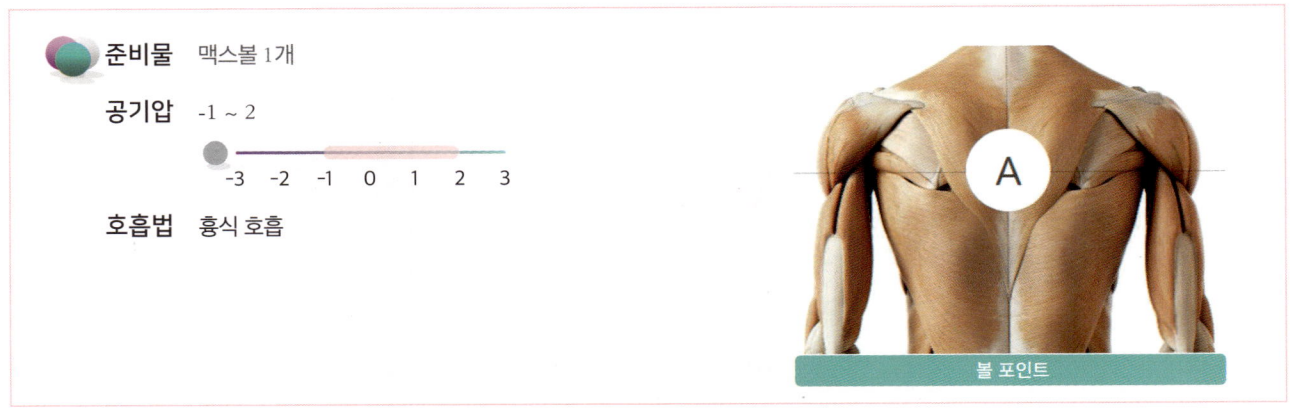

**준비물** 맥스볼 1개
**공기압** -1 ~ 2
**호흡법** 흉식 호흡

볼 포인트

## ① 커스텀시퀀스 *custom sequence*

### 1 기본자세

가슴을 기준으로 흉추 A에 맥스볼을 이용해 자극을 줍니다.

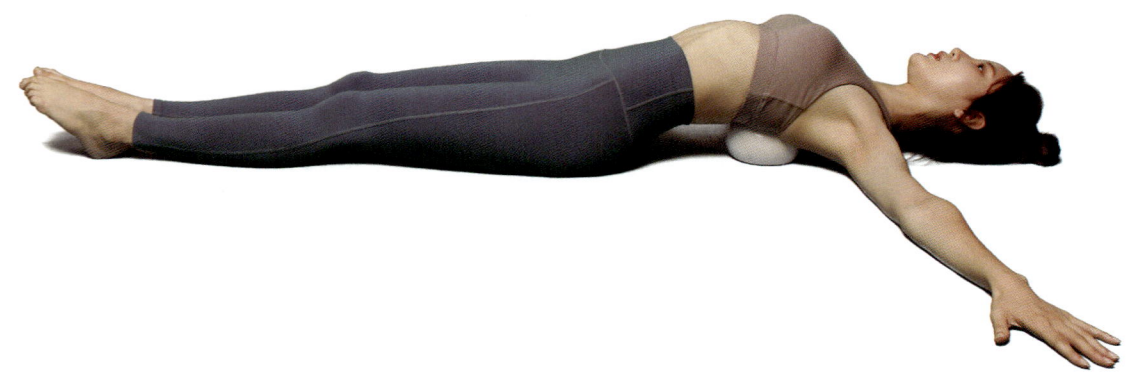

## 2

1번동작을 유지한 채, 두팔을 가슴앞으로 교차해 주세요.

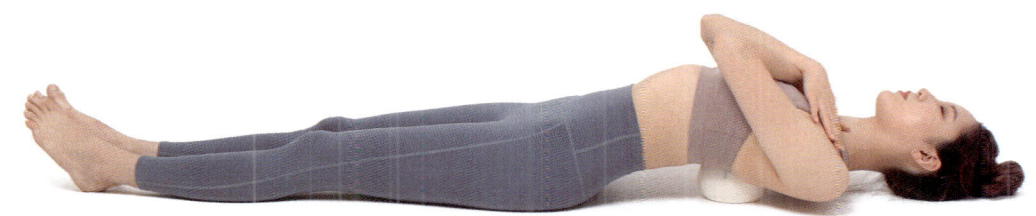

## 3

2번 동작을 유지한 체, 두 팔을 '만세'해 주세요.

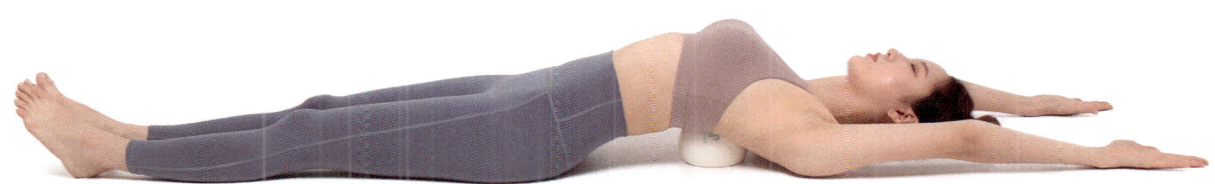

**tip**
팔의 위치 변화로 볼자극을 조절할 수 있습니다. 1번에서 3번으로 갈수록 자극이 강해집니다.

# 복장뼈 흉골 sternum

BALLTHERAPY
REHABILITATION
HOME TRAINING

**근육 설명** 복장뼈는 갈비뼈의 중심부에 위치하고 있습니다. 호흡이 매우 중요한 포인트 입니다. 공 적용시 다른 근육보다 호흡에 더욱 신경쓰면서 운동하세요.

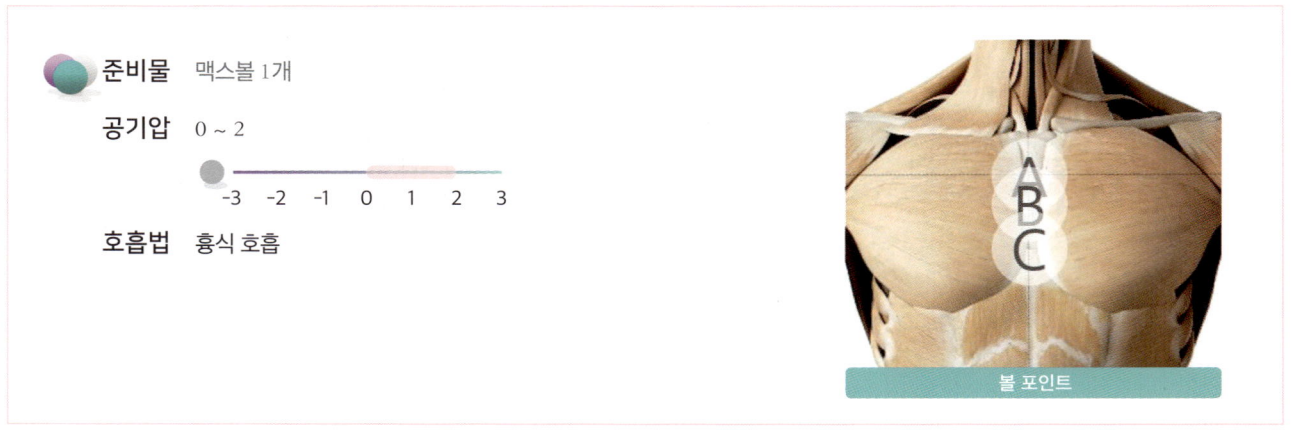

- **준비물** 맥스볼 1개
- **공기압** 0 ~ 2
- **호흡법** 흉식 호흡

볼 포인트

## ① 커스텀시퀀스 custom sequence

**1 기본자세** 복장뼈 A, B, C에 맥스볼을 놓고 지긋이 눌러주세요.
각 부위에 루틴시퀀스를 적용해 주세요.

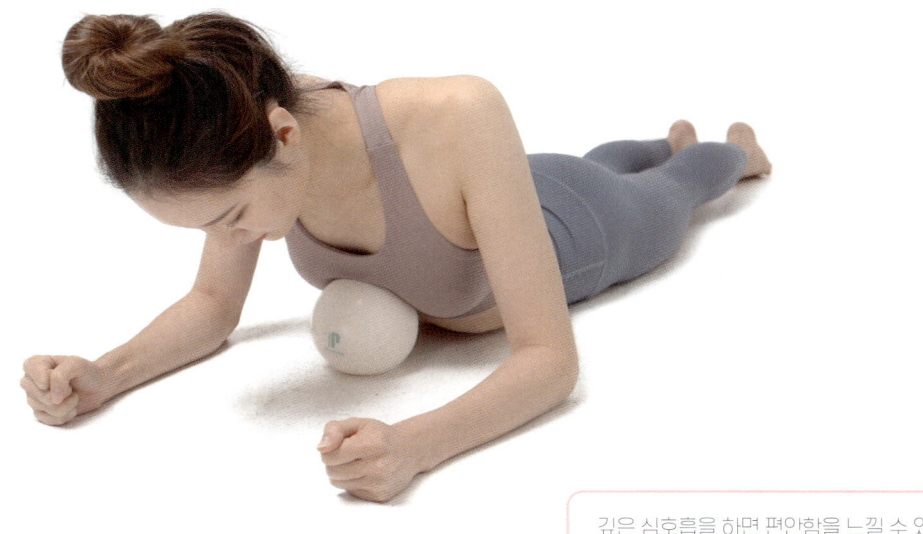

**TIP** 깊은 심호흡을 하면 편안함을 느낄 수 있습니다.

## ② 볼자극 조절 *ajusting stimulation*

### 1 기본자세

팔꿈치 위치를 조절해 상체 높이를 조절해 볼 자극을 조절해 주세요.

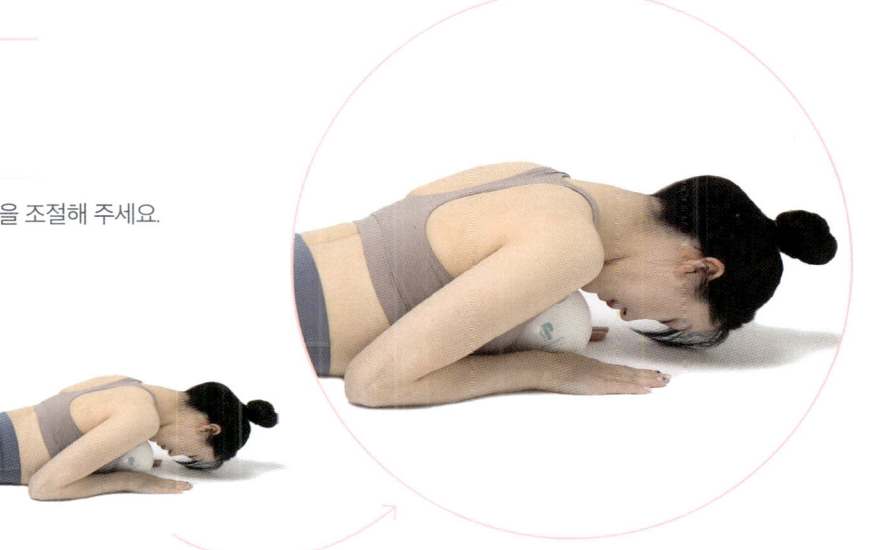

### 2

통증, 불편감이 낮아지면, 양팔을 허리옆으로 붙여 완전 엎드려 주세요.

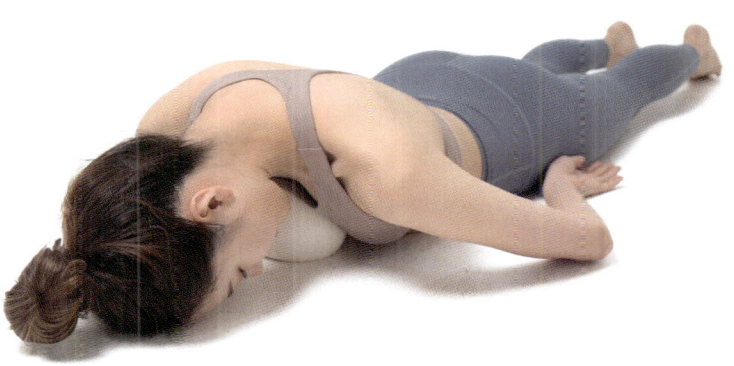

### 3

무릎을 굽혀 더 큰 자극을 할 수 있습니다.

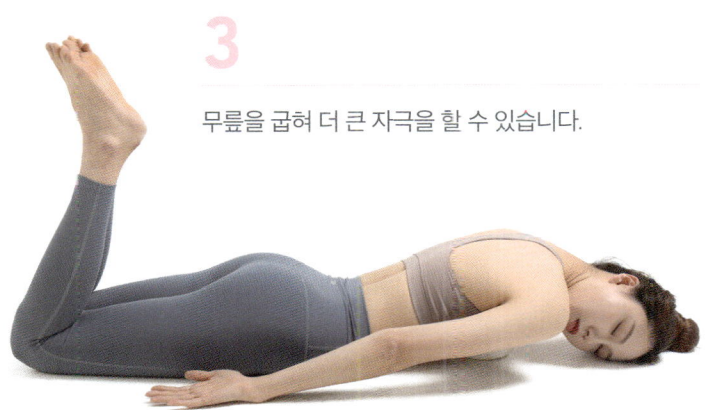

# 몸 중심선 이동 *lateral body line movement*

**근육 설명** 대부분 현대인들은 신체 구조적인 특징, 생활습관, 노화 등의 이유로 몸의 기울기가 앞으로 치우쳐져 있습니다. 이로 인해, 뇌는 몸의 기울기를 담당하는 전정기관의 교란으로 앞 기울기 체형을 정상으로 인지합니다. 그 결과, 앞정강이근, 장딴지근, 허벅지, 허리, 목 등의 근육긴장도가 증가해 몸의 피로를 발생합니다.

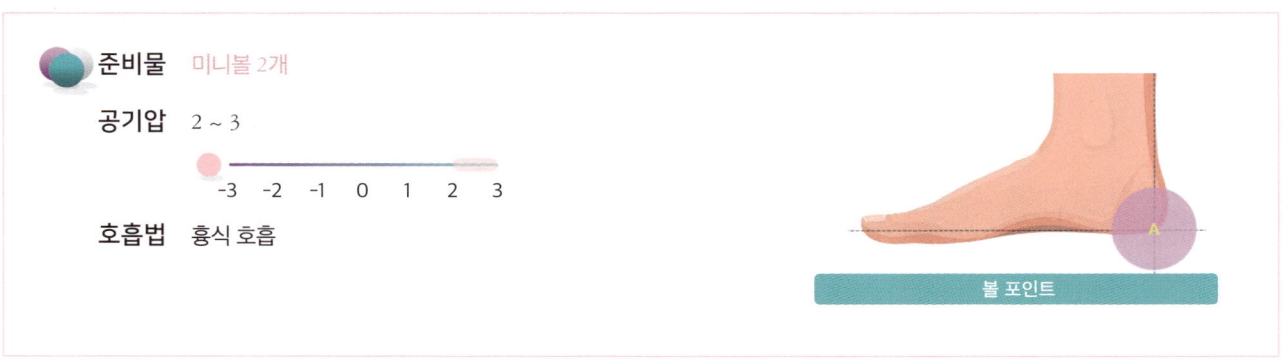

- **준비물** 미니볼 2개
- **공기압** 2 ~ 3
- **호흡법** 흉식 호흡

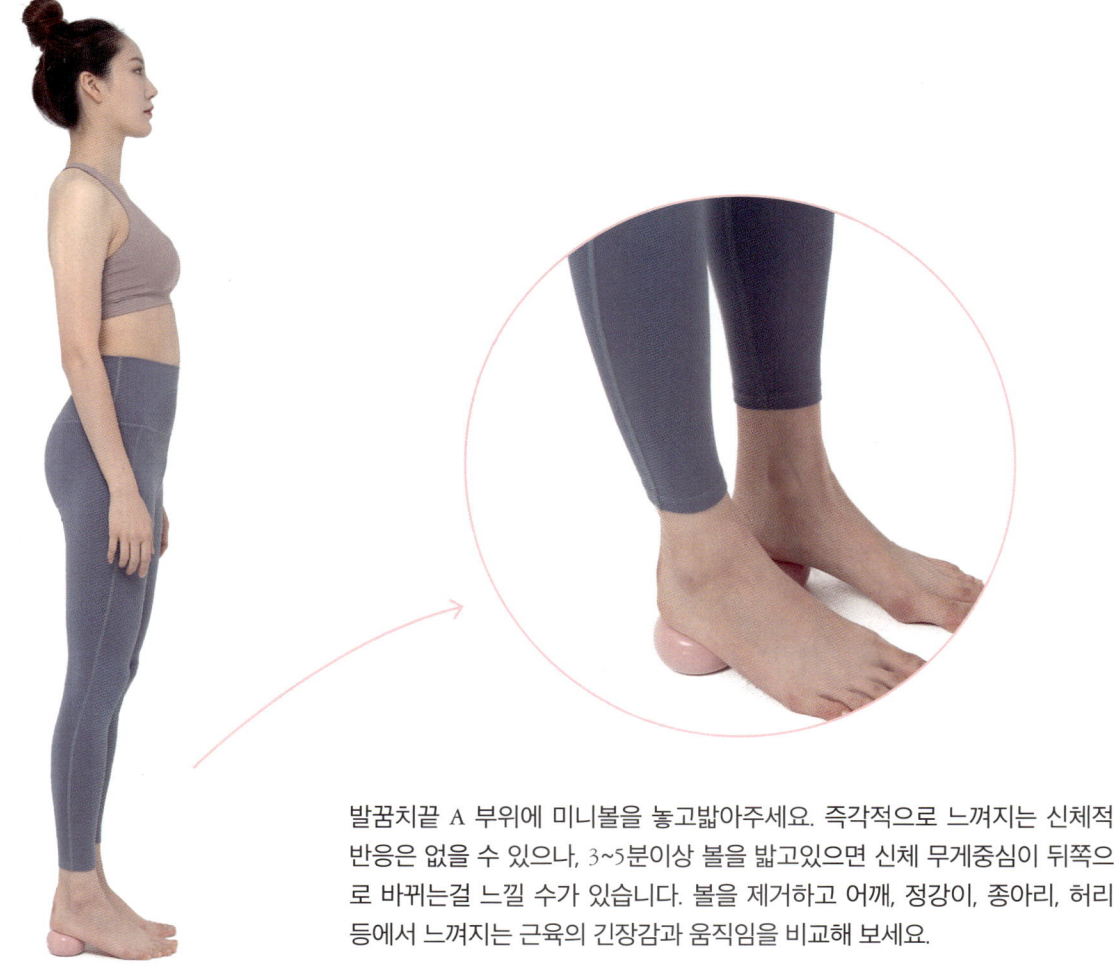

발꿈치끝 A 부위에 미니볼을 놓고밟아주세요. 즉각적으로 느껴지는 신체적 반응은 없을 수 있으나, 3~5분이상 볼을 밟고있으면 신체 무게중심이 뒤쪽으로 바뀌는걸 느낄 수가 있습니다. 볼을 제거하고 어깨, 정강이, 종아리, 허리 등에서 느껴지는 근육의 긴장감과 움직임을 비교해 보세요.

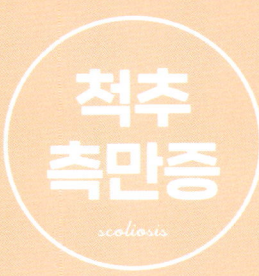

## 척추 측만증
*scoliosis*

척추측만증은 좌우 척추 변형 뿐만 아니라 척추분절의 회전 변형에 대한 이해까지 필요한 체형교정 입니다. 흉곽과 척추주변부의 견고한 구조물과 함께 흉곽주변 근육과 척추 주변 속근육의 이완기 척추측만증 체형교정의 핵심이라 할 수 있습니다.

**순서** | 앞톱니근 | 허리네모근 & 빗근 | 넓은등근 | 골반비틀기 | 중간볼기근 | 골반저근육

---

### 앞톱니근 <sub>전거근</sub> serratus anterior

BALLTHERAPY
REHABILITATION
HOME TRAINING

 **근육설명** 척추측만증이 발생하는 주요 부위는 흉추와 흉추경계 부위입니다. 흉추부위는 경추, 요추와 경계를 이루며 구조적으로 어깨뼈와도 밀접한 관련이 있는 척추분절입니다. 척추측만으로 인해 목과 허리, 어깨부위 기능에도 영향을 미치지만 무엇보다 척추회전에서 약 40°를 담당하기 때문에 척추폄제한과 함께 몸통의 움직임을 제한합니다.

**준비물** 맥스볼 2개
**공기압** -2 ~ 0
  -3 -2 -1 0 1 2 3
**호흡법** 흉식 호흡

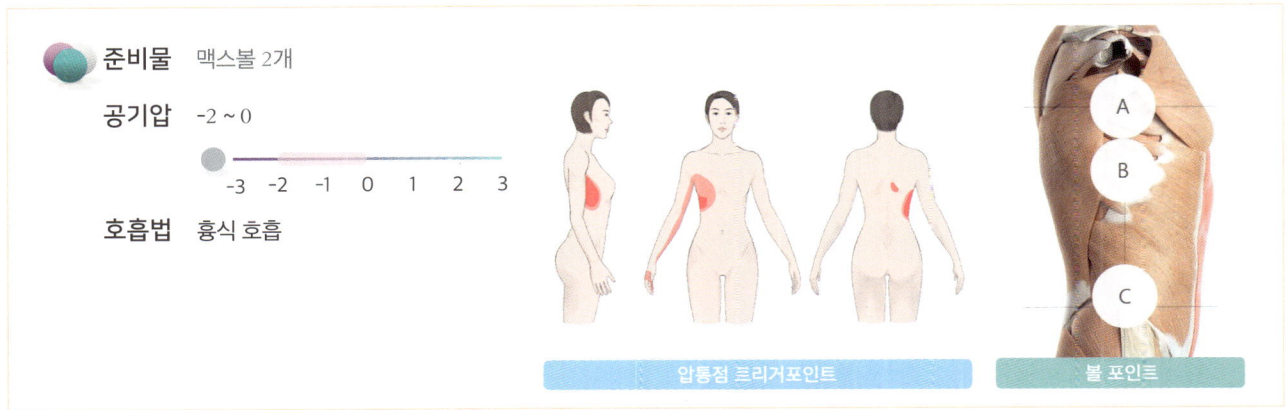

압통점 트리거포인트 | 볼 포인트

### ① 커스텀시퀀스 *custom sequence*

**1** 기본자세 — B에 맥스볼을 이용해 자극을 줍니다. 볼이 앞뒤로 삐져나오지 않게 수직으로 눌러주세요.

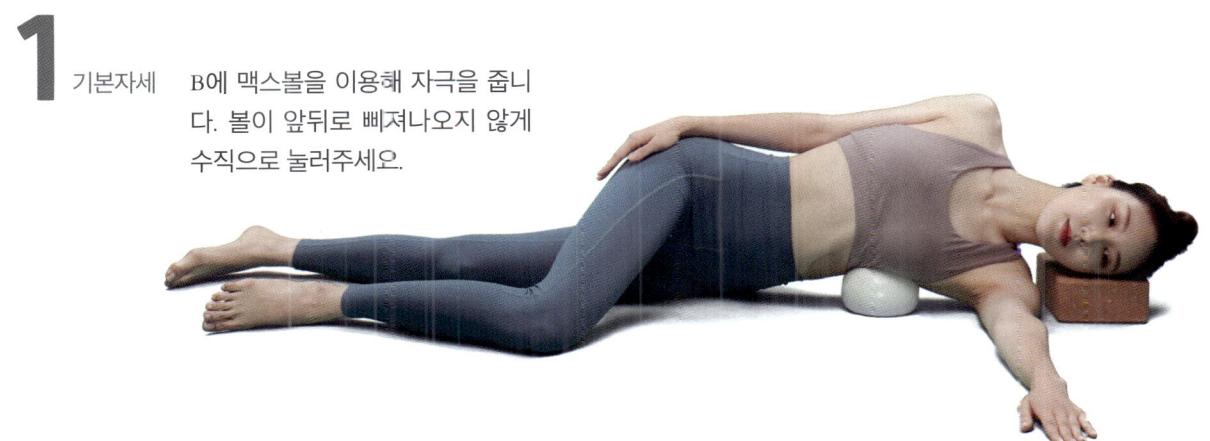

## 2

B에 공을 놓고 지긋이 누릅니다.

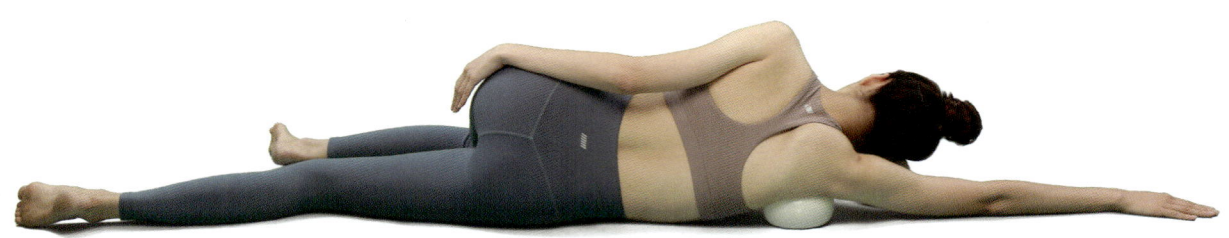

## 3

A부위와 C부위에 맥스볼을 적용 후, 복식호습10회, 흉식호흡 10회를 진행해주세요.
중력을 이용해 가슴과 몸통부위의 이완을 촉진할 수 있습니다.

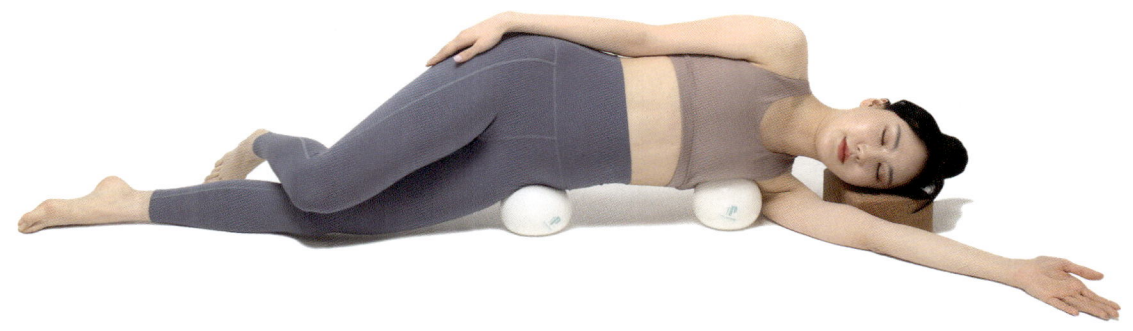

**tip**

노약자의 경우 갈비뼈 골절도 발생할 수 있으니 주의하세요.

# 허리네모근 요방형근 quadratus lumborum    빗근 복사근 oblique muscles

 **근육설명** 척추 측만증은 흉추, 요추, 흉추+요추 변형으로 나뉠 수 있습니다. 허리네모근과 빗근은 갈비뼈와 골반에 붙어 있기 때문에 흉추와, 요추의 변형에 직접적인 관련성이 높습니다. 척추의 교정은 직접적인 관절 교정보다는 주변 근육의 균형회복으로 이루어 지기 때문에, 허리를 둘러 싸고 있는 근육들의 이완이 무엇보다 중요합니다.

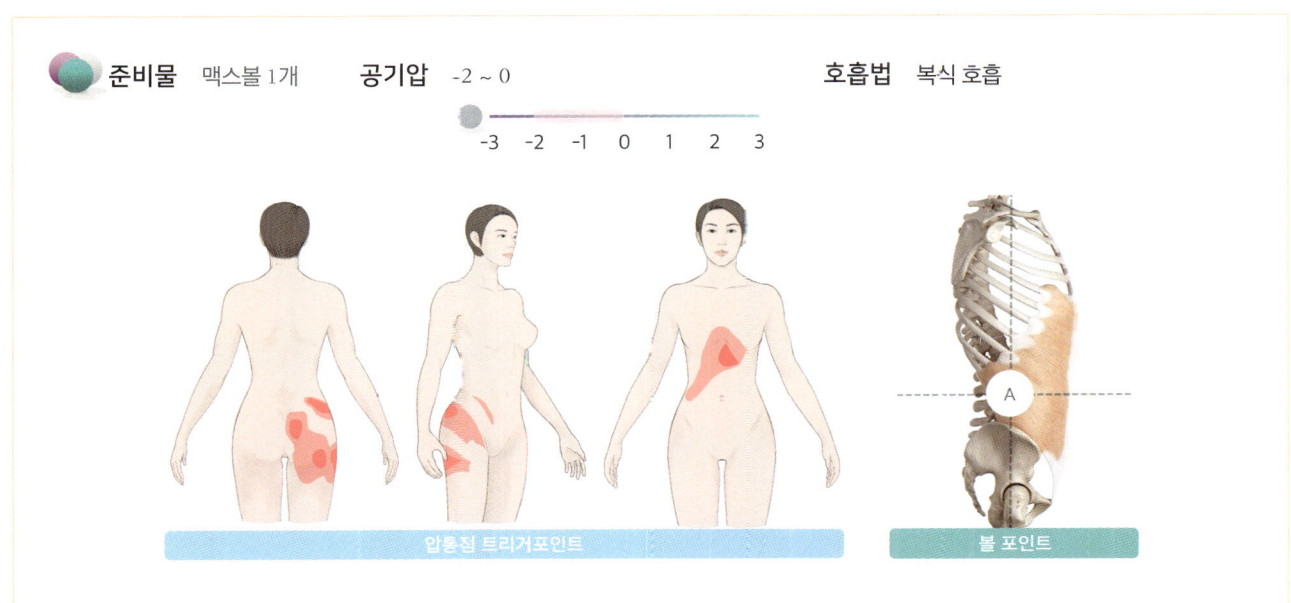

## ① 커스텀시퀀스 custom sequence

**1** 기본자세   A에 공을 위치시켜 자극을 줍니다. 복부 근육 중 가장 깊은 근육입니다. 복식호흡이 더욱 중요한 근육입니다.

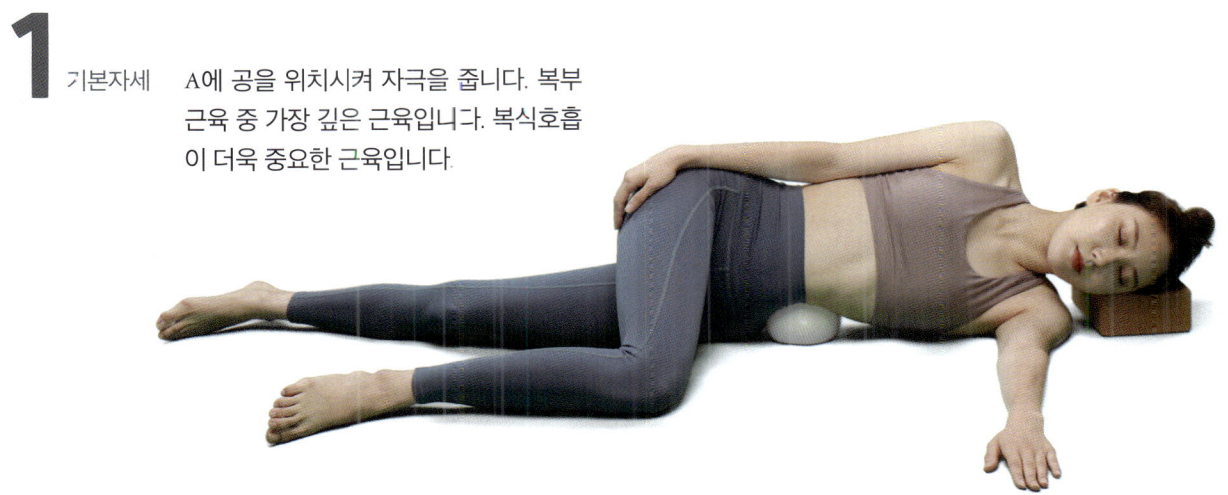

# 넓은등근 광배근 latissimus dorsi

BALLTHERAPY
REHABILITATION
HOME TRAINING

**근육설명** 척추측만증에 있어 넓은등근은 직접적인 관련성은 낮지만, 흉추, 등을 광범위하게 둘러싸고 있는 표면근육입니다. 허리 회전과 폄 동작에 주요 역할을 하기때문에 척추관절 정렬에 중요한 작용을 합니다.

**준비물** 맥스볼 2개
**공기압** -1 ~ 2
**호흡법** 흉식 호흡

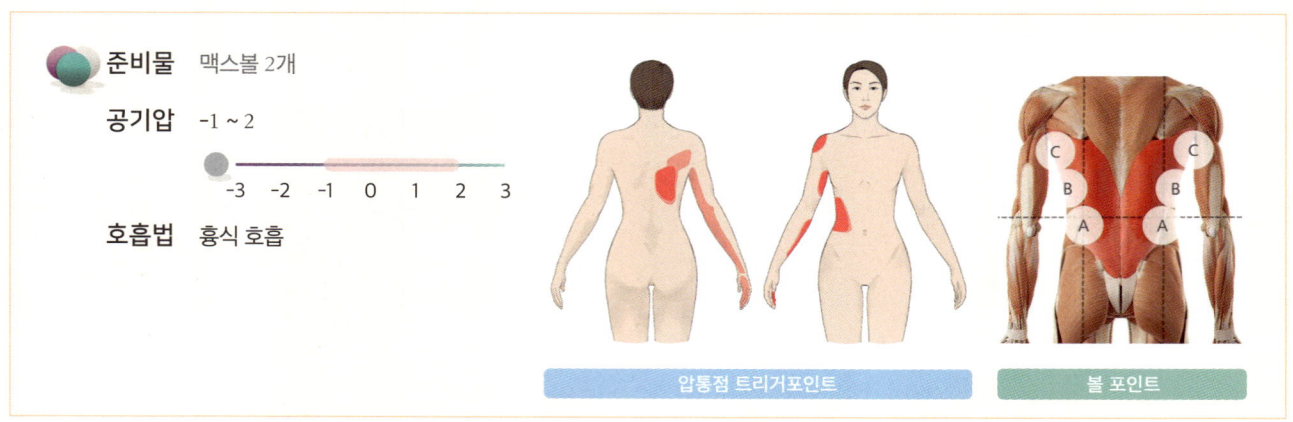

압통점 트리거포인트 | 볼 포인트

## ① 커스텀시퀀스 custom sequence

**1** 기본자세

배꼽을 기준으로 허리 옆 A부위에 맥스볼을 위치시킨 후,
양팔을 가볍게 벌린 후 누워주세요.

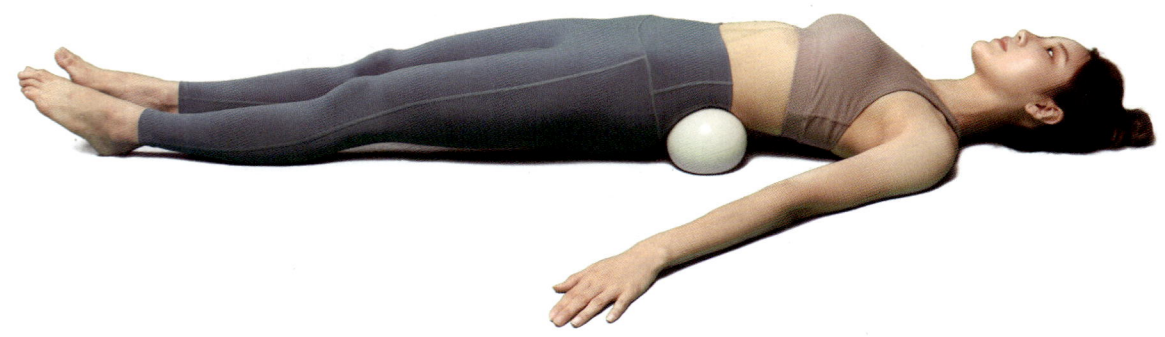

## 2

복부 앞쪽에 가장 밑에 있는 갈비뼈를 기준으로, 허리 부위 B에
위치시킨 후, 양팔을 가볍게 벌린 후 누워주세요.

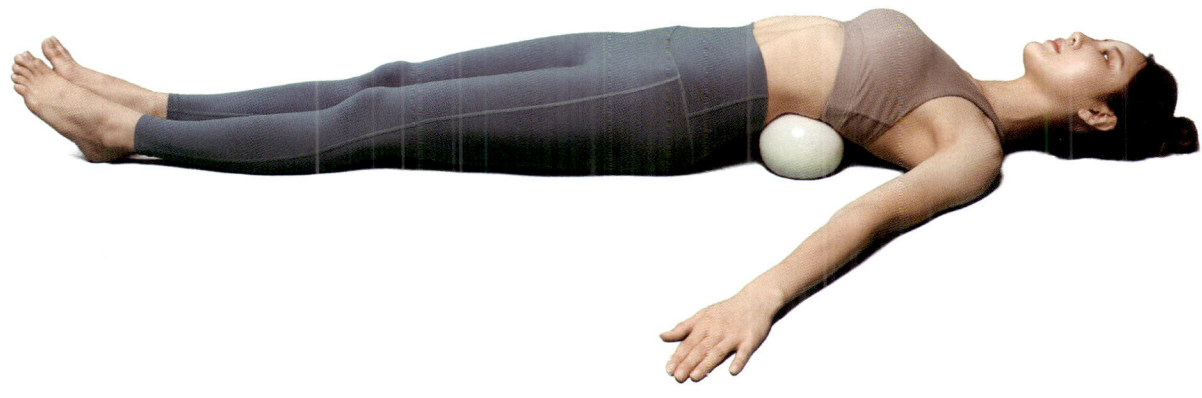

## 3

가슴 라인을 따라 겨드랑이 뒤쪽 C에 맥스볼을 놓고
양팔을 가볍게 벌린 후 누워주세요.

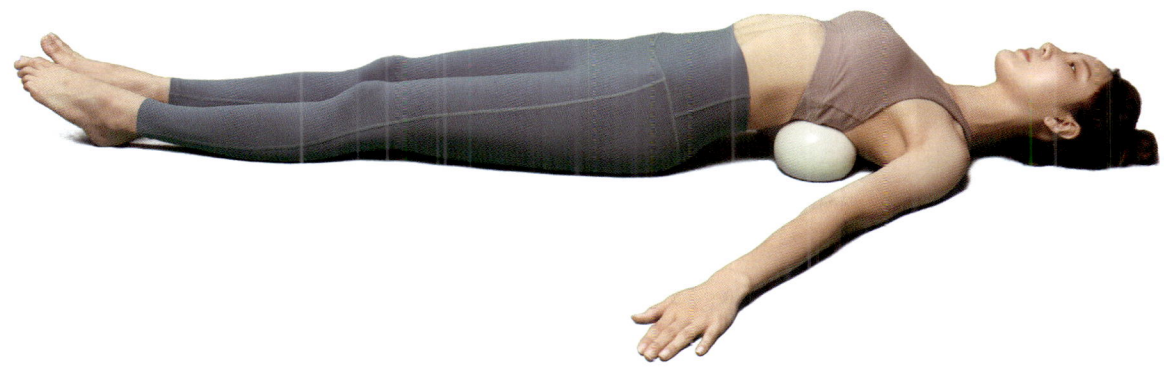

## ② 볼자극 조절 *ajusting stimulation*

### 1  기본자세

팔을 양 옆으로 벌려주세요.

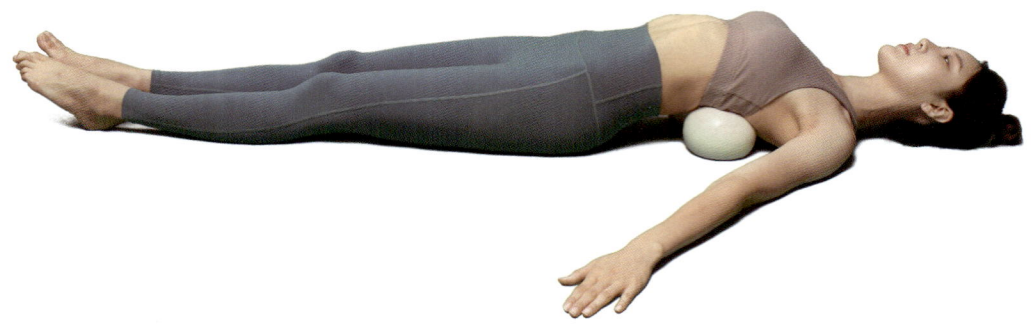

### 2

두팔을 귀 옆으로 곧게 펴주세요.

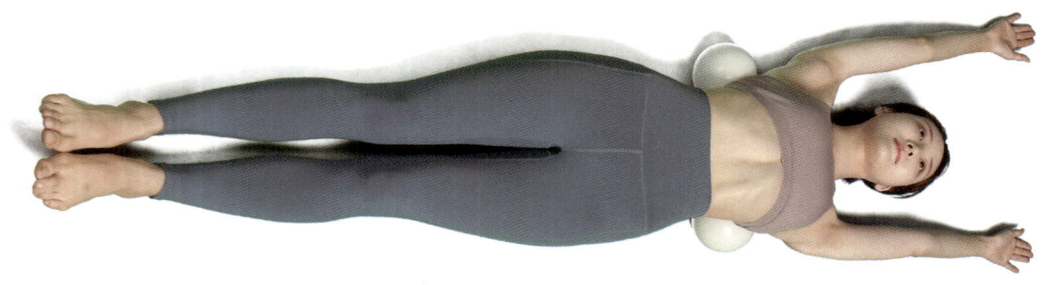

**tip**
'만세' 동작은 넓은등근의 시작점과 부착점 간의 거리가 멀어져 넓은 등근의 표면을 더욱 자극할 수 있습니다.

# 골반비틀기 *pelvic cross*

BALLTHERAPY
REHABILITATION
HOME TRAINING

**근육설명** 척추 측만증은 단순히 좌우, 앞뒤 개념만의 불균형이 아닌 회전의 개념으로 변형이 발생할 수 있습니다. 척추의 회전 변형의 경우에는 골반비틀기는 척추관절 및 척추관절-골반과의 비틀어짐 회복에도 효과적입니다.

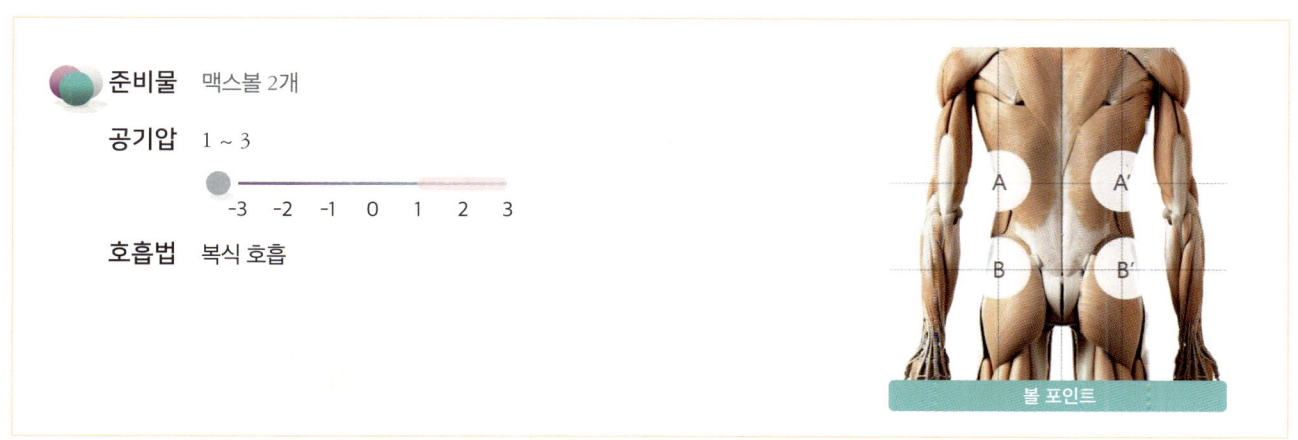

**준비물** 맥스볼 2개
**공기압** 1 ~ 3
-3 -2 -1 0 1 2 3
**호흡법** 복식 호흡

볼 포인트

## ① 커스텀시퀀스 *custom sequence*

### 1 기본자세

허리 상단에 위치한 갈비뼈 12번 측면 A에 맥스볼을 위치해주세요.

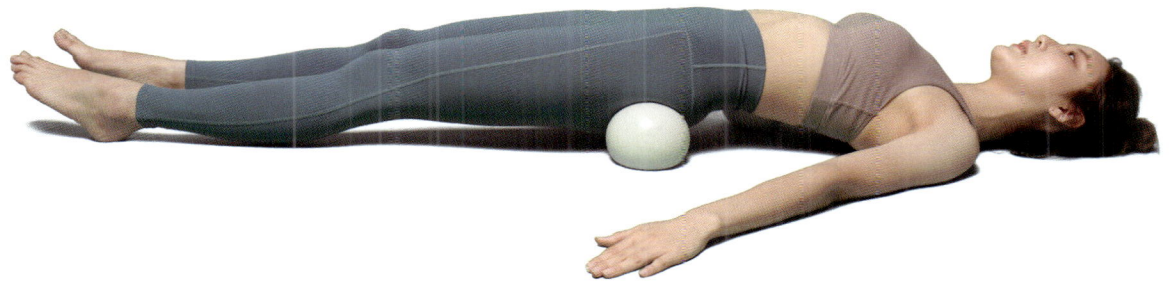

골반뼈와 최대한 가까운 측면 부위 B에 맥스볼을 위치해주세요.
A,B 부위 모두 근육보다는 뼈에 볼을 위치시켜 주세요.

**tip** 허리 앞·뒤 근육 이완후 볼테라피를 적용해 주세요.
순서를 준수해야 허리에 무리를 주지 않습니다.

# 2

반대방향으로 맥스볼의 위치를 위아래로 바꿔
X자 형태로 볼 위치를 바꿔주세요.

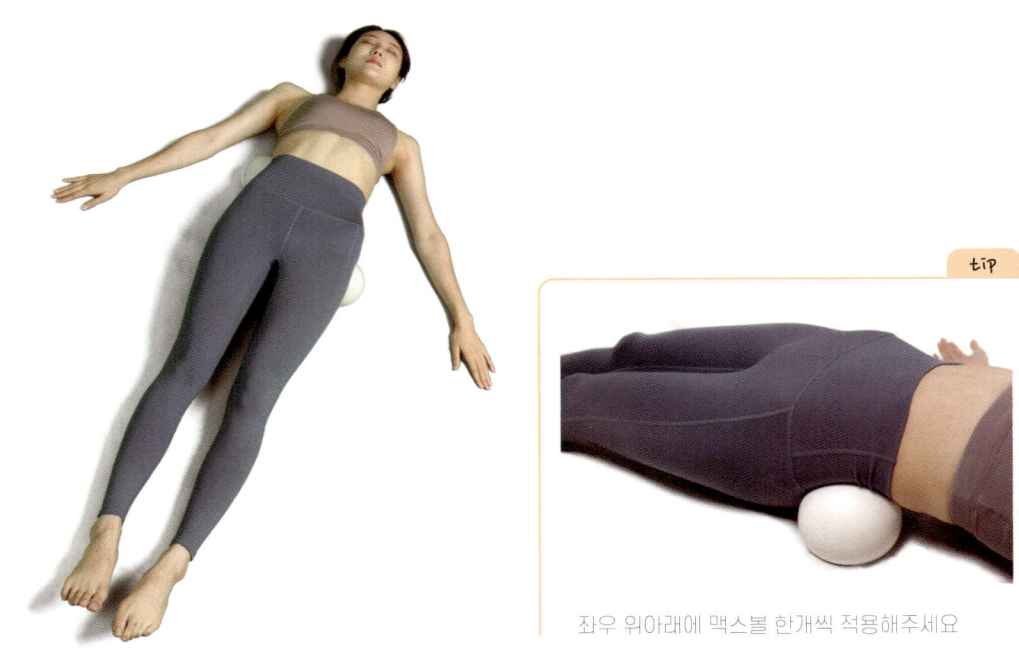

tip
좌우 위아래에 맥스볼 한개씩 적용해주세요

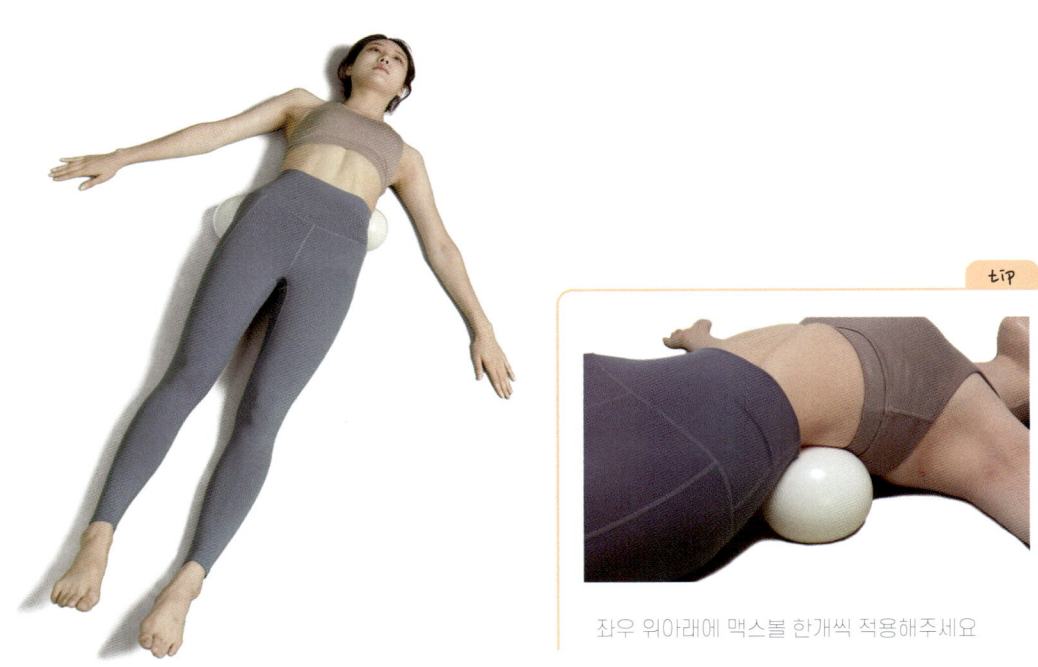

tip
좌우 위아래에 맥스볼 한개씩 적용해주세요

# 중간볼기근 *중둔근 gluteus medius*

 **근육 설명** 척추측만 체형으로 인해 골반의 안정성을 담당하는 중간볼기근의 기능약화를 회복하는 것이 중요합니다.

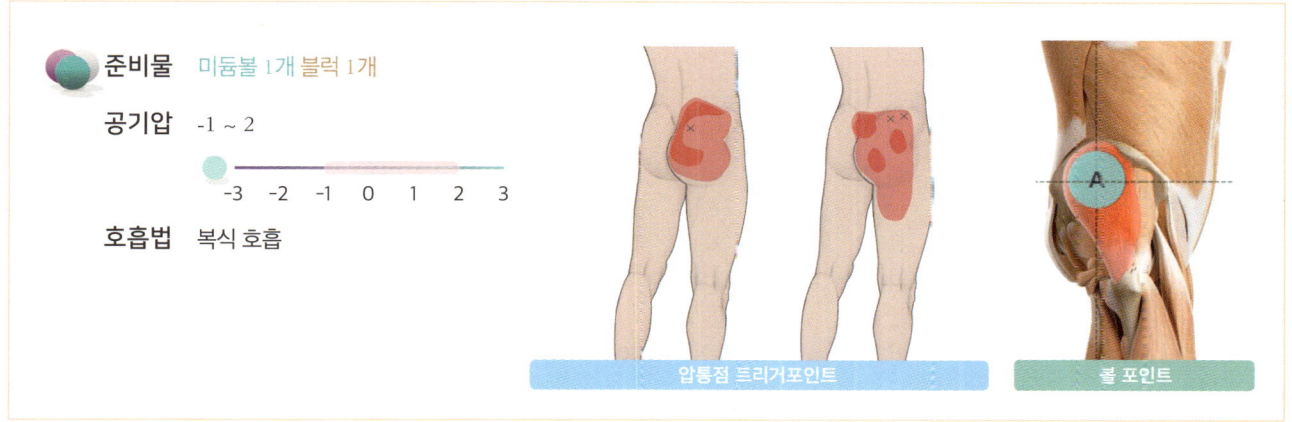

**준비물** 미듐볼 1개 블럭 1개

**공기압** -1 ~ 2

**호흡법** 복식 호흡

압통점 트리거포인트 | 볼 포인트

## ① 커스텀시퀀스 *custom sequence*

### 1 기본자세

A에 미듐볼을 놓고 가볍게 눌러 줍니다.

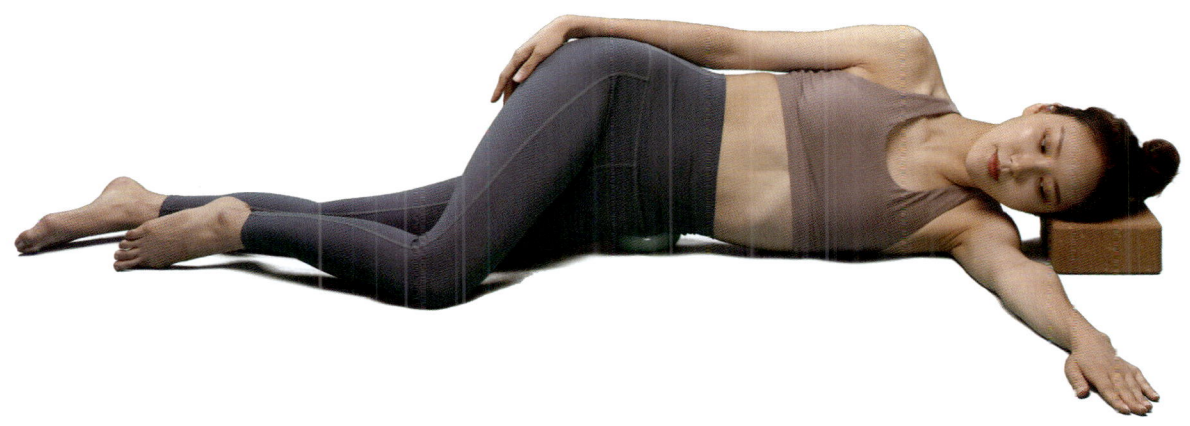

# 골반저근육   *골반기저근_pelvic floor muscles*

BALLTHERAPY
REHABILITATION
HOME TRAINING

 **근육설명**    골반저근육은 척추 앞뒤 근육과 근막을 통해 연속성을 유지합니다. 척추측만증 교정을 위해서는 굽혀 있는 척추분절 뿐만 아니라 척추를 감싸고 있는 앞뒤 근육과 근막을 잇는 골반저근육의 이완도 필수적입니다.

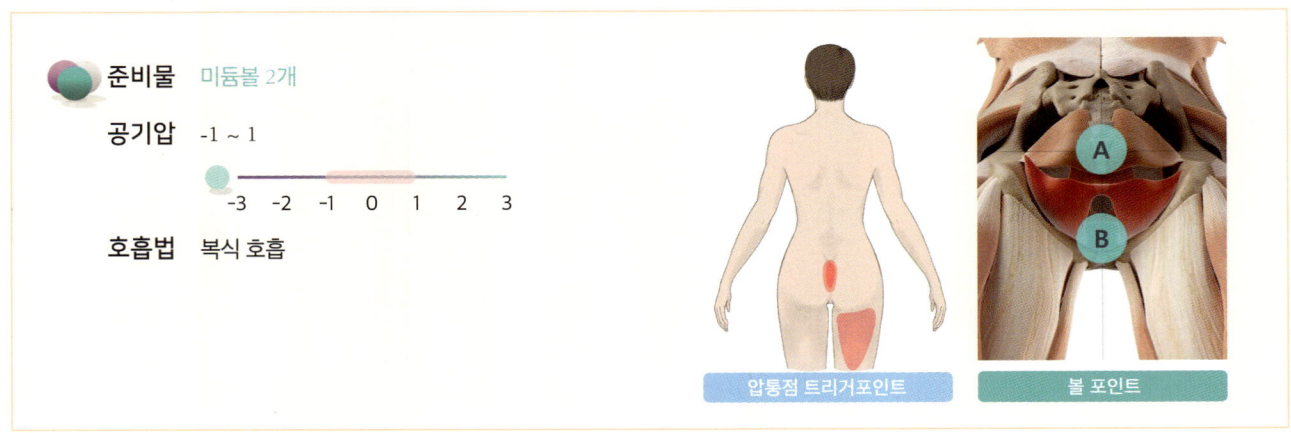

**준비물** 미듐볼 2개
**공기압** -1 ~ 1
**호흡법** 복식 호흡

압통점 트리거포인트    볼 포인트

## ① 커스텀시퀀스 *custom sequence*

**1** 기본자세

양반자세로 항문 앞과 뒤로 미듐볼 1개를 위치시킵니다. 볼 1개를 사용하는 것이 더욱 효과적입니다.

통증이 심할 경우 볼의 압력을 조절하거나, 미듐볼 2개를 사용해도 좋습니다.

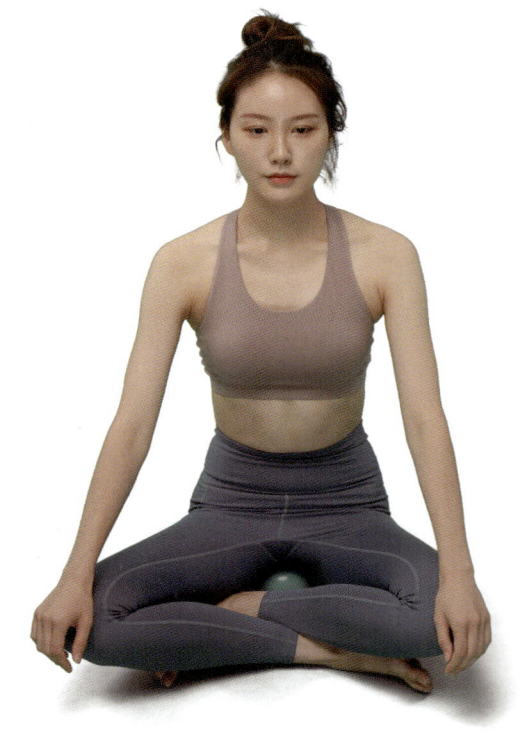

## 2 왼쪽 10초, 오른쪽 10초 번갈아 가며 체중을 이동합니다.

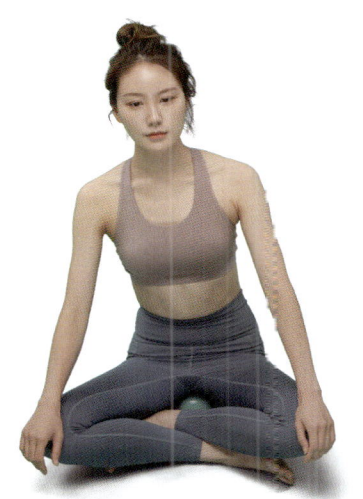

오른쪽으로 체중을 10% 옮겨주세요.

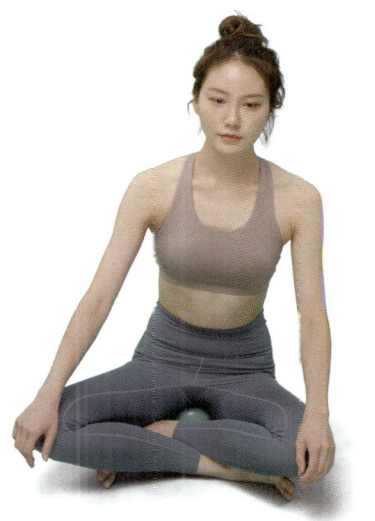

왼쪽으로 체중을 10% 옮겨주세요.

## 3 앞 10초, 뒤 10초 번갈아 가며 체중을 이동합니다.

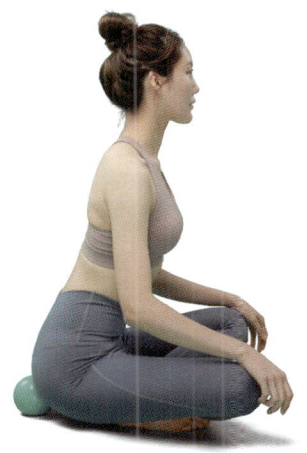

뒤로 체중을 10% 옮겨주세요.

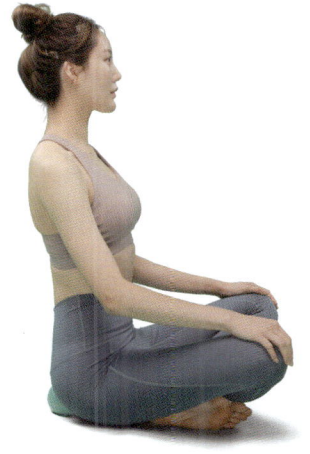

앞으로 체중을 10% 옮겨주세요.

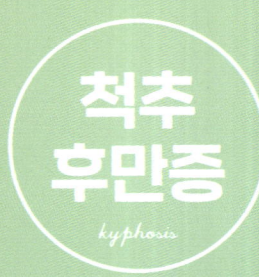

## 척추 후만증 *kyphosis*

척추후만증은 현대인에게서 볼수있는 대표적인 체형변형으로 흉추자체의 회전움직임을 제한하며, 어깨뼈 관절가동범위에 직접적으로, 영향을 미쳐 어깨 기능감소에 매우 중요한 요소입니다. 또한, 경추와 어깨와도 구조적으로 연계되있기 때문에 거북목과 라운드숄더와 함께 고려되어야 할 복합적인 체형변형 입니다.

**순서** | 흉추커브 만들기 | 복장뼈 | 앞톱니근 | 중간 큰가슴근 | 배곧은근 | 목커브 만들기

### 흉추커브 만들기 *shaping thoracic curve*

BALLTHERAPY
REHABILITATION
HOME TRAINING

 **근육설명** 흉곽은 척추, 어깨뼈, 빗장뼈 등 다양한 구조물들이 접해있는 신체 구조물입니다. 견고한 구조물인 흉곽은 구조적으로 상호 연계되어 있기 때문에 신체움직임 기능과 밀접하게 영향을 미칩니다. 척추후만증을 개선하기 위해서는 국소적인 접근이 아닌, 흉곽 전체적 관점에서 접근해야 합니다.

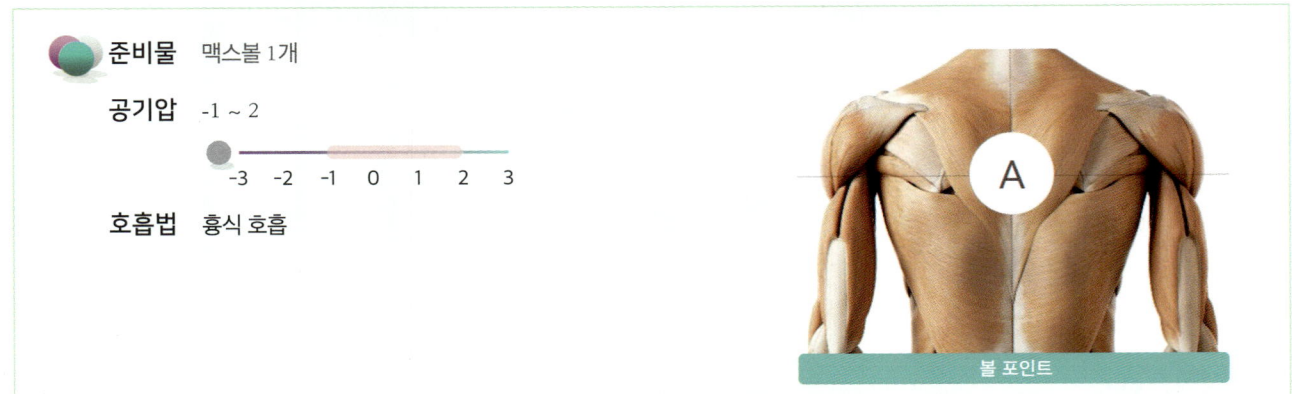

- **준비물** 맥스볼 1개
- **공기압** -1 ~ 2
- **호흡법** 흉식 호흡

볼 포인트

### ① 커스텀시퀀스 *custom sequence*

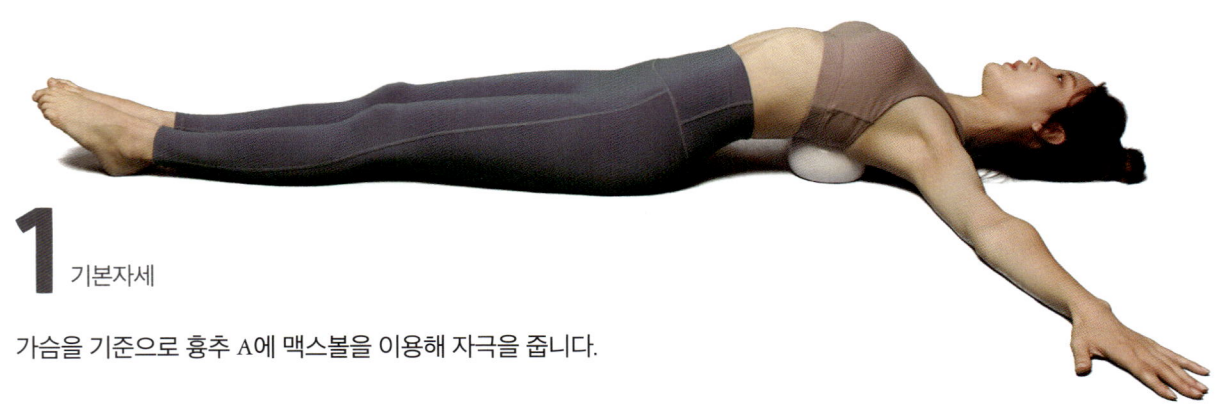

**1** 기본자세

가슴을 기준으로 흉추 A에 맥스볼을 이용해 자극을 줍니다.

## 2

1번동작을 유지한 채, 두팔을 가슴앞으로 교차해 주세요.

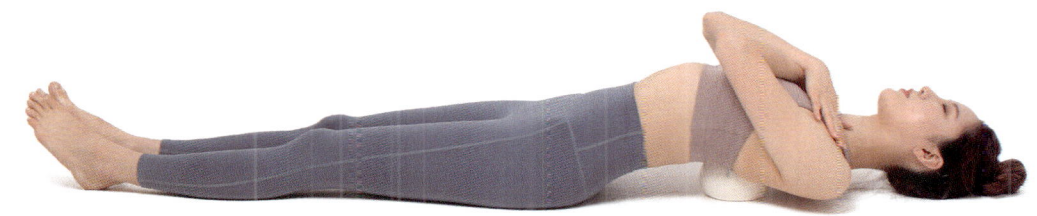

## 3

2번 동작을 유지한 채, 두 팔을 '만세'해 주세요.

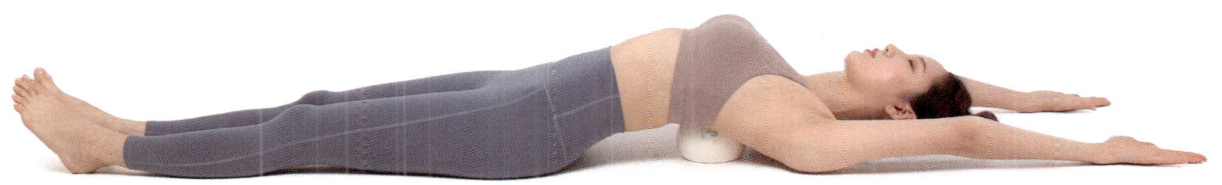

> tip
>
> 팔의 위치 변화로 볼자극을 조절할 수 있습니다. 1번에서 3번으로 갈수록 자극이 강해집니다.

# 복장뼈 <sub>흉골</sub>*sternum*

BALLTHERAPY
REHABILITATION
HOME TRAINING

 **근육설명** 척추후만증개선을 위해서는 척추 교정뿐만 아니라 흉곽 전체 개선이 더욱 중요합니다. 복장뼈를 중심으로 흉곽구조를 이루고 있기 때문에 복장뼈 주변 조직의 이완이 무엇보다 중요합니다.

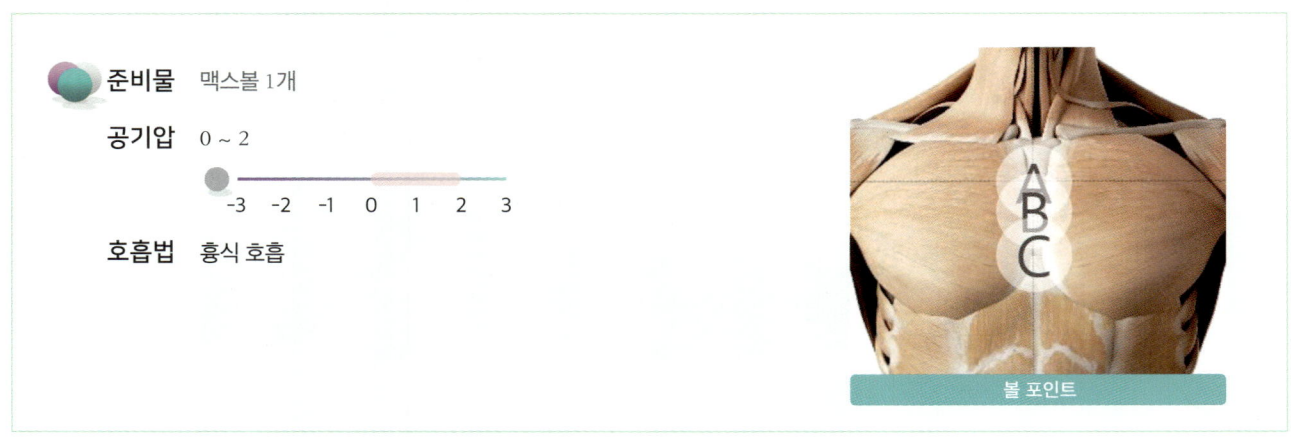

- **준비물** 맥스볼 1개
- **공기압** 0 ~ 2
- **호흡법** 흉식 호흡

볼 포인트

## ① 커스텀시퀀스 *custom sequence*

### 1 기본자세

복장뼈 A, B, C에 맥스볼을 놓고 지긋히 눌러주세요.

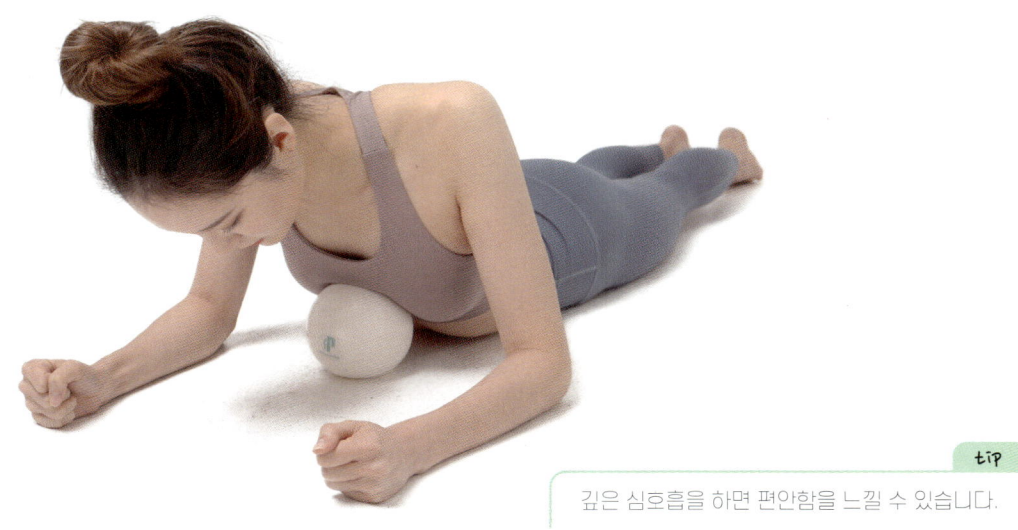

**tip** 깊은 심호흡을 하면 편안함을 느낄 수 있습니다.

## ② 볼자극 조절 *ajusting stimulation*

### 1 기본자세

팔꿈치 위치를 조절해 상체 높이를 조절해 볼 자극을 조절해 주세요.

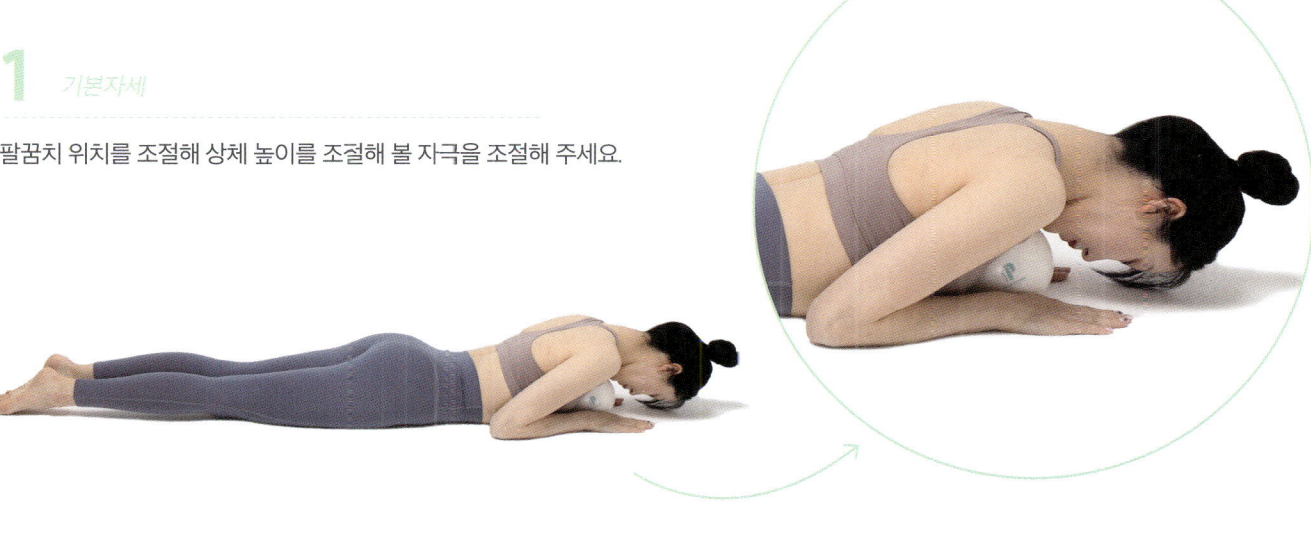

### 2 완전 엎드리기

통증, 불편감이 낮아지면, 양팔을 허리옆으로 붙여 완전 엎드려 주세요.

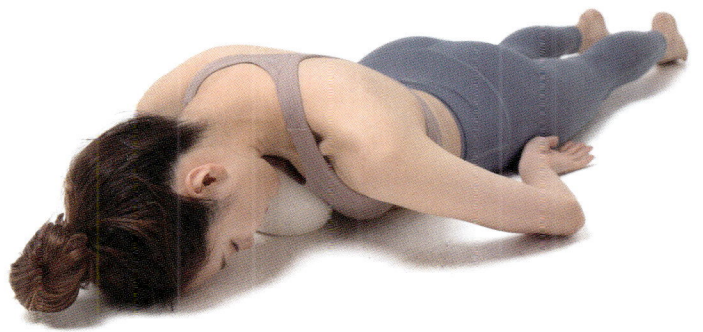

### 3

무릎을 굽혀 더 큰 자극을 할 수 있습니다.

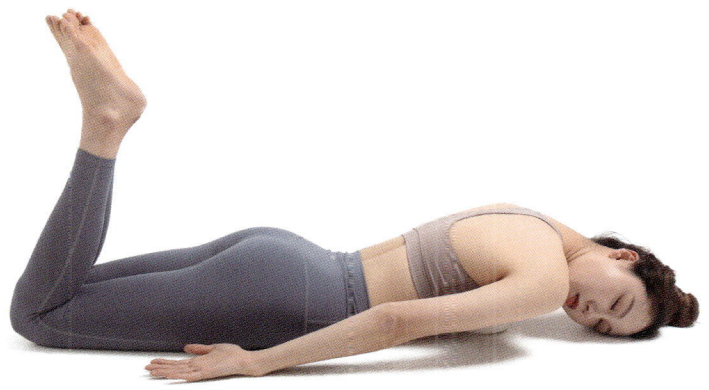

# 앞톱니근 전거근 serratus anterior

**BALLTHERAPY REHABILITATION HOME TRAINING**

**근육설명** 앞톱니근은 흉곽 옆, 뒤를 감싸고 있는 근육으로 어깨뼈에 부착되어 어깨뼈 움직임에 주로 관여하지만, 척추후만증의 경우, 흉추후만으로 인해 어깨뼈와의 부정렬이 발생합니다. 올바른 흉추정렬을 위해서 앞톱니근의 회복을 통해 어깨뼈의 구조적 회복이 선행되어야 합니다.

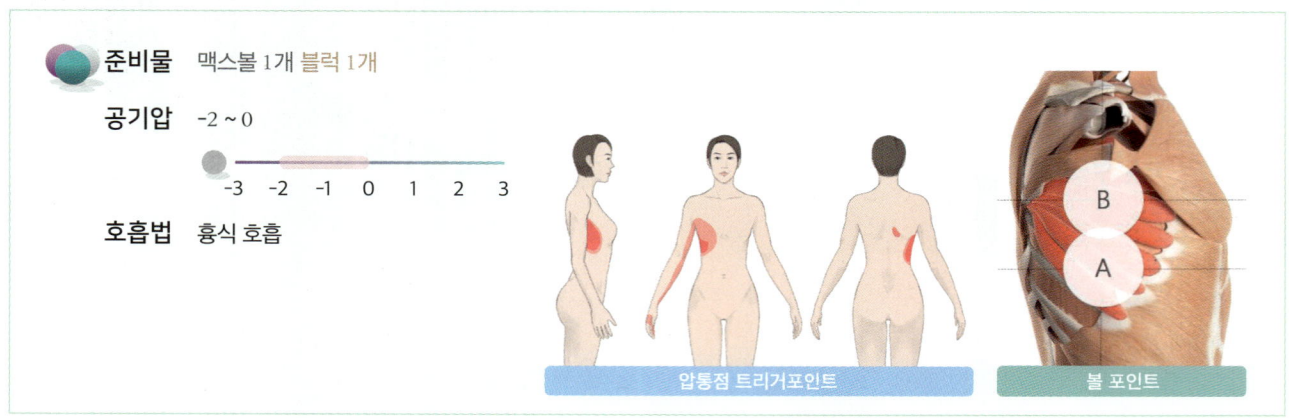

- **준비물** 맥스볼 1개 블럭 1개
- **공기압** -2 ~ 0 (-3 -2 -1 0 1 2 3)
- **호흡법** 흉식 호흡

압통점 트리거포인트 | 볼 포인트

## ① 커스텀시퀀스 custom sequence

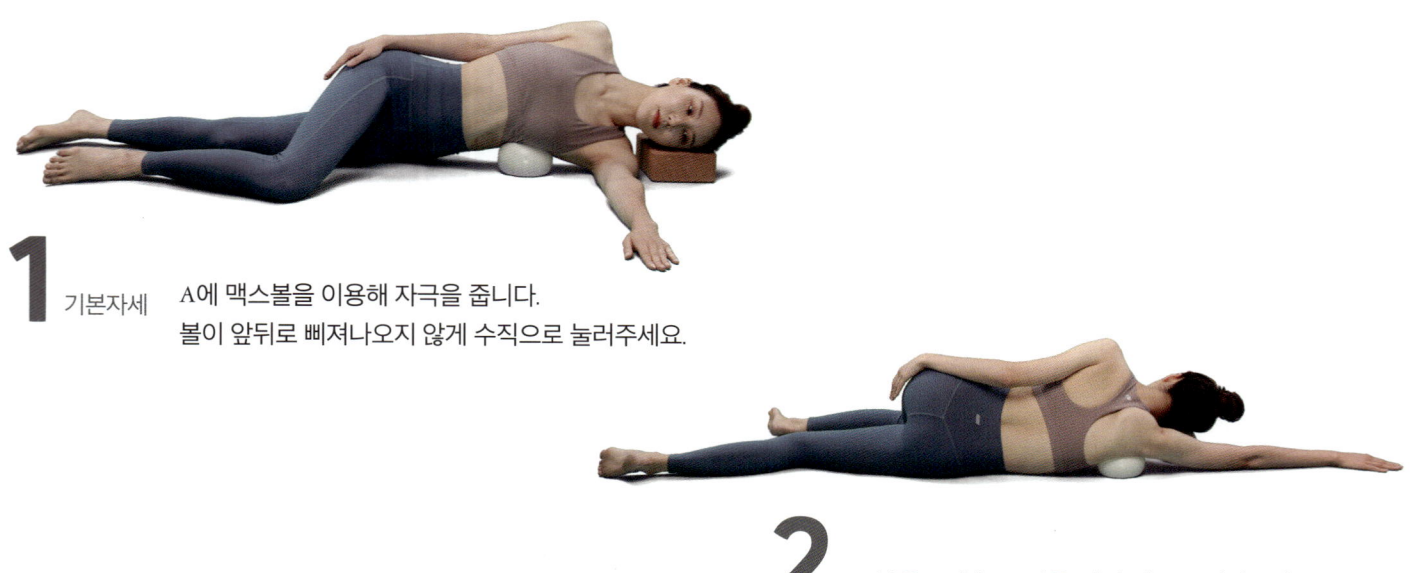

**1 기본자세** A에 맥스볼을 이용해 자극을 줍니다.
볼이 앞뒤로 삐져나오지 않게 수직으로 눌러주세요.

**2** 볼을 B에 놓고 팔을 머리 옆으로 뻗어주세요.

*tip* 노약자의 경우 갈비뼈 골절도 발생할 수 있으니 주의하세요.

# 중간 큰가슴근 대흉근 *upper trapezius*

 근육 설명
척추후만증은 흉추의 변형과 함께 어깨뼈와의 불균형을 야기합니다. 또한, 어깨뼈와 빗장뼈쇄골과의 관절을 이루는 봉우리빗장관절 *AC joint* 과의 정렬을 깨기 때문에, 빗장뼈에 붙어 있는 큰가슴근의 이완은 필수적입니다.

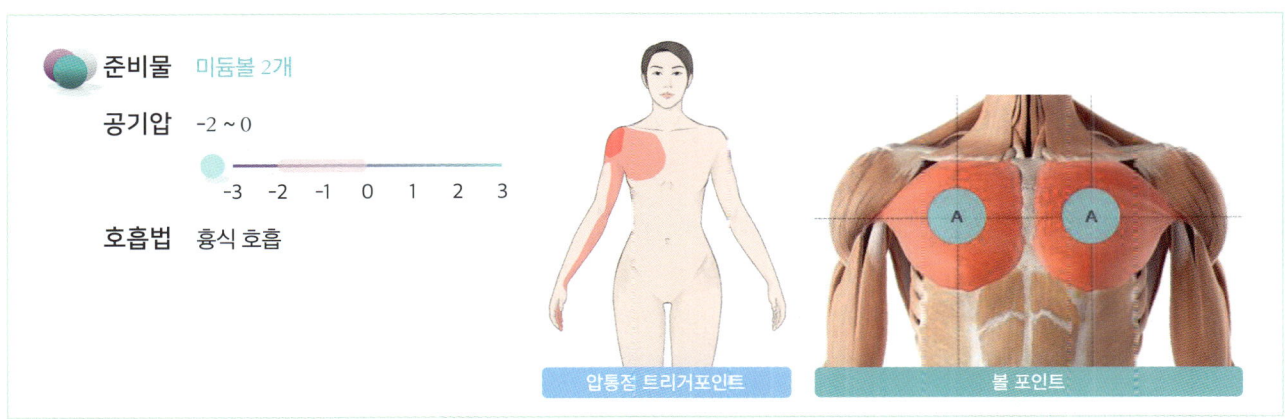

## ① 커스텀시퀀스 *custom sequence*

### 1 기본자세

큰가슴근 가운데 부위인 A부위에 미듐볼을 위치해 체중을 이용해 자극해 주세요. 통증이 느껴지면, 팔꿈치를 이용해 체중부하를 조절하세요. 자극이 표면층에 집중 될 수 있도록 양팔을 허리 옆으로 곧게 펴 주세요.

양팔을 옆으로 벌리던 큰가슴근의 시작점과 부착점간의 거리가 멀어져 큰가슴근의 표층에 자극을 줄 수 있습니다.

## 2

자극이 심부층에 집중 될 수 있도록 양팔을 허리 옆으로 곧게 펴 주세요.
동일한 A 부위에 미니볼을 이용해 자극하면 큰가슴근의 심부층까지
자극할 수 있습니다

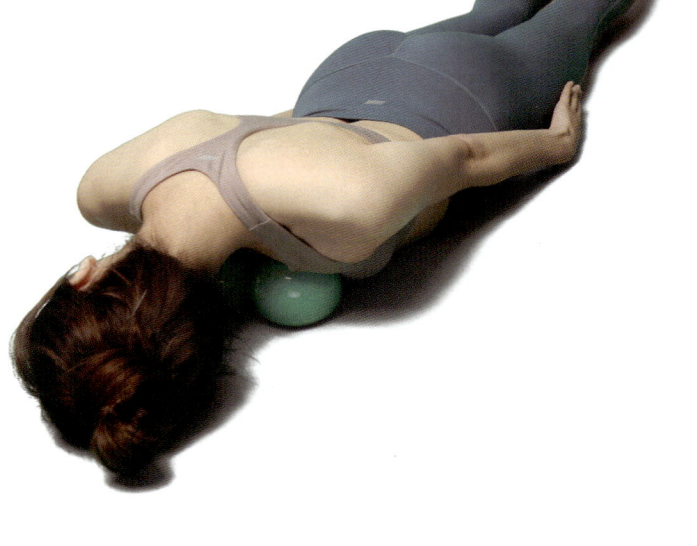

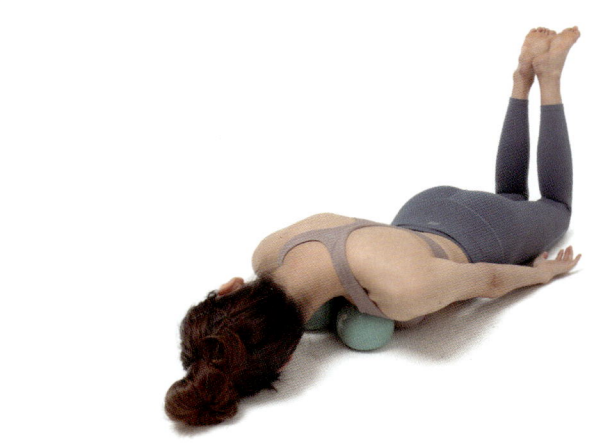

tip

양팔을 허리 옆에 위치시키면, 큰가슴근의 시작점과 부착점간의 거리가 가까워져
심부층까지 자극을 줄 수 있습니다

# 배곧은근 복직근 rectus abdominis

**근육설명** 척추세움근과 주동-길항근 관계인 배곧은근은 척추후만증 교정에 있어 신체 앞쪽의 교정을 위해 **필수**적인 근육입니다. 근신경학적 관점에서 척추세움근만의 이완은 척추후만증 교정 효과에 제한적입니다.

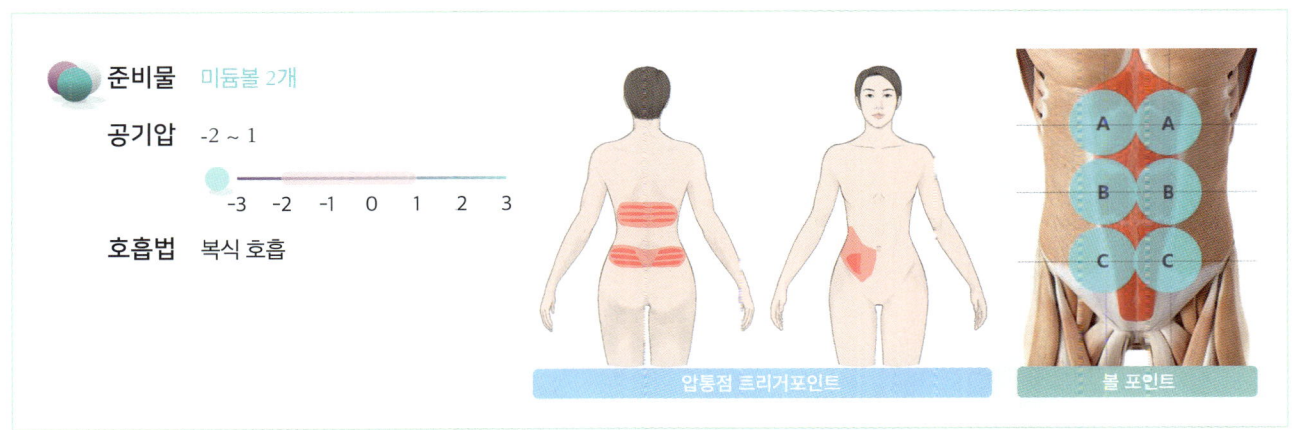

## ① 커스텀시퀀스 custom sequence

### 1 기본자세

복부를 3등분(상중하)해 A-C에 미듐볼을 위치해 주세요.

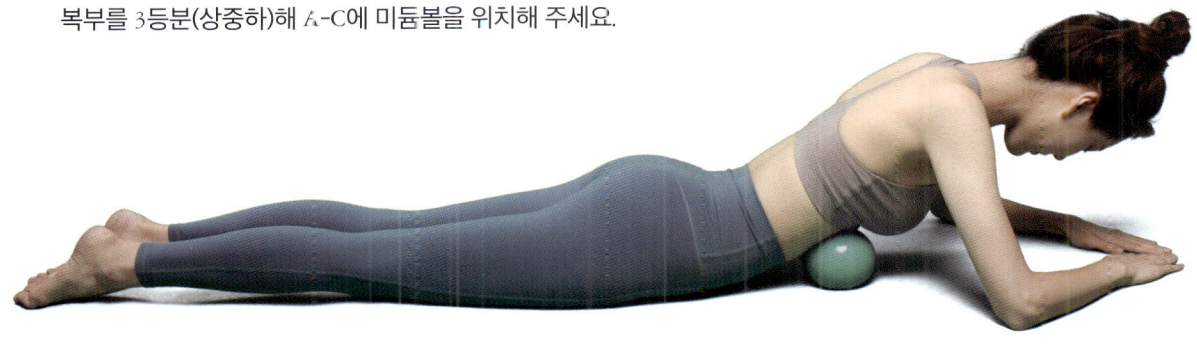

## ② 볼자극 조절 *ajusting stimulation*

### 1  기본자세

팔꿈치 위치를 조절해 볼 자극을 조절할 수 있습니다.

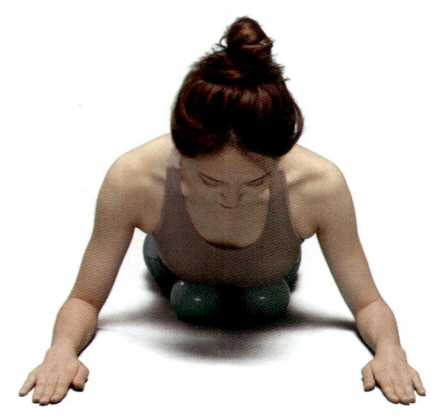 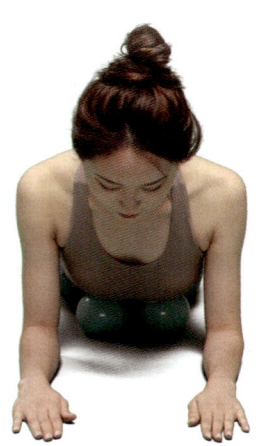

### 2

통증·불편감이 적응되면 완전히 엎드려 주세요.

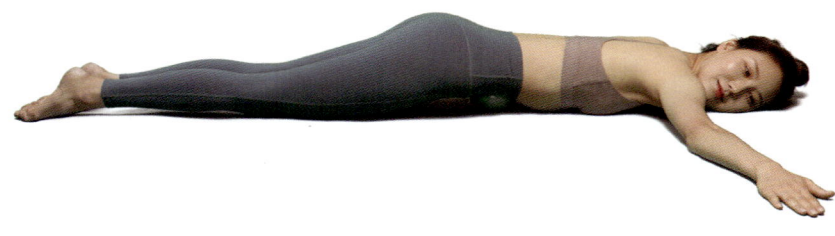

### 3

무릎을 곧게 펴면 심부층까지 자극할 수 있습니다. 반면에, 무릎을 굽히면 배곧은근의 표면층에 자극을 집중할 수 있습니다.

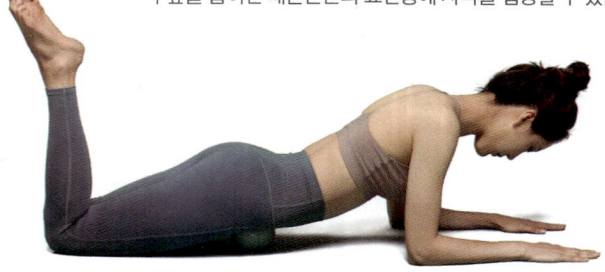

**tip**
심호흡을 하면 배곧은근의 심부층까지 자극할 수 있습니다.

# 목커브 만들기 *shaping neck curve*

**근육설경** 경추의 올바른 정렬은 목빗근과 도갈비근, 등세모근 등 목 주변 표면·속근육의 정상적인 기능에 중요한 영향을 미칩니다. 척추후만증으로 인해 거북목 증상이 유발되는 경우, 목 주변 근육들의 단축과·늘어짐으로 목의 기능이 감소하게 됩니다.

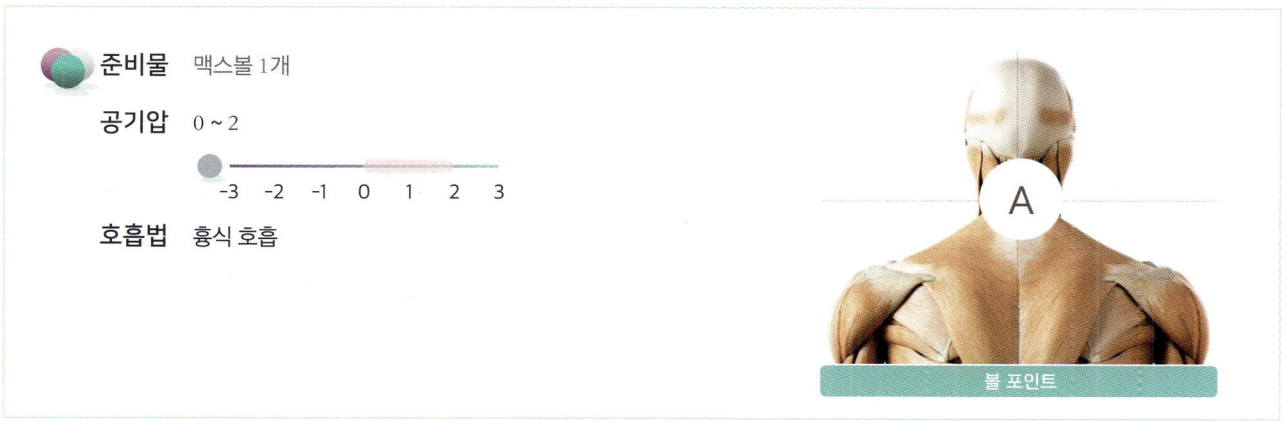

**준비물** 맥스볼 1개
**공기압** 0 ~ 2
      -3  -2  -1  0  1  2  3
**호흡법** 흉식 호흡

볼 포인트

## ① 커스텀시퀀스 *custom sequence*

### 1  기본자세

뒤통수 아래 목 오목부위 A에 맥스볼을 위치시킵니다.

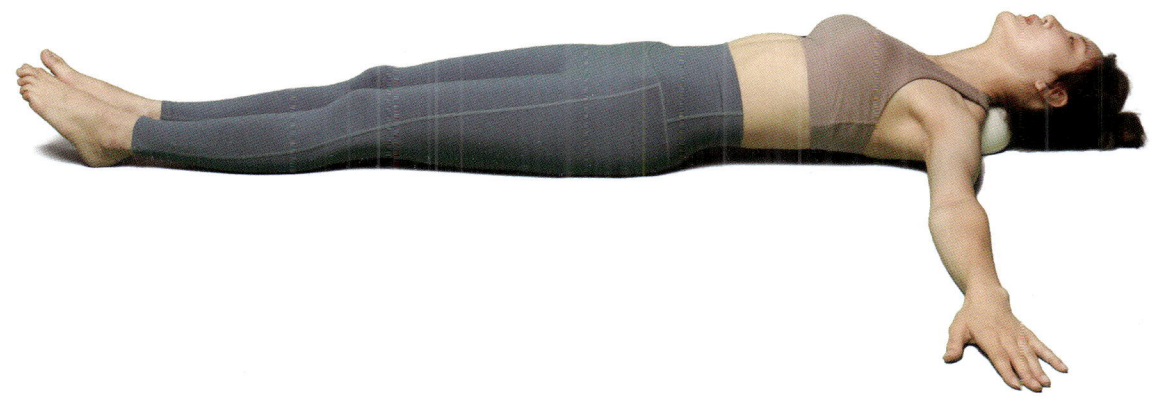

## 2

맥스볼을 적용한 채 좌우 방향으로 목을 회전시켜주세요.

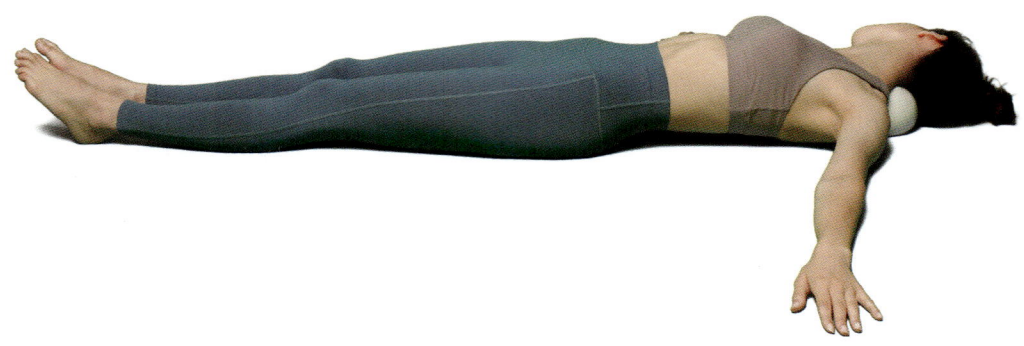

## 3

맥스볼을 흉추부위에 적용한 채 양팔을 교차하여 가슴앞으로 위치시켜주세요.
어깨뼈의 움직임으로 인해 목주변 근육 사용으로 미세한 차이를 발생시킵니다.

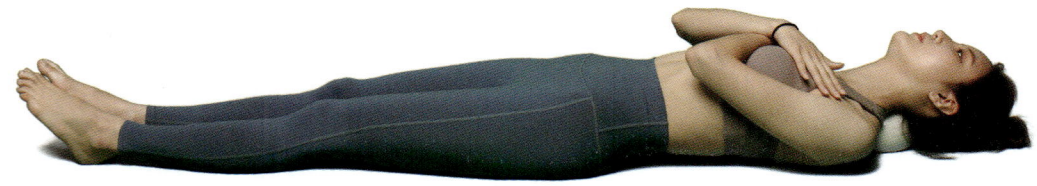

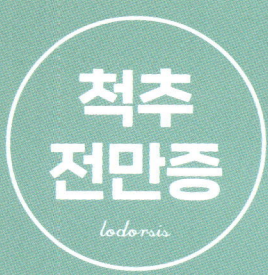

## 척추전만증 lodorsis

척추전만증은 골반과 요추부위에서 발생하는 체형변형으로 골반의 전방경사와 함께 요추의 전만각이 증가하는 것이 특징입니다. 허리와 골반, 엉덩이 부위 표면·속근육의 불균형으로 인해 발생될 수 있습니다. 대표적으로 넙다리네갈래근, 엉덩허리근의 단축, 넙다리뒤근육, 척즈세움근의 늘어짐이 주요원인입니다.

| 순서 | 요추커브 만들기 | 척추세움근 | 엉덩허리근 | 넙다리네갈래근 | 모음근 | 넙다리뒤근육 | 큰볼기근 |

## 요추커브 만들기 *shaping lumbar curve*

BALLTHERAPY
REHABILITATION
HOME TRAINING

 근육설명  척추전만증 교정핵심은 요추-골반-넙다리로 연결되는 근육들의 올바른 기능 회복입니다. 올바른 기능 회복을 위해서는 정상적인 요추-골관경사를 회복하는 것이 최우선입니다.

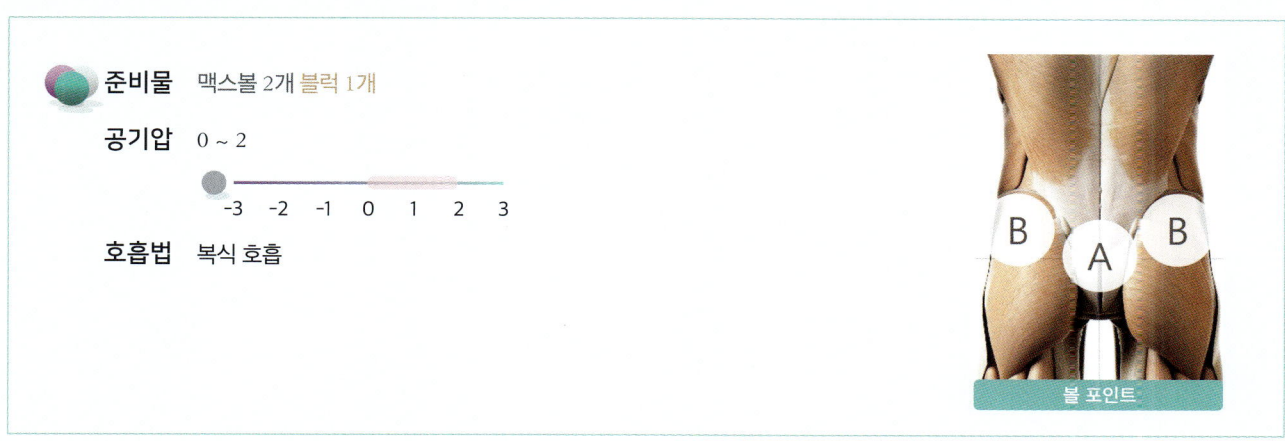

**준비물** 맥스볼 2개 블럭 1개
**공기압** 0 ~ 2
　　　　-3 -2 -1 0 1 2 3
**호흡법** 복식 호흡

볼 포인트

### ① 커스텀시퀀스 *custom sequence*

**1** 기본자세   허리벨트 라인 밑 평평한 엉치뼈 하단에 맥스볼을 우 치시켜 주세요.

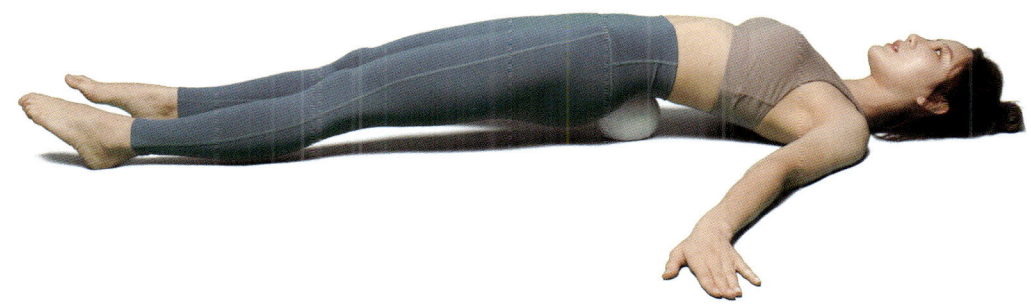

## ② 볼자극 조절 *ajusting stimulation*

**1**

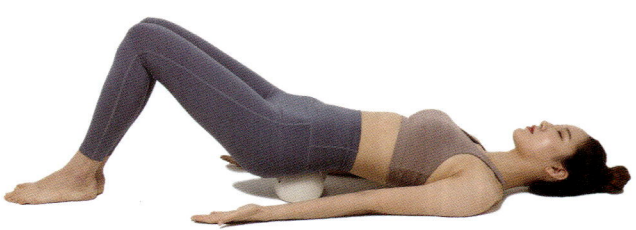

통증이 심할 경우 무릎을 굽혀 자극을 조절해 주세요.

**2**

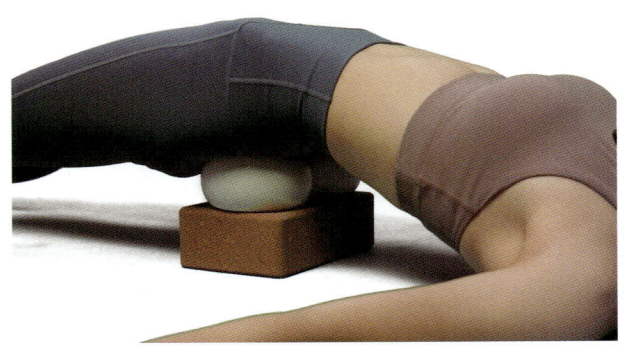

블럭위에 맥스볼을 위치해 더 큰 자극이 가능합니다. 경우에 따라 미듐볼도 적용 가능합니다. 블럭은 다른 허리근육을 충분히 이완시킨 후 사용해 주세요 자극이 심할 경우, 두 다리를 굽힌 후 차례대로 한 다리를 펴 주세요.

*tip*

엉치뼈 포인트는 광배근, 척추세움근, 다열근등의 근육들이 붙어 있어 그 효과가 탁월 합니다.
또한, 만성 허리통증 환자의 경우 엉덩허리근이 스트레칭 되는 동작에 의해 허리통증이 감소될 수 있습니다.

# 척추세움근 척추기립근 *erector spinae*

 **근육 설명**  척추세움근은 엉치뼈와 골반 위쪽에 붙어있는 근육으로, 단축시 골반 전방경사에 영향을 미칩니다. 볼적용 부위는 넓은등근, 척추세움근, 뒷갈래근 등 여러층의 근육을 동시에 자극하기 때문에 골반교정 뿐만 아니라, 허리통증 감소에도 매우 효과적인 부위입니다.

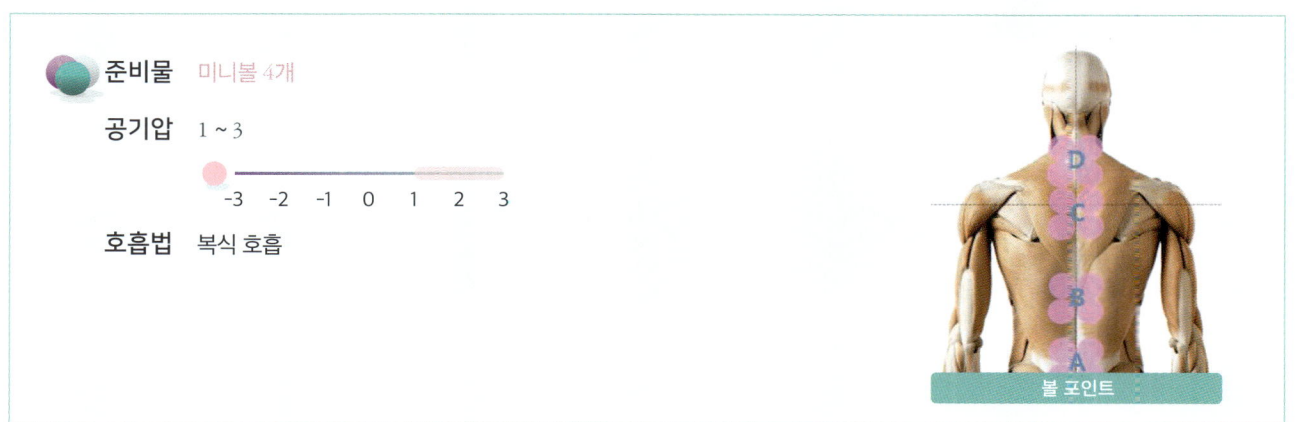

- 준비물: 미니볼 4개
- 공기압: 1 ~ 3
- 호흡법: 복식 호흡
- 볼 포인트

## ① 커스텀시퀀스 *custom sequence*

### 1 기본자세

엉덩이 위쪽 골반뼈 라인에 맞춰 A부위에 미니볼 4개를 위치해주세요.

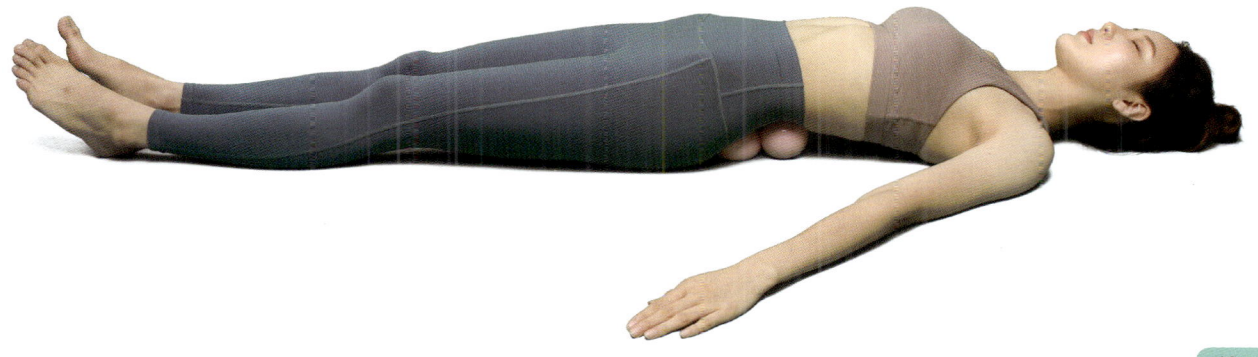

**tip** 허리벨트라인 바로 위 = A, 명치 바로 아래(상복부) 높이 아래 등 = B, 루틴시퀀스 흉추 = C, 아랫목 = D

## 2

무릎을 굽혀 골반후방경사를 유도해 자극을 줄일 수 있습니다.

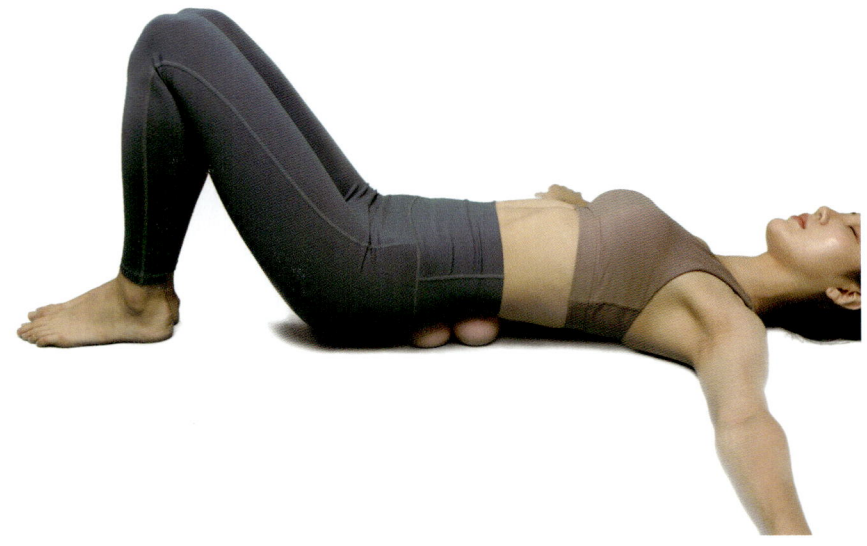

## 3

누웠을 때, 아랫목 C부위에 미니볼 4개를 위치해주세요.

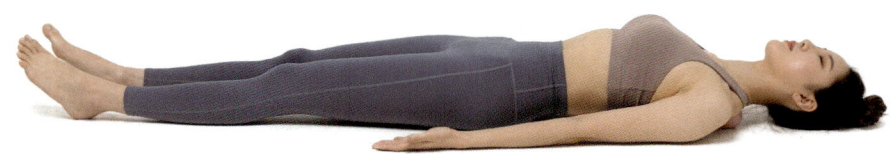

## 4

무릎을 굽혀 미니볼에 체중을 실어 더욱 자극해 주세요.

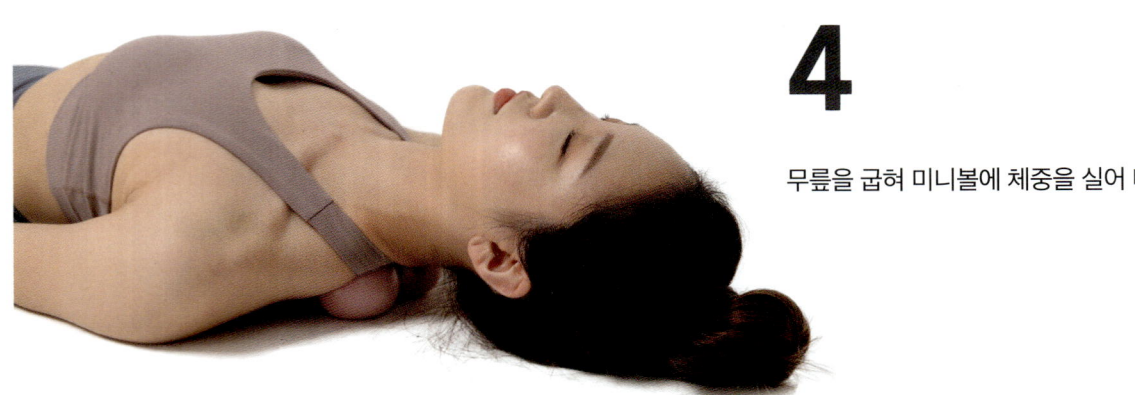

# 엉덩허리근 - 뒤쪽 접근 장요근 psoas major

**근육설명** 엉덩허리근은 골반의 전방경사에 관여하는 주요 근육 중 심부층에 위치한 근육입니다. 엉덩허리근의 단축은 허리통증과 직결되며, 요추, 골반, 넙적다리뼈에 모두 부착되어 있어 복합적인 기능을 하는 속근육입니다.

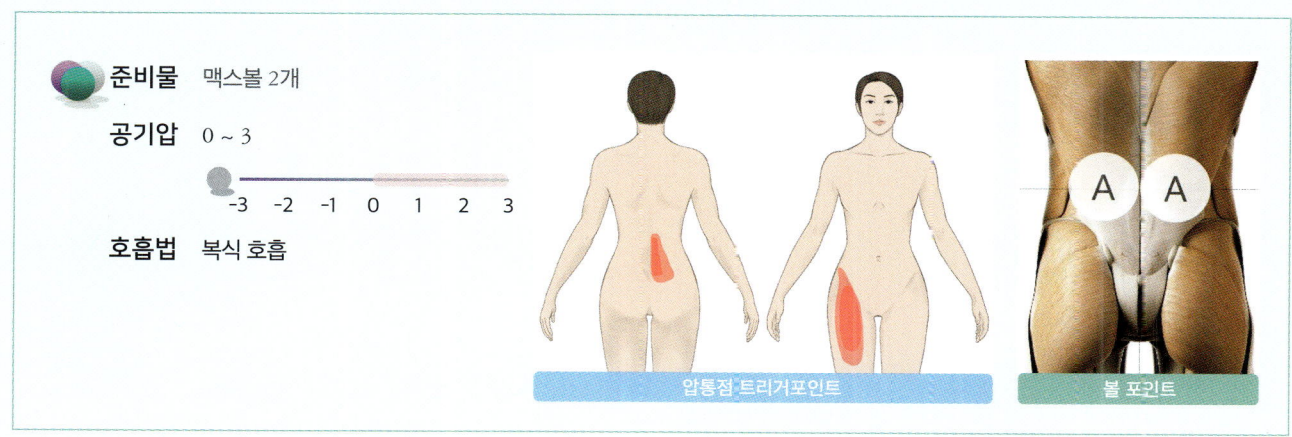

- **준비물** 맥스볼 2개
- **공기압** 0 ~ 3
- **호흡법** 복식 호흡

압통점 트리거포인트 | 볼 포인트

## ① 커스텀시퀀스 custom sequence

### 1 기본자세

배꼽을 기준으로 허리 양 옆 A에 맥스볼을 위치해주세요.

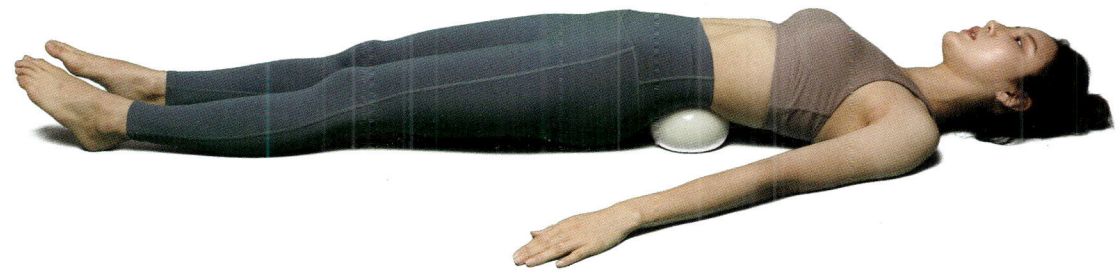

## ② 볼자극 조절 ajusting stimulation

두 무릎을 굽혀 요추의 긴장도를 낮춰 엉덩허리근을 더욱 효과적으로 이완시킬 수 있습니다.

# 엉덩허리근 – 앞쪽 접근 *장요근 psoas major*

근육설명 복부에서 자극하는 방법입니다. 다리위치에 따라 복부에 가해지는 압력정도가 달라집니다.

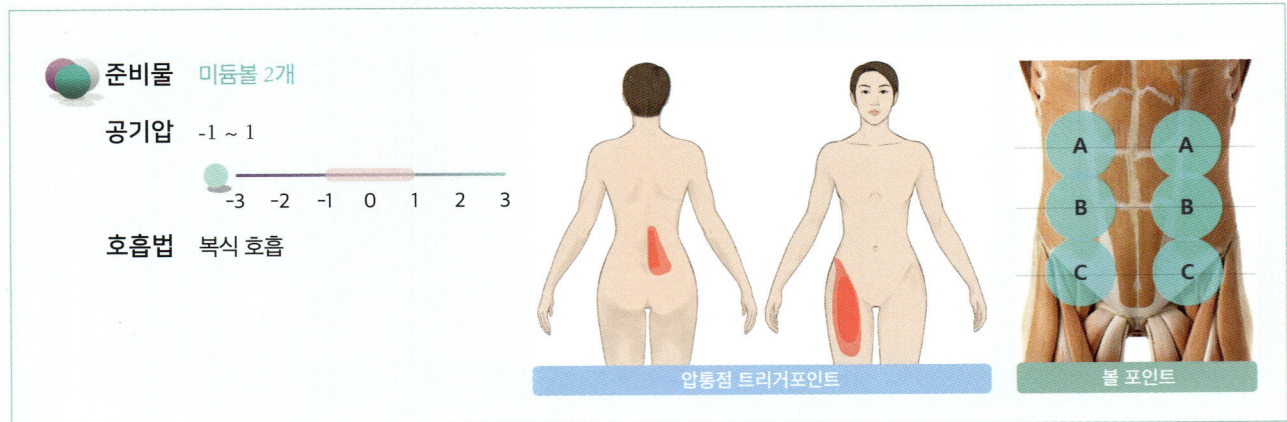

| 준비물 | 미듐볼 2개 |
| --- | --- |
| 공기압 | -1 ~ 1 |
| 호흡법 | 복식 호흡 |

압통점 트리거포인트 / 볼 포인트

## ① 커스텀시퀀스 custom sequence

### 1 기본자세

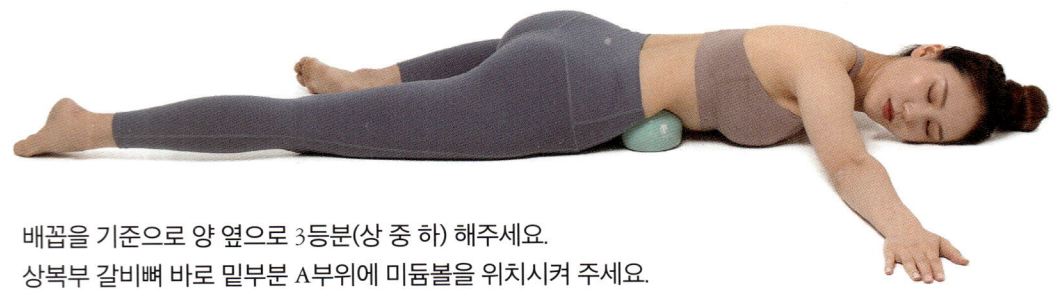

배꼽을 기준으로 양 옆으로 3등분(상 중 하) 해주세요.
상복부 갈비뼈 바로 밑부분 A부위에 미듐볼을 위치시켜 주세요.

**tip**
양쪽에 동시 적용보다는 오른쪽, 왼쪽에 각각 1개씩 적용해 주세요.
더욱 효과적입니다.

**2** 배꼽 양 옆 B부위에 미듐볼을 위치해 주세요.
엉덩허리근 하단 자극을 위해, 서혜부쪽에 최대한 가깝게
미듐볼을 C에 위치시켜 주세요.

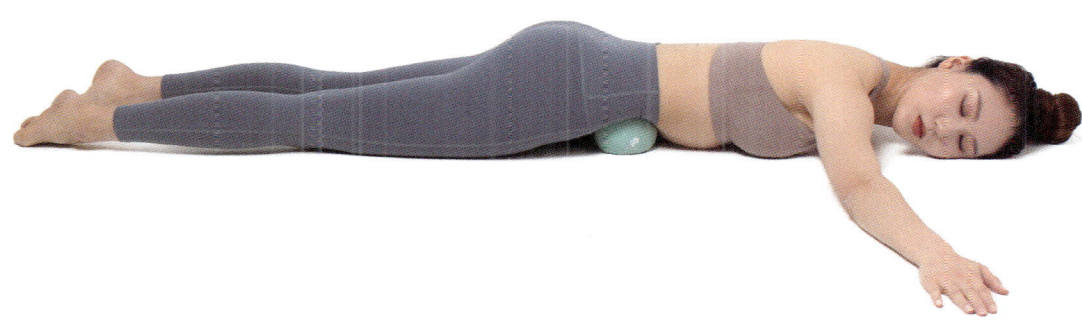

② **볼자극 조절** *ajusting stimulation*

**1**

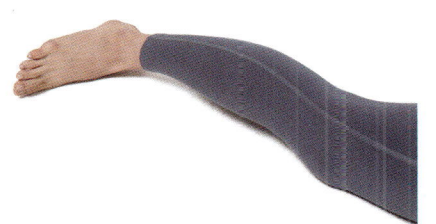

**2**

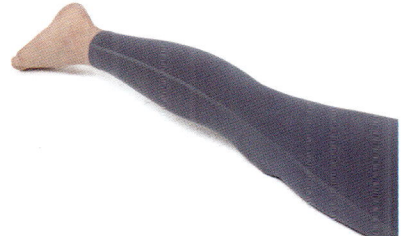

**tip**
적용날을 외회전시켜 엉덩허리근의 시작점과 부착점 거리를 가깝게 해
자극을 심부층까지 전달할 수 있습니다.

# 넙다리네갈래근 *대퇴사두근 quadriceps*

BALLTHERAPY
REHABILITATION
HOME TRAINING

 **근육설명** 넙다리네갈래근의 단축은 골반의 전방경사의 주요 원인 중 하나입니다. 넙다리네갈래근은 엉덩관절의 굽힘과 무릎 폄 역할을 하기 때문에 기능적으로 매우 중요한 근육입니다. 또한, 넙다리뒤근육과 장딴지근육과 주동·길항근적 관계를 맺고 있기에 체중지지와 보행에 매우 중요한 근육입니다.

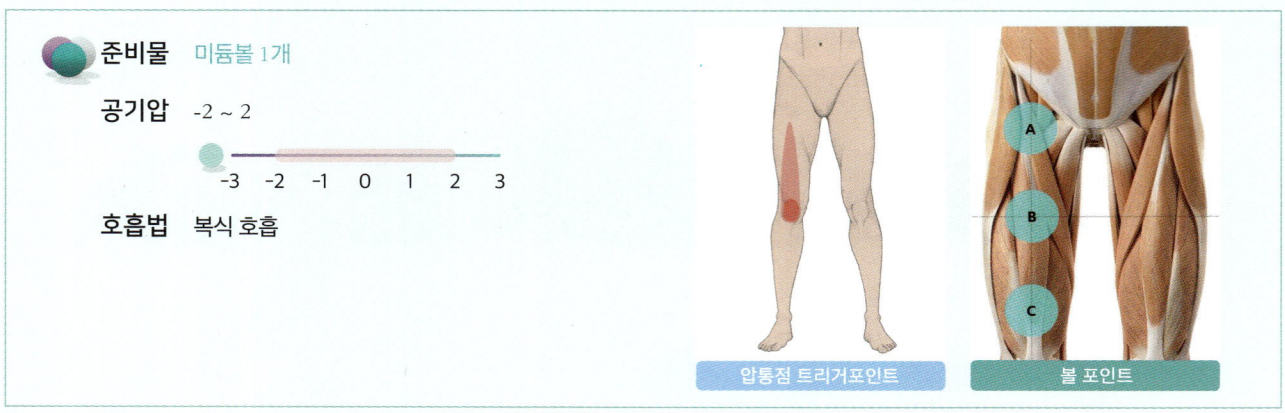

- **준비물** 미듐볼 1개
- **공기압** -2 ~ 2
   -3 -2 -1 0 1 2 3
- **호흡법** 복식 호흡

압통점 트리거포인트 | 볼 포인트

## ① 커스텀시퀀스 *custom sequence*

### 1 기본자세

미듐볼을 체중을 이용해 A, B, C에 자극을 줍니다.

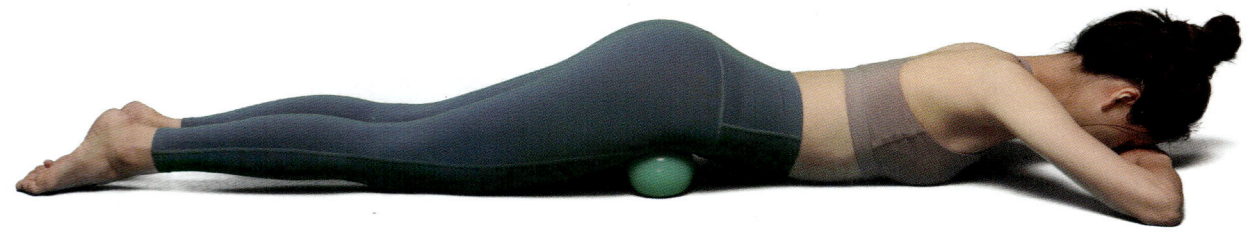

## 2

넙다리네갈래근 A-C에 미듐볼을 놓은 후, 체중을 이용해 지긋이 눌러주세요.

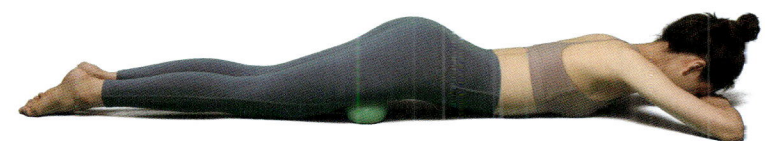

## 3

넙다리네갈래근 A-C에 미듐볼을 놓은 후, 체중을 이용해 지긋이 눌러주세요.

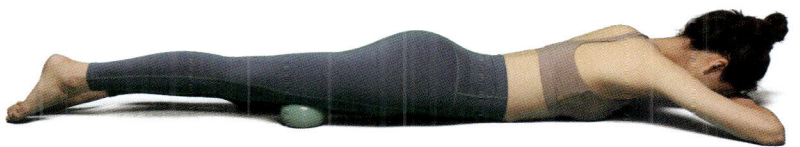

**tip**
C 부위는 무릎통증과도 관련이 깊습니다.
무릎 위 5Cm 에 미듐볼을 위치해주세요.

## ② 볼자극 조절 *ajusting stimulation*

### 1

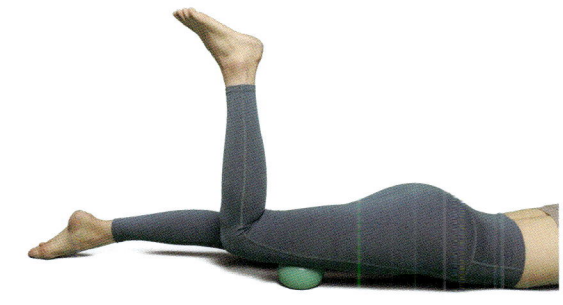

무릎을 펴면, 넙다리 네갈래근의 표면층을 중심으로 자극이 전달되어
입체적인 효과를 기대할 수 있습니다.

# 모음근   내전근 *adductor*

**근육 설명**   넙다리네갈래근과 함께 골반전방경사를 결정짓는 주요 근육군 입니다. 모음근은 엉덩관절 굽힘과 다리를 오므리는 역할을 하기 때문에 기능적으로도 매우 중요한 근육입니다.

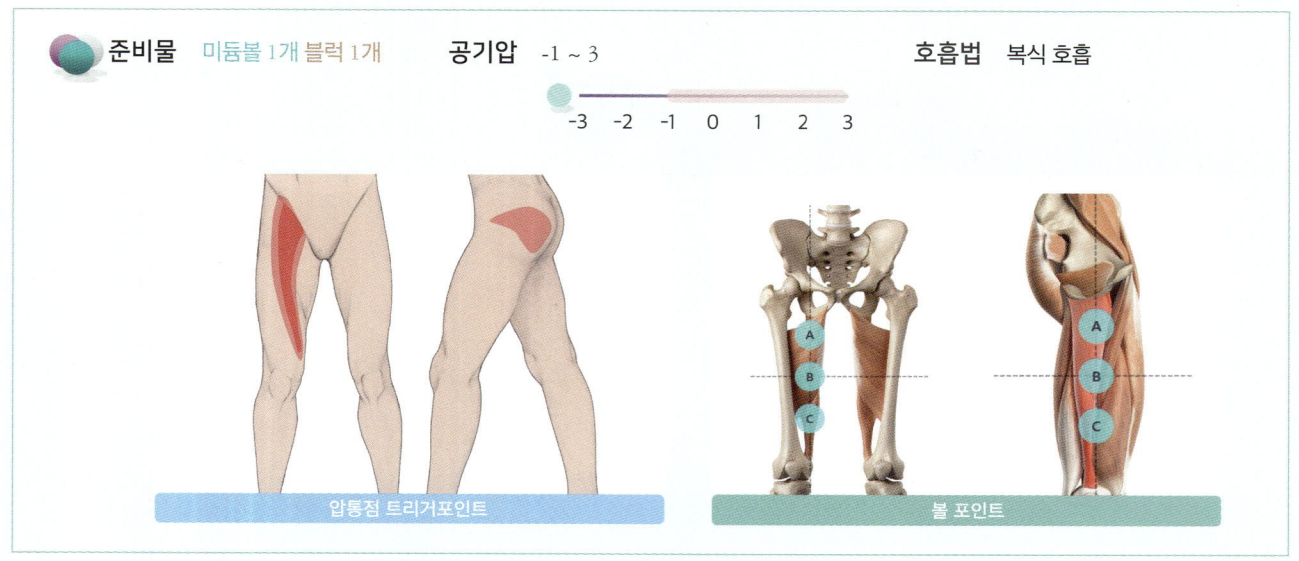

**준비물** 미듐볼 1개 블록 1개    **공기압** -1 ~ 3    **호흡법** 복식 호흡

압통점 트리거포인트     볼 포인트

## ① 커스텀시퀀스 *custom sequence*

### 1   기본자세

무릎과 엉덩관절을 굽힌 후, A-C에 미듐볼을 놓고 체중을 이용해 가볍게 눌러주세요. 바지 봉제선을 기준으로 3Cm 허벅지 뒤쪽으로 미듐볼을 위치해 주세요.

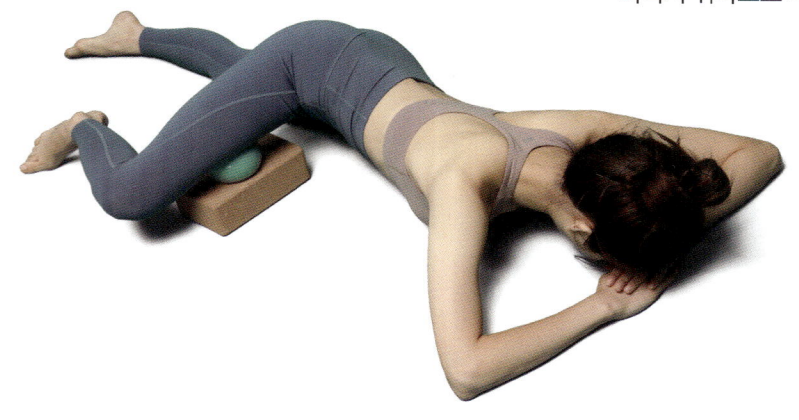

**tip**

모음근은 앞, 바깥쪽, 뒤쪽보다 안쪽에 혈관·신경·림프가 주로 위치하기 때문에 순환관점에서 매우 중요한 포인트 입니다.

# 넙다리뒤근육 *슬괵근 hamstring*

**근육 설명** 넙다리뒤근육은 골반의 아래쪽에서 시작하고, 무릎 뒤쪽에 부착되는 근육으로, 단축시 골반을 잡아당겨 후방경사를 야기하는 대표적인 근육입니다. 넙다리뒤근육과 큰모음근은 층을 이루기 때문에 넙다리뒤근육 볼 적용부위는 동시에 종합적 효과를 기대할 수 있는 부위입니다.

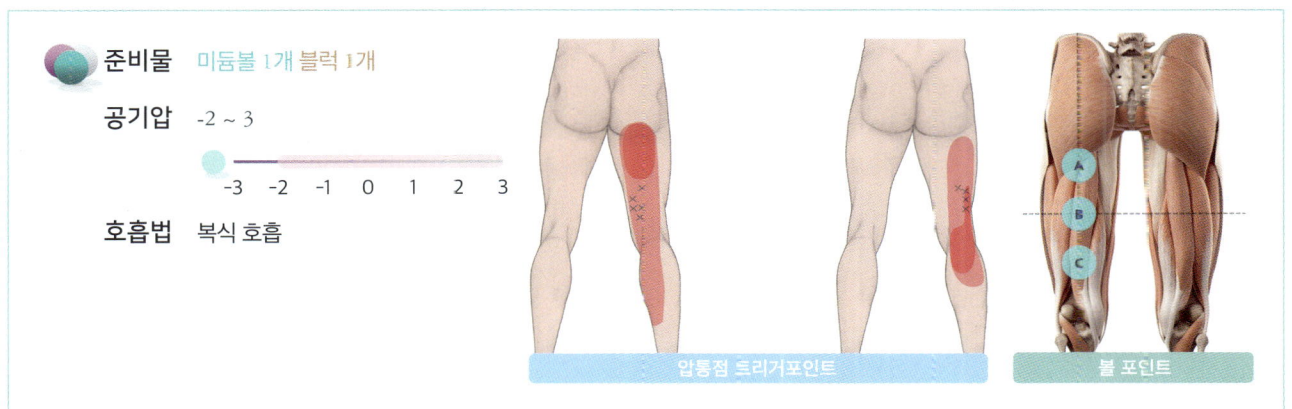

## ① 커스텀시퀀스 *custom sequence*

**1** 기본자세

엉덩이 근육과 넙다리뒤근육 근육 사이 A 위치에 미듐볼을 놓고, 체중을 이용해 자극해 주세요.

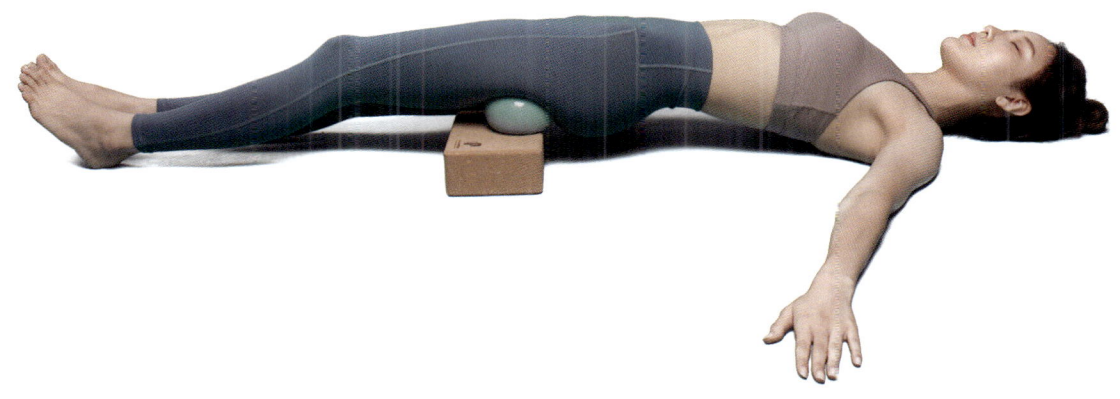

## 2

B 위치에 미듐볼을 놓고, 체중을 이용해 자극해 주세요.

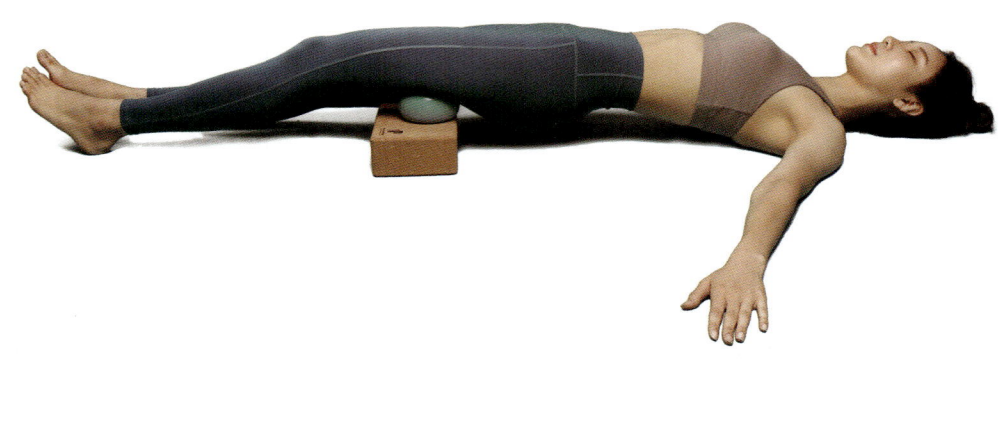

## 3

C 위치에 미듐볼을 놓고, 체중을 이용해 자극해 주세요.

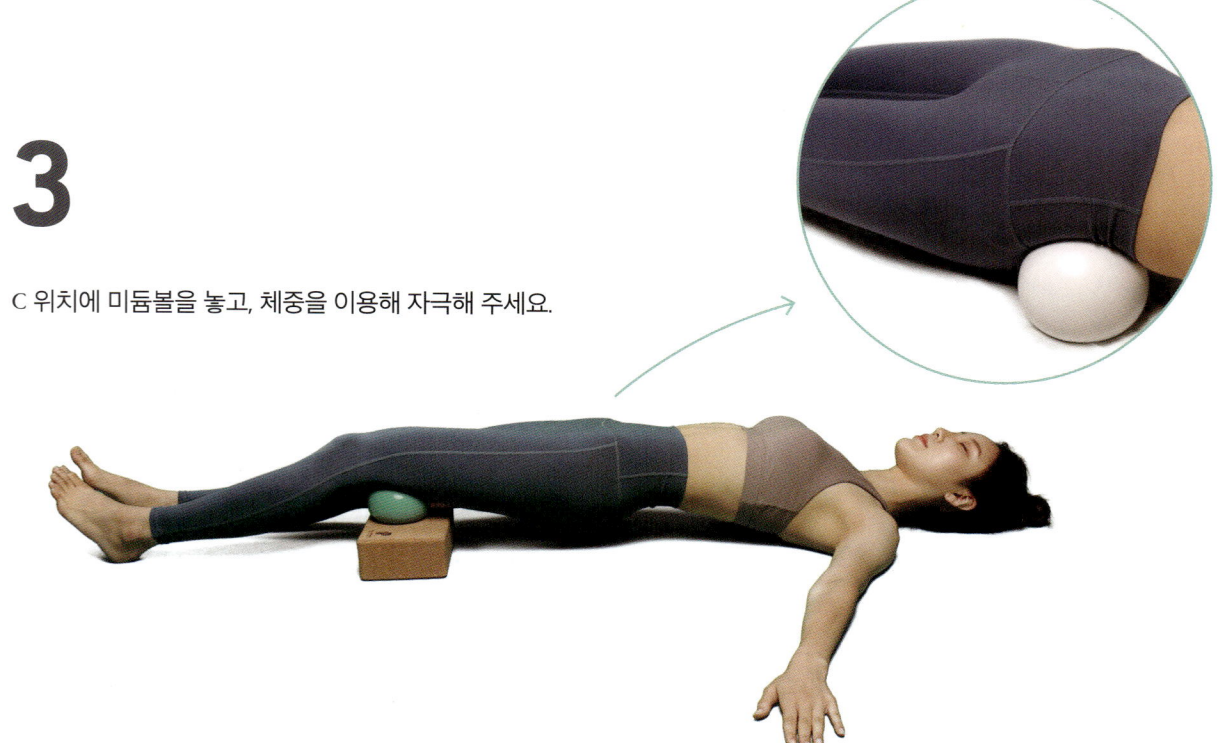

**tip**

안정적으로 중심을 잡기위해 반대편 골반뼈에 맥스볼을 받쳐주세요. 그리고, 반대편 발 뒤꿈치를 이용해 볼적용 방향 무릎에 위에 위치해 주세요. 더욱 안정적으로 자극할 수 있습니다.

# 큰볼기근 대둔근 gluteus maximus

**근육설명** 큰볼기근은 골반과 엉치뼈에서 시작해 넓적다리 위 바깥쪽에 부착되는 근육입니다. 골반의 전방경사로 인해 근육이 늘어진 상태에서 근막유착이 진행되면 근육의 탄력과 근력이 감소하게 됩니다. 이를 개선하기 위해, 볼 적용을 통해 근육을 활성화시킨 후 근력운동을 해주면 큰볼기근의 기능을 보다 효율적으로 회복할 수 있습니다.

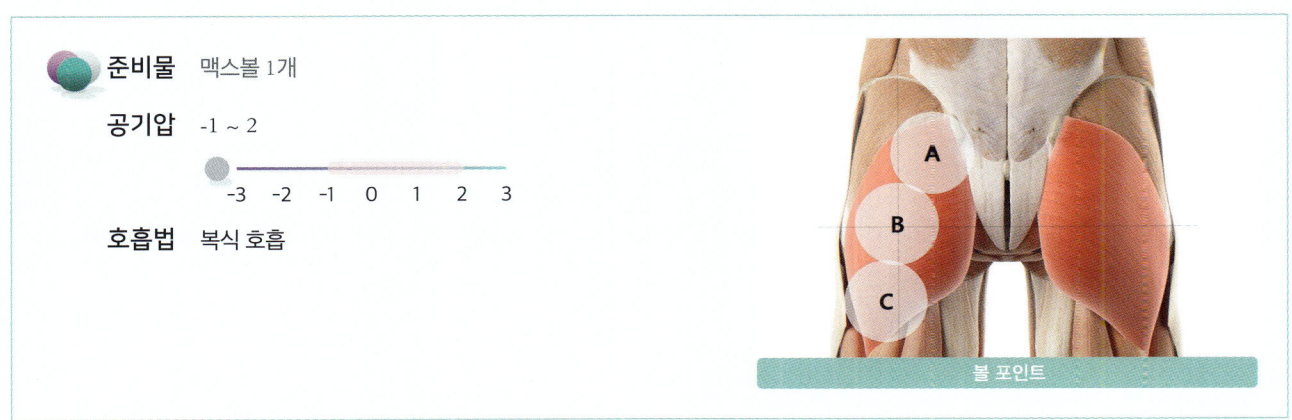

- **준비물** 맥스볼 1개
- **공기압** -1 ~ 2
- **호흡법** 복식 호흡

## ① 커스텀시퀀스 custom sequence

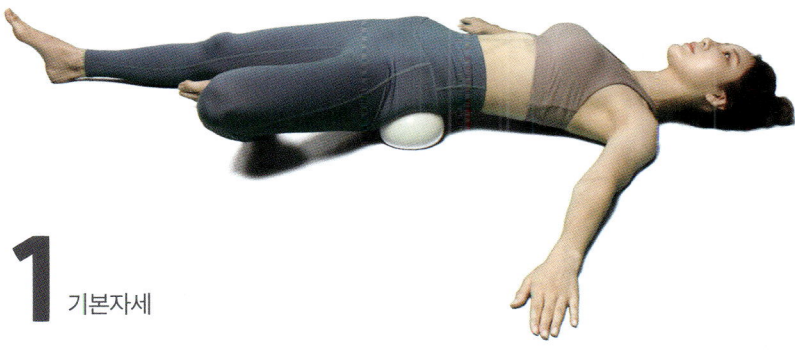

**1** 기본자세

무릎을 굽히고, 외회전 후 A-C에 미듐볼을 놓고 체중을 이용해 자극해 주세요.

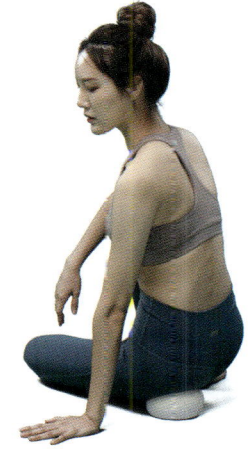

**2**

B-C에 미듐볼을 놓고 체중을 이용해 가볍게 눌러 줍니다.

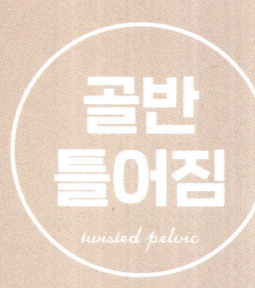

골반틀어짐은 요추 및 천추와 골반사이의 정렬이 틀어져서 발생 할 수도 있지만, 골반을 구성하는 엉치뼈, 엉덩뼈 자체의 부정렬로 인해 발생할 수도 있습니다.

| 순서 | 골반비틀기 | 요추커브만들기 | 넙다리네갈래근 | 엉덩허리근 | 넙다리뒤근육 | 골반저근육 |

## 골반비틀기 *pelvic cross*

BALLTHERAPY
REHABILITATION
HOME TRAINING

 근육설명  골반비틀기는 변형된 골반에 일시적으로 뒤틀림을 더욱 가중시켜, 요추와 천추, 골반 사이의 틀어짐을 교정하는 방법입니다. 허리 속근육의 스트레칭과 이완에 효과적인 동작입니다.

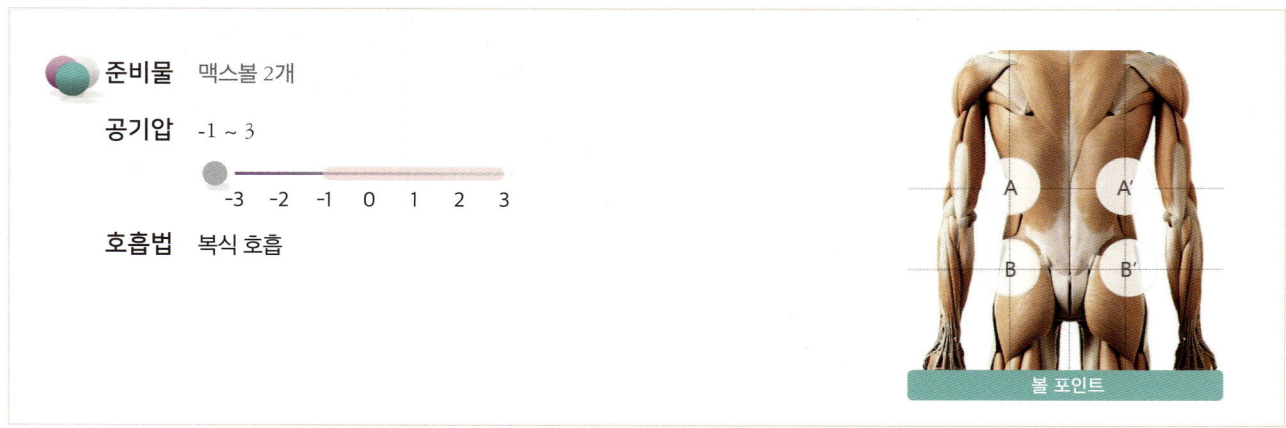

준비물  맥스볼 2개
공기압  -1 ~ 3
    -3 -2 -1 0 1 2 3
호흡법  복식 호흡

볼 포인트

## ① 커스텀시퀀스 *custom sequence*

**1** 기본자세  A, B에 맥스볼을 각각 위치해 주세요.

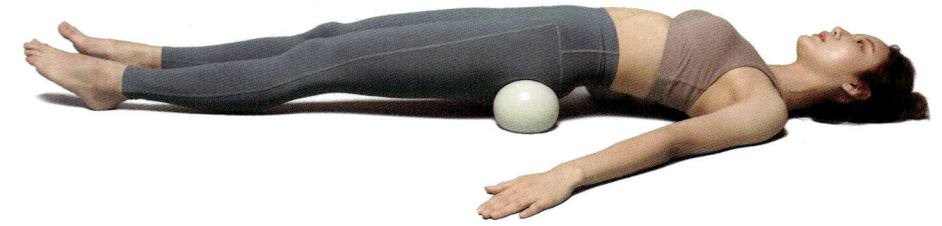

tip
허리 앞·뒤 근육 이완후 볼테라피를 적용해 주세요.
순서를 준수해야 허리에 무리를 주지 않습니다.

# 2

반대방향으로 맥스볼의 위치를 위아래로 바꿔
X자 형태로 볼 위치를 바꿔주세요.

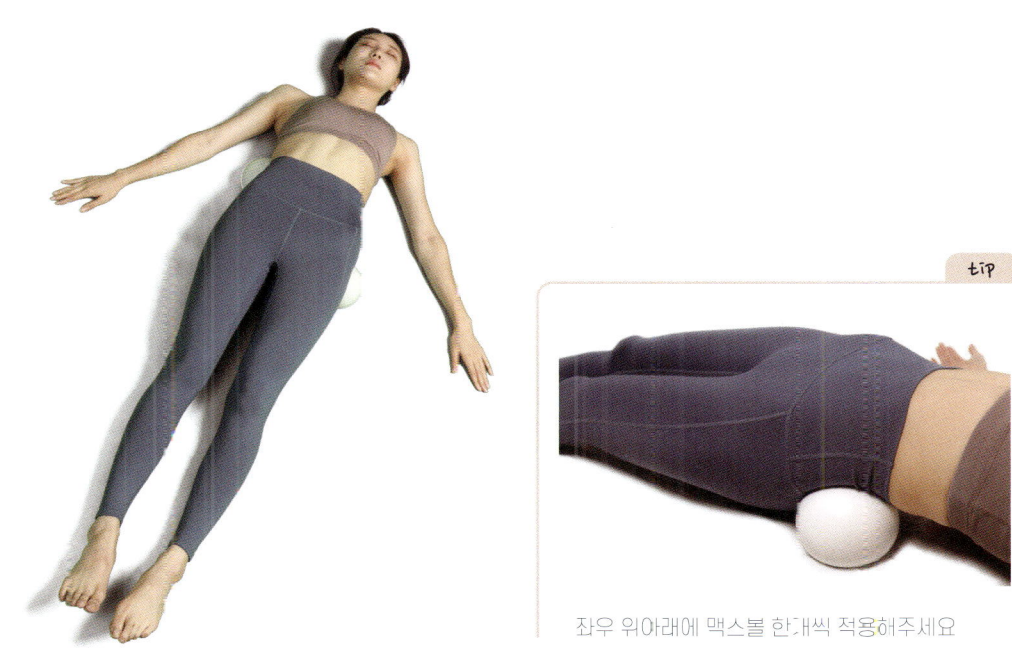

**tip**
좌우 위아래에 맥스볼 한개씩 적용해주세요

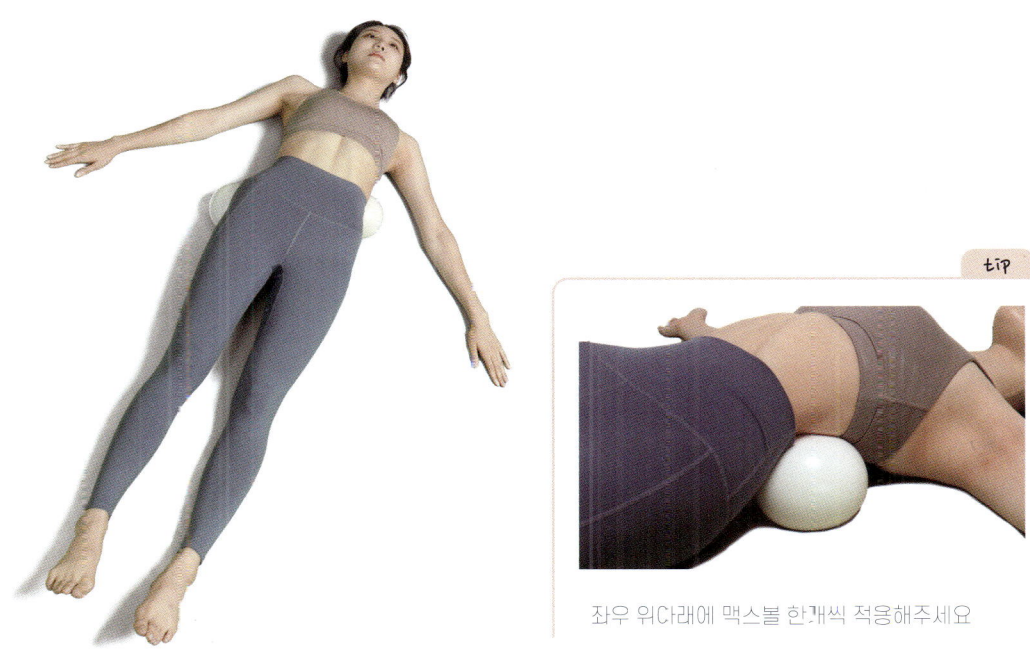

**tip**
좌우 위아래에 맥스볼 한개씩 적용해주세요

# 요추커브 만들기 *shaping lumbar curve*

 **근육설명** 올바른 요추커브형성은 척추 주변의 속근육과 척추인대의 탄력을 회복하는데 효과적입니다. 심부조직들은 직접적으로 자극할 수 없기 때문에 요추 관절 재정렬을 통해 접근해야 합니다.

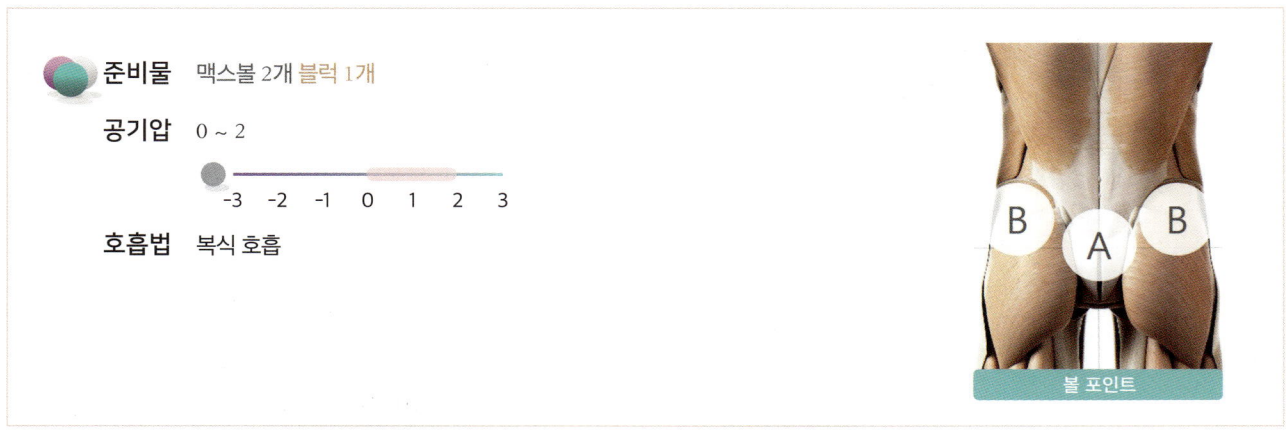

## ① 커스텀시퀀스 *custom sequence*

### 1 기본자세

엉치뼈 위에 맥스볼을 위치해 근육을 직접 자극하는 것보다는
엉치뼈 관절의 관절가동술 효과를 통해 자율신경계를 자극해
신체의 전반적인 이완을 유도 할수 있습니다.

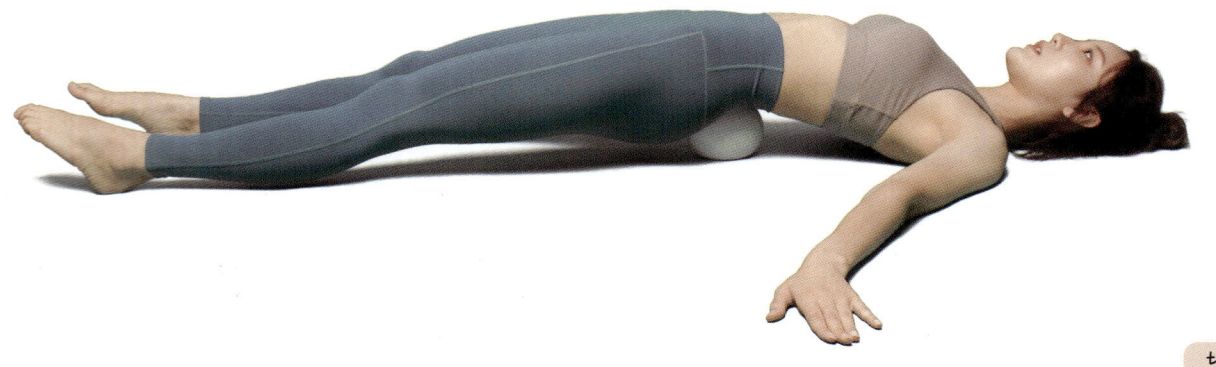

**tip** 통증정도에 따라 맥스볼 1개 혹은 2개를 사용하셔도 됩니다.

## ② 볼자극 조절 *ajusting stimulation*

### 1

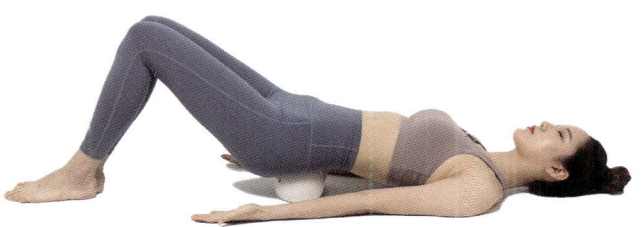

통증이 심할 경우 무릎을 굽혀 자극을 조절해 주세요.

### 2

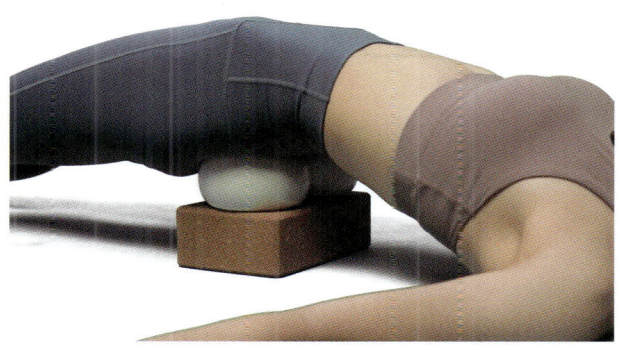

블럭뒤에 맥스볼을 위치해 더 큰 자극이 가능합니다. 경우에 따라 미듐볼도 적용 가능합니다. 블럭은 다른 허리근육을 충분히 이완시킨 후 사용해 주세요. 자극이 심할 경우, 두 다리를 굽힌 후 차례대로 한 다리를 펴 주세요.

*tip*

허리통증이 심한 경우, 처음부터 이 자세를 소화하기에는 무리입니다.
블럭없이, 단계적으로 자극을 높이면서 마지막 단계에서 적용해 주세요.

# 넙다리네갈래근 대퇴사두근 quadriceps

**근육 설명** 넙다리네갈래근은 무릎을 펴는데 주요 작용을 하는 근육입니다. 골반 앞쪽에서 시작하는 넙다리네갈래근은 골반의 전후방 경사에 중요한 역할을 합니다. 넙다리네갈래근의 이완을 통해 골반과 함께 다리의 기능이 향상됩니다.

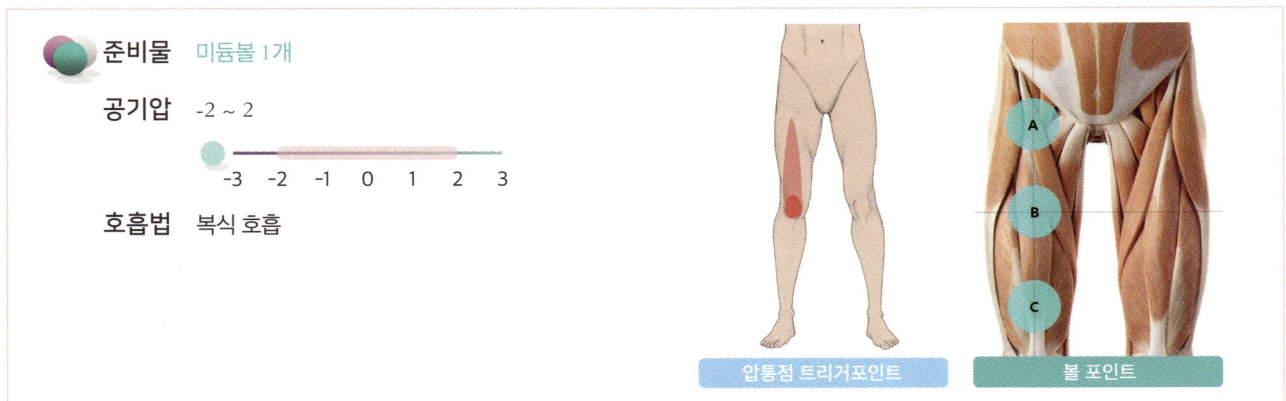

- **준비물** 미듐볼 1개
- **공기압** -2 ~ 2
- **호흡법** 복식 호흡

압통점 트리거포인트 | 볼 포인트

## ① 커스텀시퀀스 custom sequence

### 1 기본자세

미듐볼을 체중을 이용해 A, B, C에 자극을 줍니다.

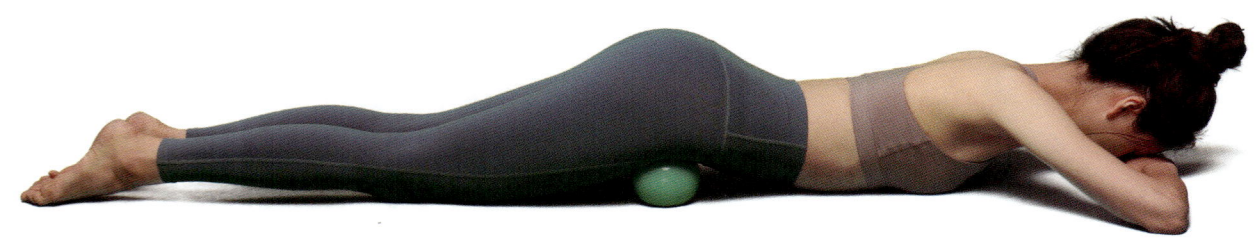

## 2

넙다리네갈래근 A-C에 미듐볼을 놓은 후, 체중을 이용해 지긋이 눌러주세요.

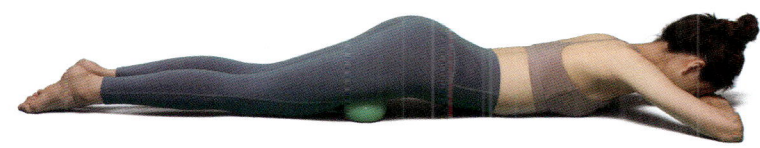

## 3

넙다리네갈래근 A-C에 미듐볼을 놓은 후, 체중을 이용해 지긋이 눌러주세요.

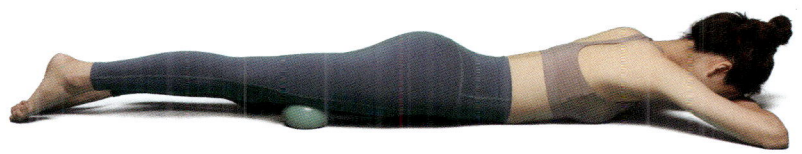

**tip**
C 부위는 무릎통증과도 관련이 깊습니다.
무릎 위 5cm에 미듐볼을 위치해주세요.

### ② 볼자극 조절 *ajusting stimulation*

## 1

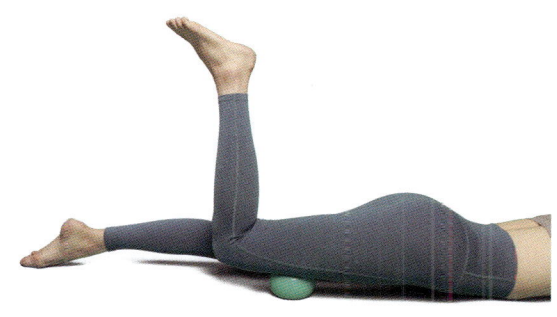

무릎을 펴면, 넙다리네갈래근의 표면층을 중심으로 자극이 전달되어
입체적인 효과를 기대할 수 있습니다.

# 엉덩허리근 - 앞쪽 접근 *장요근 psoas major*

**근육 설명** 엉덩허리근은 요추에서 넙적다리 안쪽으로 이어지는 근육입니다. 엉덩허리근의 불균형은 요추와 골반사이의 비틀어짐을 초래할 수 있습니다.

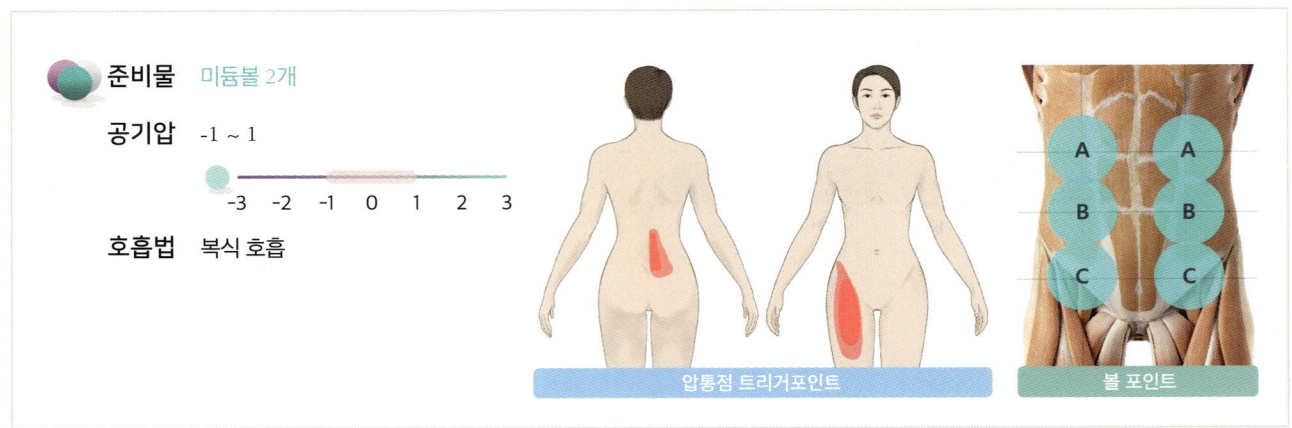

- 준비물: 미듐볼 2개
- 공기압: -1 ~ 1
- 호흡법: 복식 호흡

## ① 커스텀시퀀스 custom sequence

**1** 기본자세

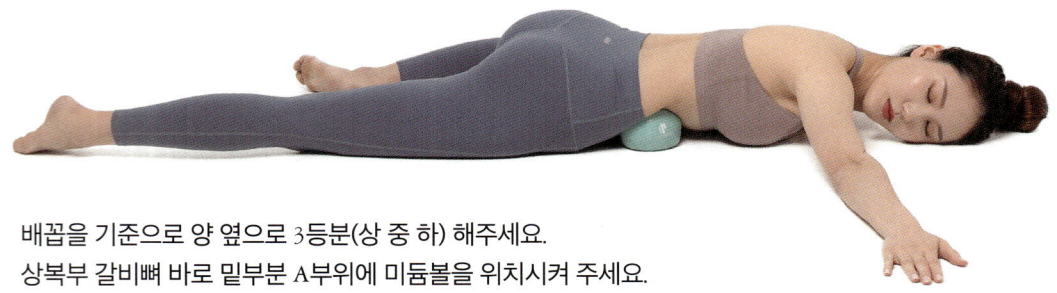

배꼽을 기준으로 양 옆으로 3등분(상 중 하) 해주세요.
상복부 갈비뼈 바로 밑부분 A부위에 미듐볼을 위치시켜 주세요.

**tip** 양쪽에 동시 적용보다는 오른쪽, 왼쪽에 각각 1개씩 적용해 주세요. 더욱 효과적입니다.

**2** 배꼽 양 옆 B부위에 미듐볼을 위치해주세요.
엉덩허리근 하단 자극을 위해, 서혜부쪽에 최대한 가깝게
미듐볼을 C에 위치시켜 주세요.

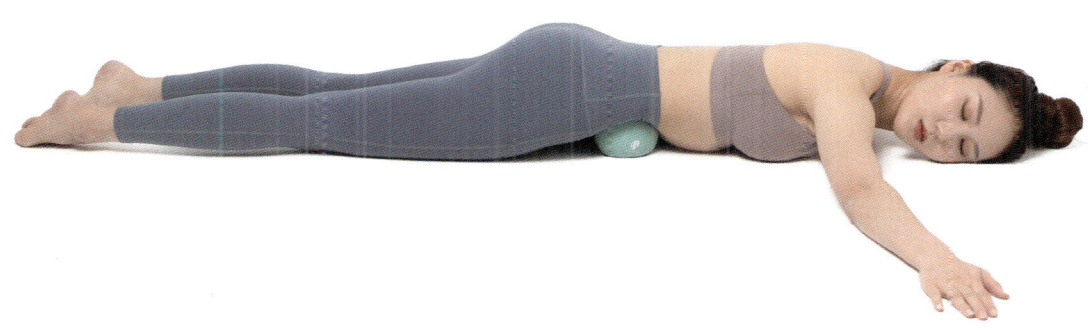

###  볼자극 조절 *ajusting stimulation*

1

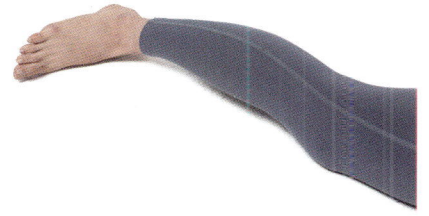

2

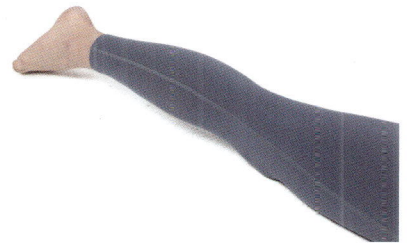

*tip*
적용발 발꿈치 안쪽이 지면에 닿게 해, 엉덩허리근의 시작점과 부착점 거리를
가깝게 해 심부층까지 자극할 수 있습니다.

# 엉덩허리근 - 뒤쪽 접근 　장요근 psoas major

BALLTHERAPY
REHABILITATION
HOME TRAINING

 **근육설명** 엉덩허리근 뒤쪽 접근은 근육 자극과 함께 척추관절의 견인효과로 관절변형을 통해 엉덩허리근의 이완을 유도하는 접근 방법입니다.

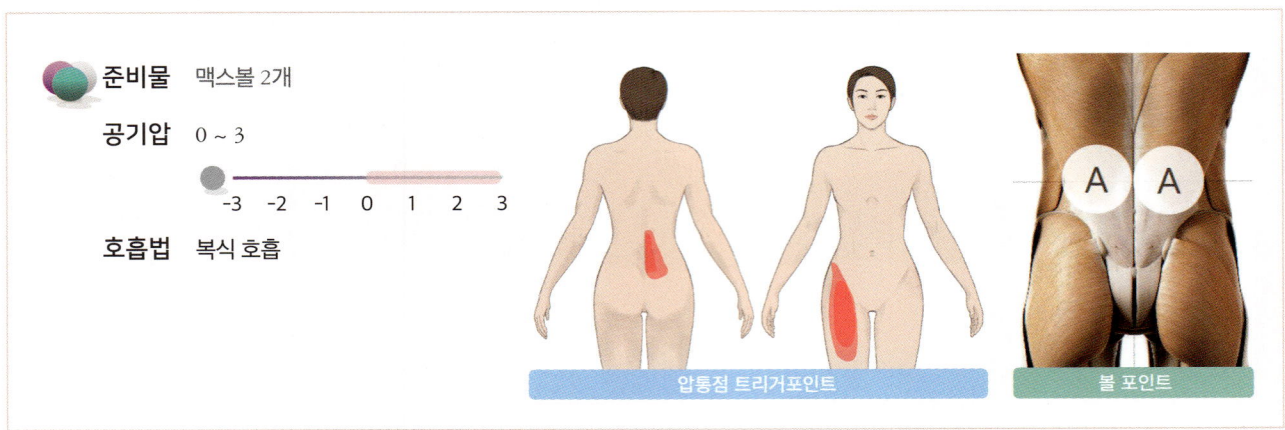

**준비물** 맥스볼 2개
**공기압** 0 ~ 3
**호흡법** 복식 호흡

압통점 트리거포인트 | 볼 포인트

## ① 커스텀시퀀스 custom sequence

### 1 기본자세

A에 미듐볼을 이용해 자극을 줍니다.
두 무릎을 굽혀 엉덩허리근의 심부층까지 자극할 수 있습니다.

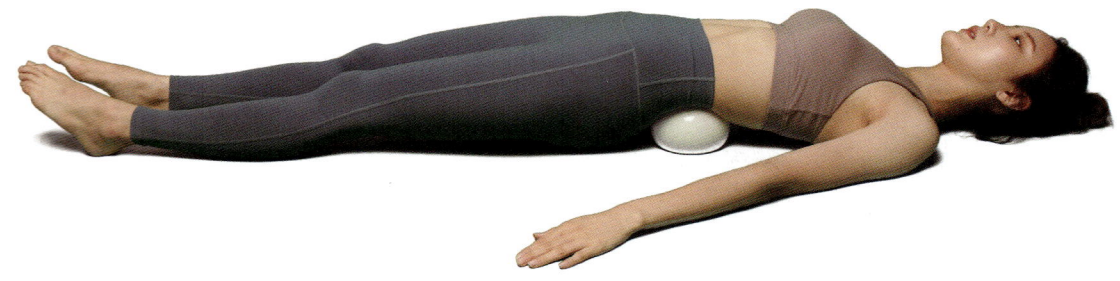

tip
두 무릎을 굽혀 엉덩허리근의 심부층까지 자극할 수 있습니다.

# 바깥 넙다리네갈래근 대퇴사두근 quadriceps

**근육설명** 바깥 넙다리네갈래근은 골반에 직접적으로 붙어있는 근육은 아니지만, 골반에 붙어있는 주동근의 역할을 보조하는 협력근의 역할을 합니다. 바깥 넙다리네갈래근의 기능회복을 통해 엉덩관절에 붙어있는 근육들의 부하가 감소될 수 있습니다.

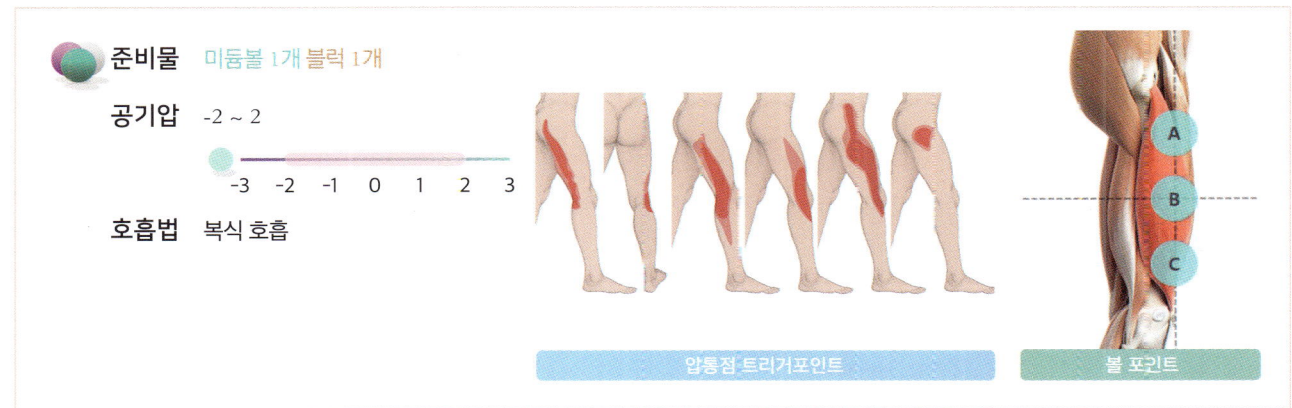

## ① 커스텀시퀀스 custom sequence

### 1 기본자세

넙다리네갈래근 바깥쪽 A에 미듐볼을 위치해 주세요.

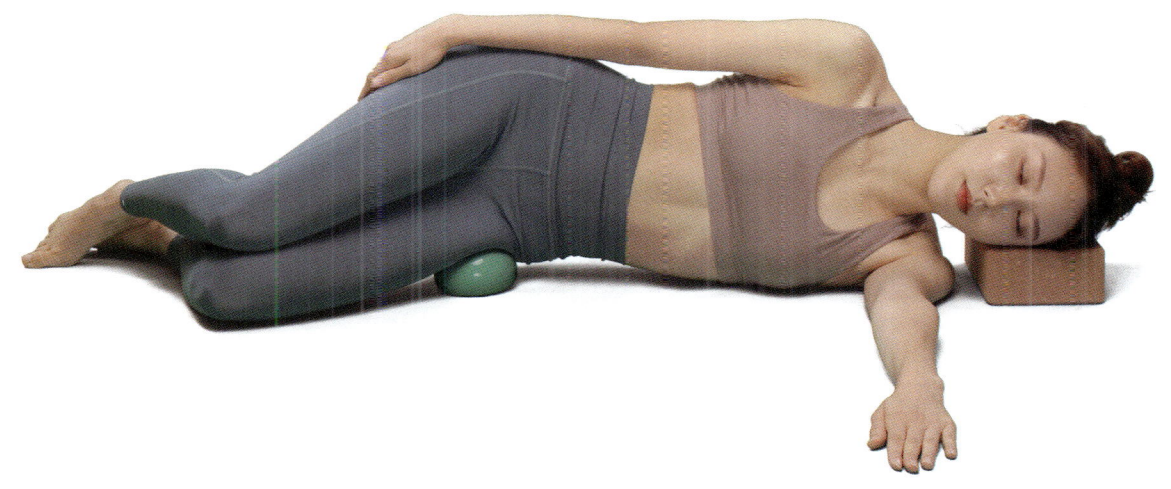

## 2

B 위치에 미듐볼을 놓고, 체중을 이용해 자극해 주세요. 엉덩관절을 굽혀 자세를 안정적으로 취해주세요.
B위치는 해부학적으로 대퇴근막긴장근과 중복되는 부위로 매우 중요한 포인트 입니다.

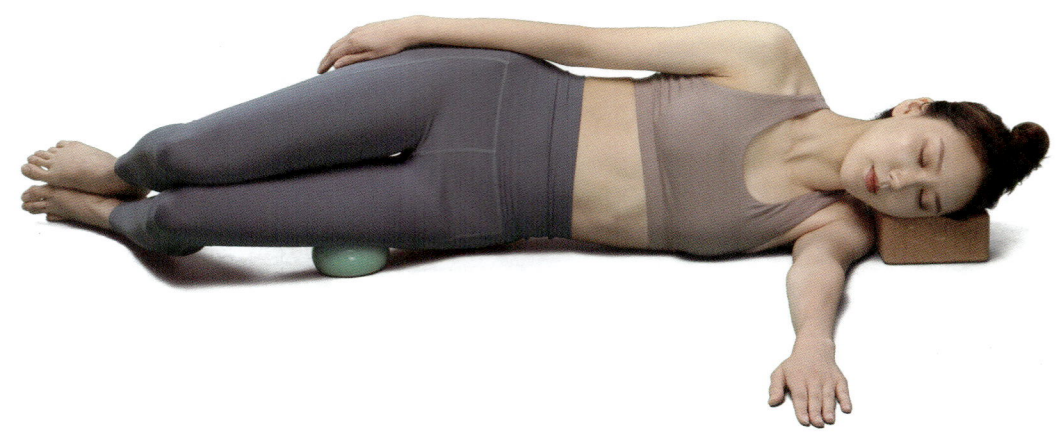

## 3

C 위치에 미듐볼을 놓고, 체중을 이용해 자극해 주세요. 엉덩관절을 굽혀 자세를 안정적으로 취해주세요.
C 부위는 무릎통증과도 관련성이 높습니다.

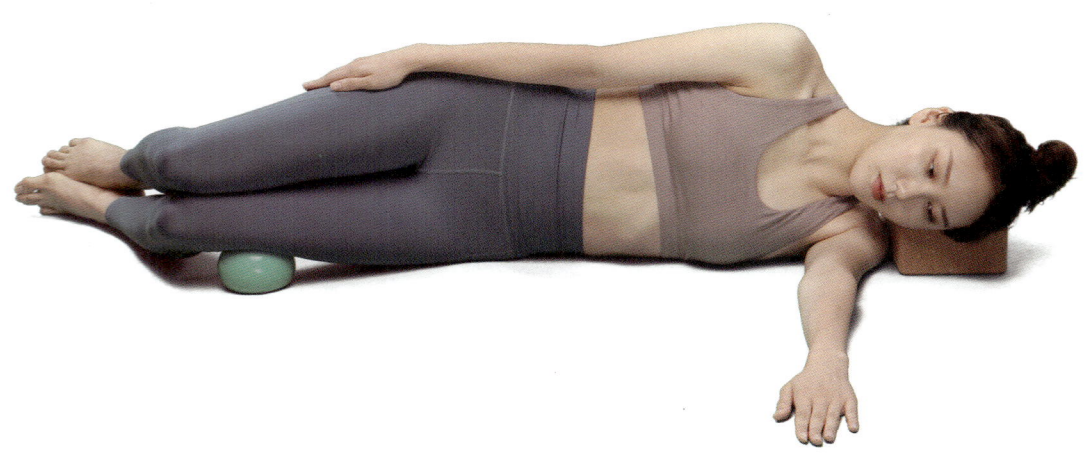

# 넙다리뒤근육 *슬괵근 hamstirng*

BALLTHERAPY
REHABILITATION
HOME TRAINING

**근육 설명** 넙다리뒤근육은 무릎을 굽히고 엉덩관절을 펴는데 주로 작용하며, 골반의 뒤쪽에서 시작됩니다. 넙다리네갈래근과 함께 골반의 전후경사에 관여합니다. 골반 뒤쪽 근육 이완을 위해서 위, 중간 넙다리뒤근육에 집중하세요.

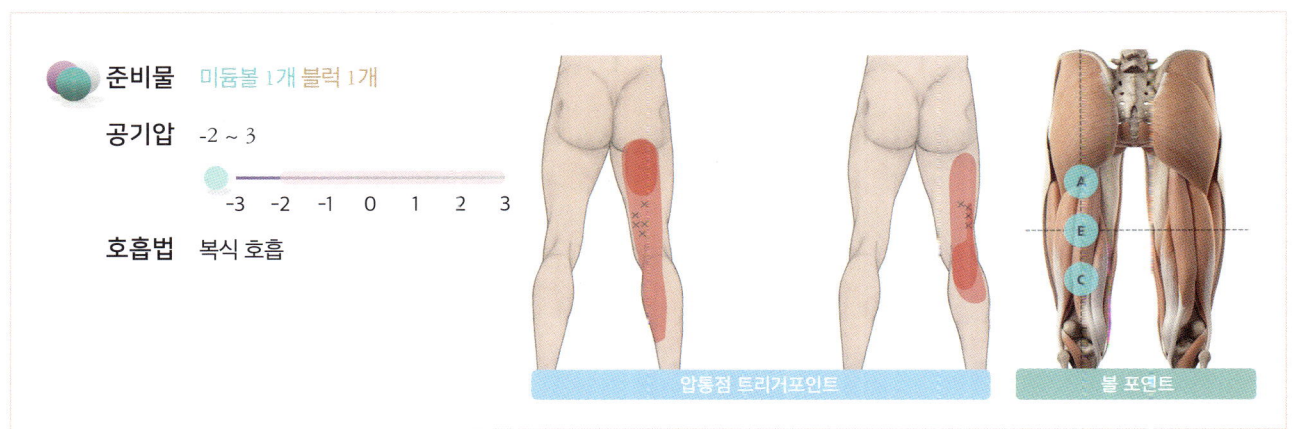

## ① 커스텀시퀀스 *custom sequence*

### 1 기본자세

엉덩이 근육과 넙다리뒤근육 근육 사이 A 위치에 미듐볼을 놓고, 체중을 이용해 자극해 주세요.

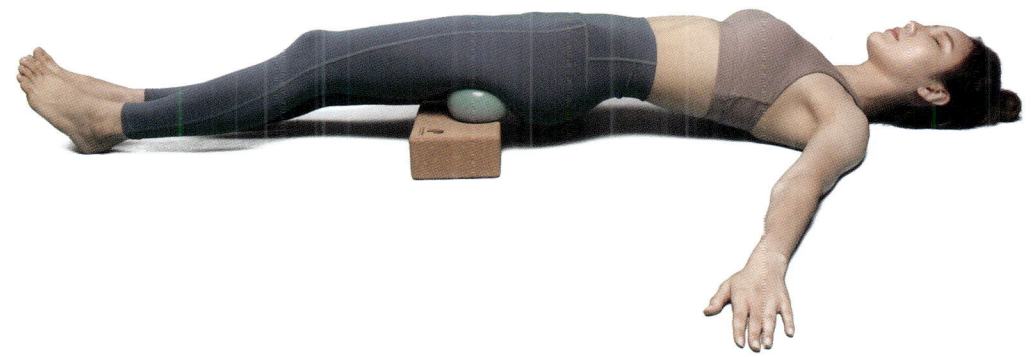

*tip*
통증이 적은 부위입니다. 볼자극을 2,3으로 하셔도 좋습니다.

## 2

B 위치에 미듐볼을 놓고, 체중을 이용해 자극해 주세요.

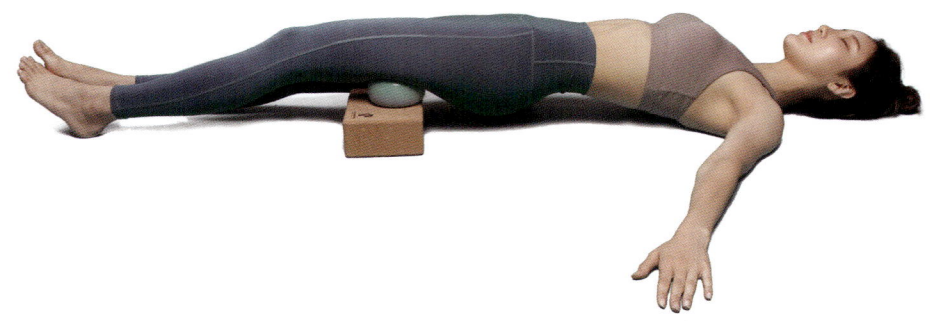

## 3

C 위치에 미듐볼을 놓고, 체중을 이용해 자극해 주세요.

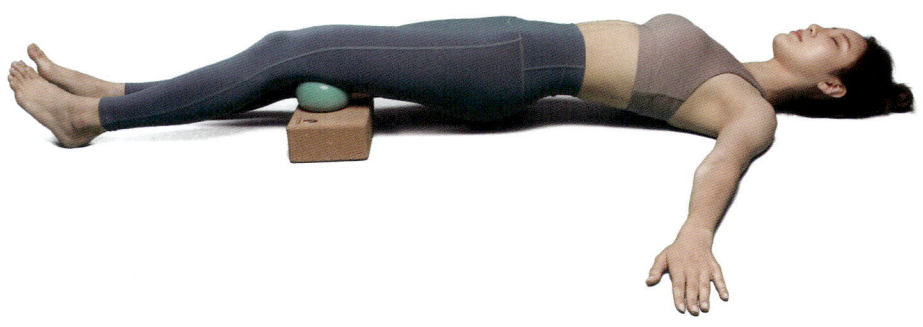

**tip**

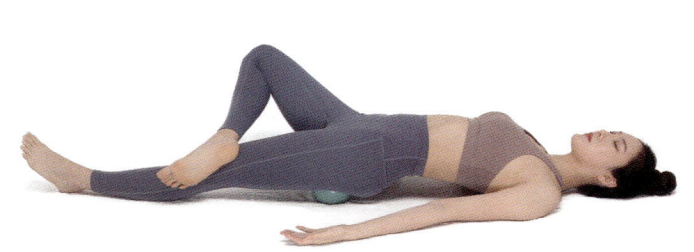

안정적으로 중심을 잡기위해 반대편 골반뼈에 맥스볼을 받쳐주세요. 그리고, 반대편 발 뒤꿈치를 이용해 볼적용 방향 무릎 위에 위치해 주세요. 더욱 안정적으로 자극할 수 있습니다.

# 골반저근육 골반기저근 *pelvic floor muscles*

**근육 설명**  골반저근육은 직간접적으로 엉덩관절 움직임과 골반변형에 영향을 미치는 근육입니다. 골반저근육의 주요 역할은 내부장기를 떠받치는 것이지만, 골반저근육 이완은 골반자체 교정과 엉덩관절과의 정상적인 관계 회복에 매우 중요한 근육입니다.

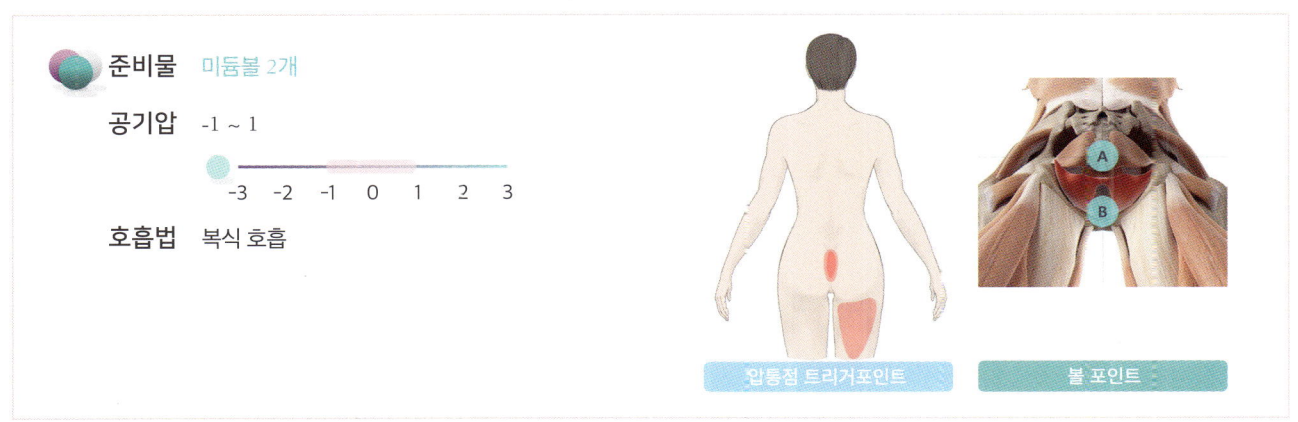

**준비물** 미듐볼 2개

**공기압** -1 ~ 1

**호흡법** 복식 호흡

압통점 트리거포인트 | 볼 포인트

## ① 커스텀시퀀스 *custom sequence*

### 1  기본자세

양반자세로 항문 앞과 뒤로 미듐볼 1개를 위치시킵니다. 볼 1개를 사용하는 것이 더욱 효과적입니다.

통증이 심할 경우 볼의 압력을 조절하거나, 미듐볼 2개를 사용해도 좋습니다.

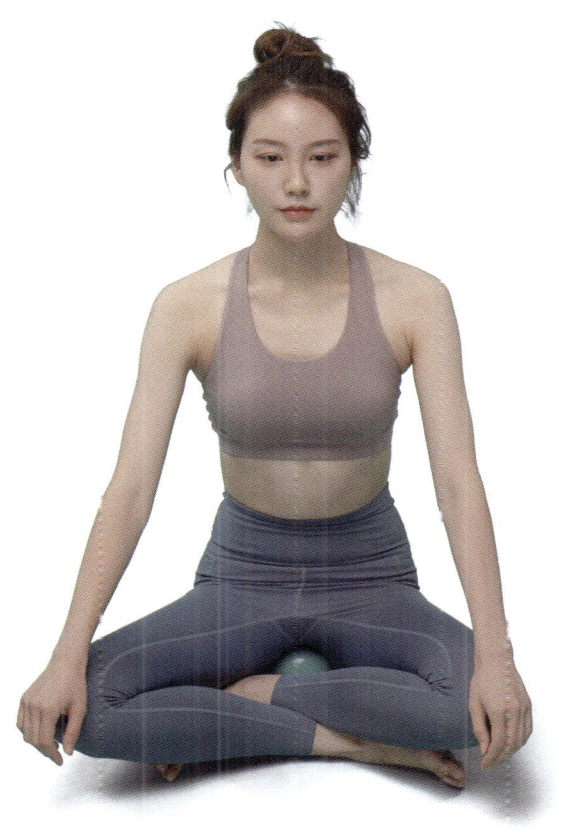

**2** 왼쪽 10초, 오른쪽 10초 번갈아 가며 체중을 이동합니다.

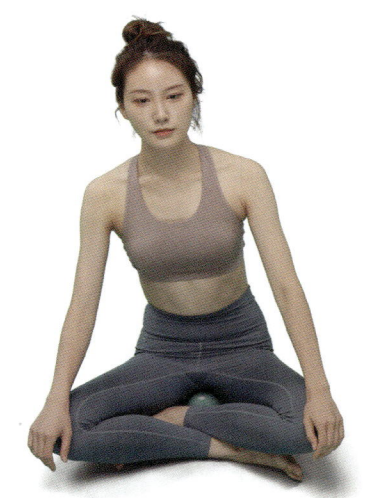

오른쪽으로 체중을 10% 옮겨주세요.

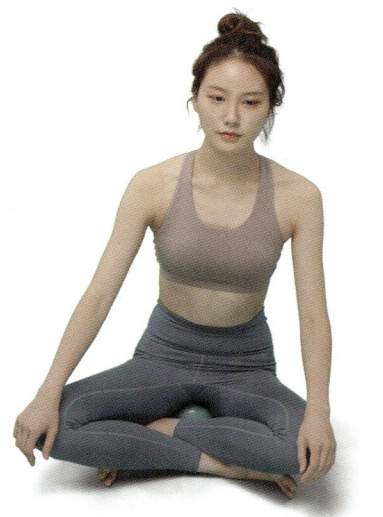

왼쪽으로 체중을 10% 옮겨주세요.

**3** 앞 10초, 뒤 10초 번갈아 가며 체중을 이동합니다.

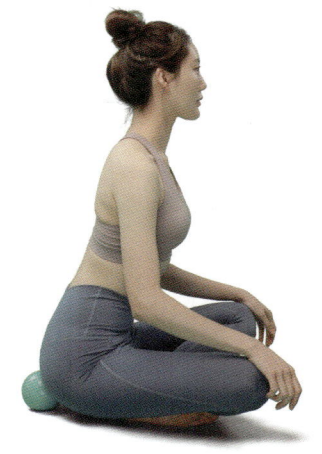

앞으로 체중을 10% 옮겨주세요.

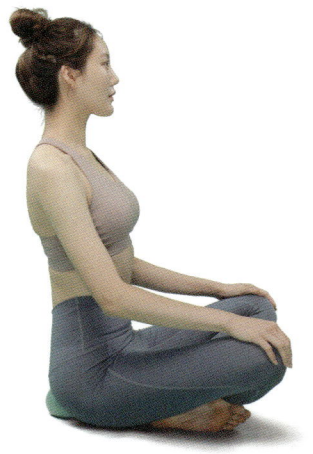

뒤로 체중을 10% 옮겨주세요.

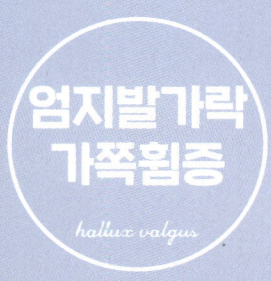

## 엄지발가락 가쪽휨증
### hallux valgus

무지외반증이라 불리는 엄지발가락 가쪽휨증은 뼈의 변형이 아니라, 근육단축으로 인한 관절뼈 정렬 변형으로 이해하는 것이 좋습니다. 볼테라피를 이용해 완벽한 복원은 불가능합니다. 하지만, 추가 변형과 통증악화를 예방하며, 발 근육의 기능을 회복시킬 수 있습니다.

| 순서 | 발바닥 근육군 | 긴엄지폄근 | 뒤정강이근 | 발바닥 궁 형성 |

## 발바닥근육군 *sole muscles*

BALLTHERAPY
REHABILITATION
HOME TRAINING

 근육설명

엄지발가락가쪽휨증무지외반증은 엄지벌림근무지외전근 abductor hallucis과 엄지모음근adductor hallucis의 근력약화와 관절의 변형으로 발생합니다. 이 근육들의 탄력, 긴장등의 기능을 회복시키는 것이 엄지발가락 가쪽휨증을 관리 및 통증 감소등을 기대 할 수 있습니다.

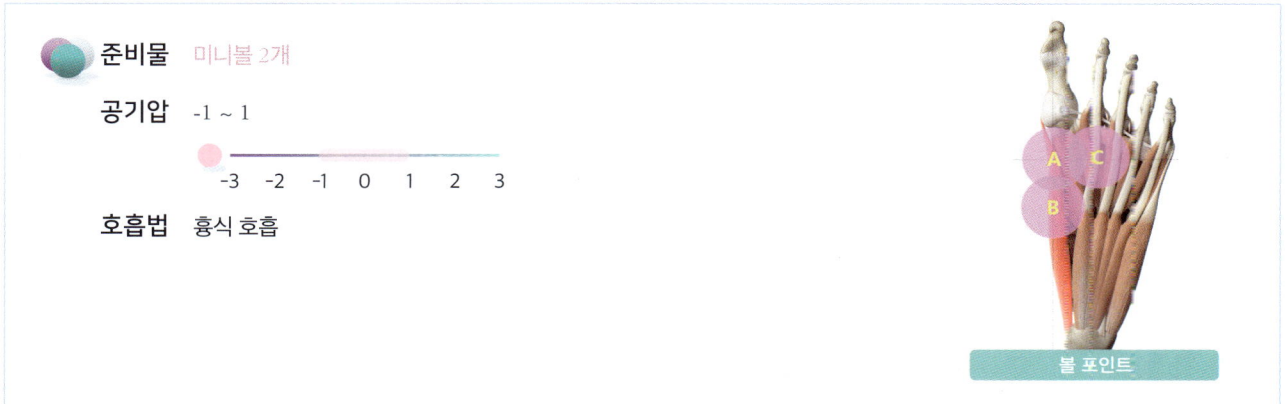

- 준비물: 미니볼 2개
- 공기압: -1 ~ 1 (-3 -2 -1 0 1 2 3)
- 호흡법: 흉식 호흡

볼 포인트

### ① 커스텀시퀀스 *custom sequence*

**1** 기본자세 - 공 밟는 자세

A에 미니볼을 지긋이 밟아주세요.

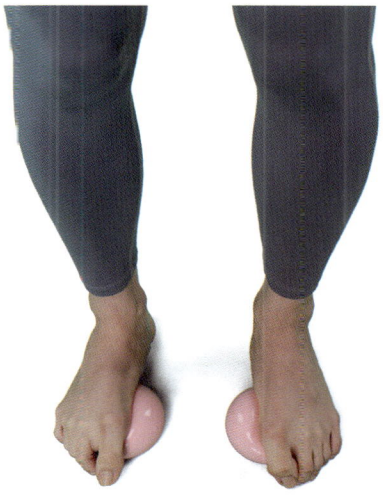

**tip** 각 발에 1개씩 적용하면 더욱 효과적입니다.

238 · 239

# 2

B에 미니볼을 지긋이 밟아주세요.

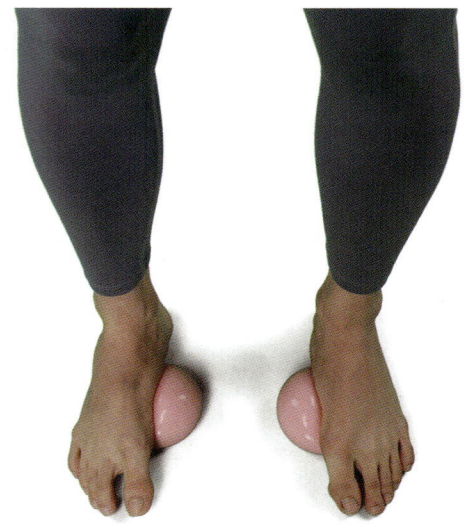

# 3

C에 미니볼을 지긋이 밟아주세요.

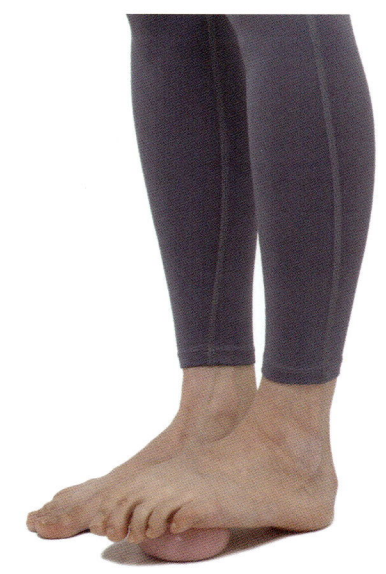

tip
무지외반증이 심한경우 볼 적용 후 통증이 심할 수 있습니다.
볼 압력 조절을 통해 통증정도를 조절해 주세요.

# 긴엄지폄근 장족무지신근 extensor hallucis longus

BALLTHERAPY
REHABILITATION
HOME TRAINING

**근육 설명** 앞정강이근과 동일한 자세이지만, 작용 근육은 D 볼포인트를 지나는 긴엄지폄근과 긴발가락폄근이 목표 근육입니다. 무지외반증은 발바닥쪽의 엄지벌림근과 발등쪽의 긴엄지폄근의 단축이 주된 원인 중 하나입니다.

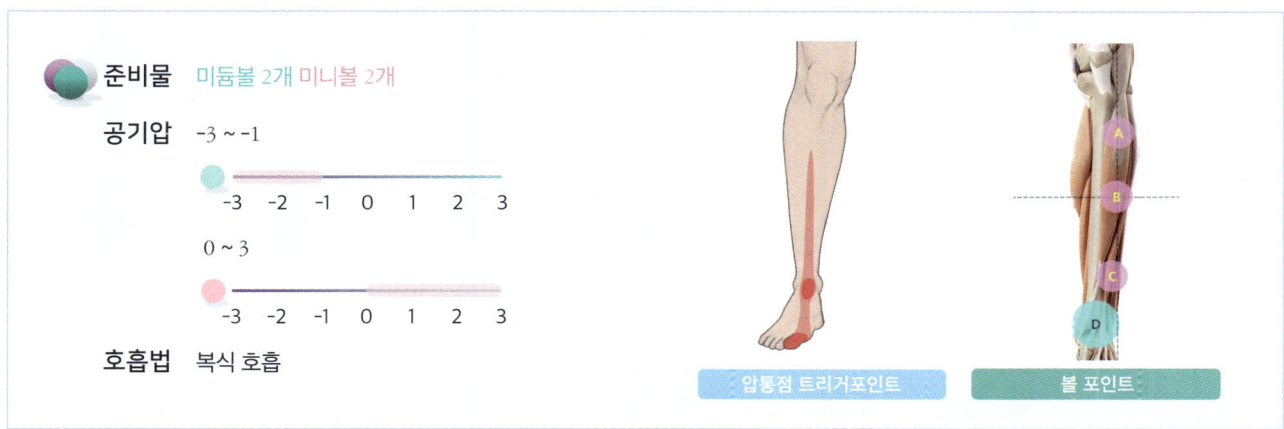

## ① 커스텀시퀀스 custom sequence

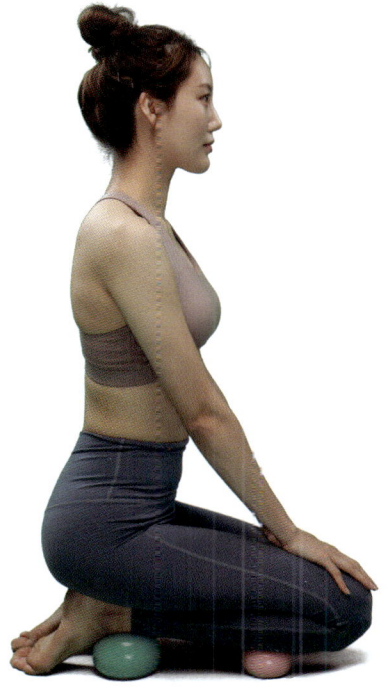

### 1 기본자세

발목에 체중을 실어 주세요. 발목을 경유하는 발가락 폄근인 D부위를 자극하기 위해서입니다.

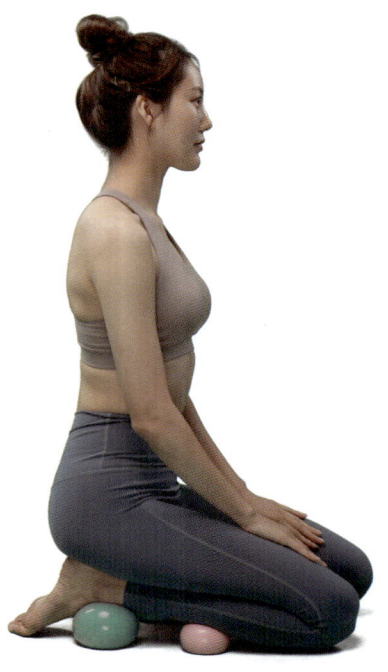

## 2

B에 미니볼을 위치시키고, 체중을 이용해 D부위를 자극해 주세요. 미니볼의 위치에 따라 앞정강이근 이완과 함께 발목에 전달되는 자극도 변화합니다.

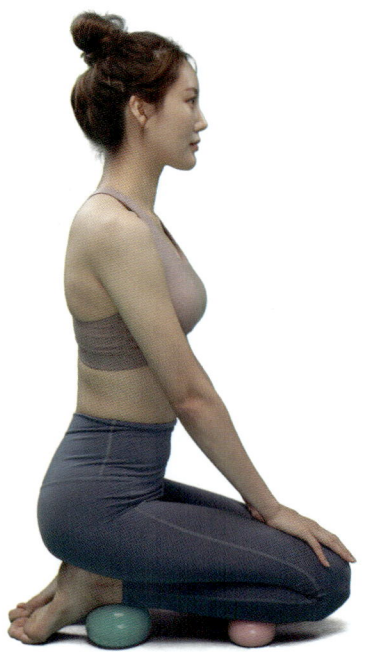

## 3

C에 미니볼을 위치시키고, 체중을 이용해 D부위를 자극해 주세요.

tip

통증정도에 따라 볼 압력을 높여 자극해도 됩니다.

# 뒤정강이근 <small>후경골근 tibialis posterior</small>

**근육 설명** 뒤정강이근은 무릎보다는 발목과 발바닥 통증과 더욱 관련성이 높습니다. 넙치근 하부층에 위치한 뒤정강이근은 넙치근 볼테라피 적용시 동시에 효과를 기대할 수 있습니다.

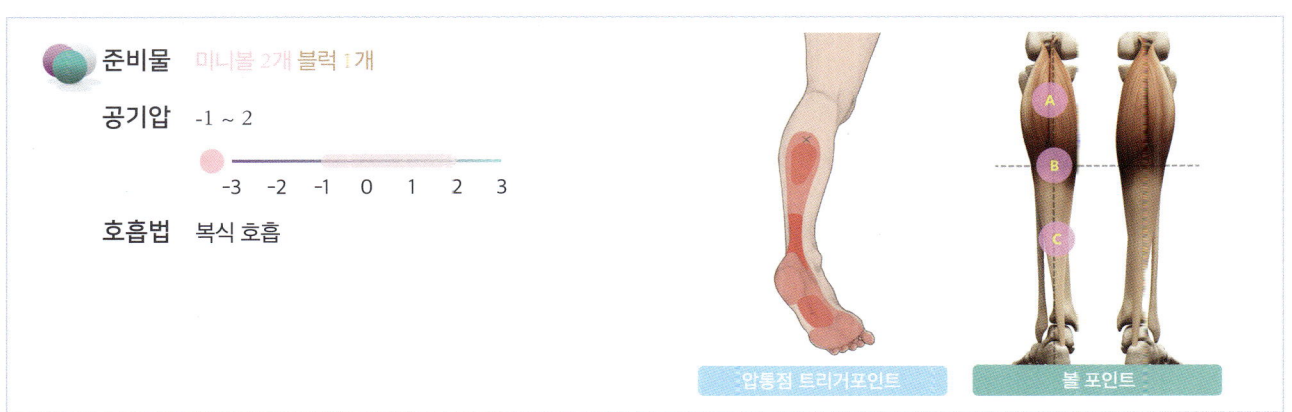

**준비물** 미니볼 2개 블럭 1개
**공기압** -1 ~ 2
**호흡법** 복식 호흡

압통점 트리거포인트 | 볼 포인트

## ① 커스텀시퀀스 custom sequence

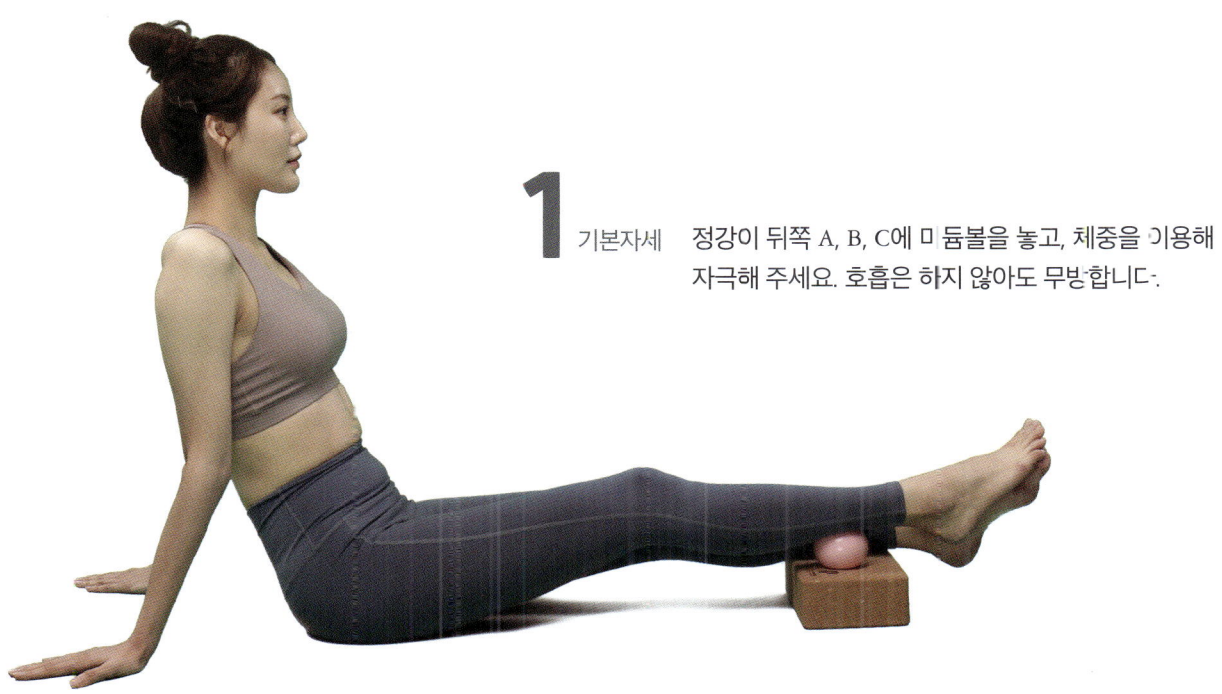

**1 기본자세** 정강이 뒤쪽 A, B, C에 미듐볼을 놓고, 체중을 이용해 자극해 주세요. 호흡은 하지 않아도 무방합니다.

# 발바닥 궁(Arch) 형성 *foot arch*

 **근육설명** 발바닥은 세로, 가로궁(아치)을 통해 발에 가해지는 충격을 흡수합니다. 엄지발가락가쪽휨증은 발바닥궁이 낮아져 충격흡수에 취약한 구조를 띕니다. 발바닥 궁 회복은 발의 충격흡수와 함께 발바닥 근육과 발바닥에서 종아리까지 이어져 있는 발바닥·종아리근육까지 이완하는 효과를 기대할 수 있습니다.

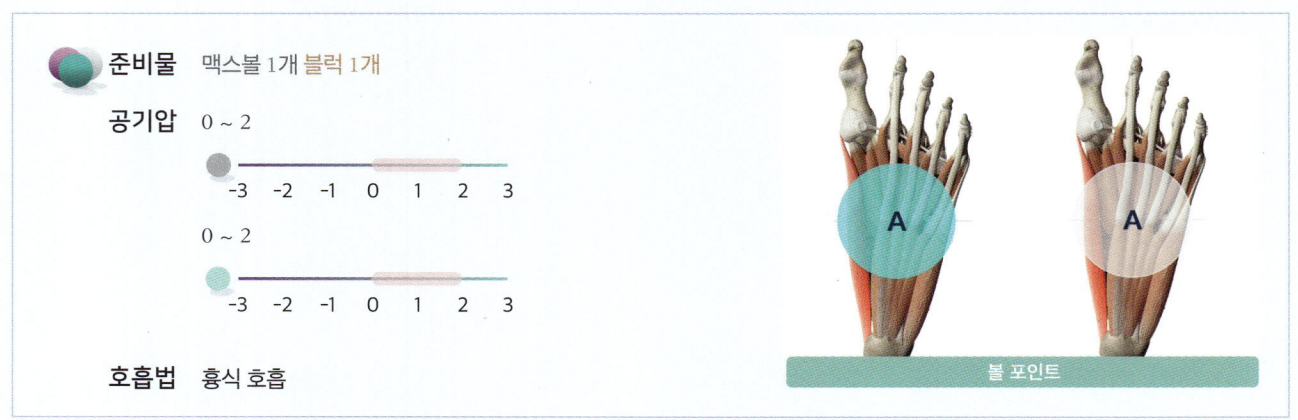

## ① 커스텀시퀀스 *custom sequence*

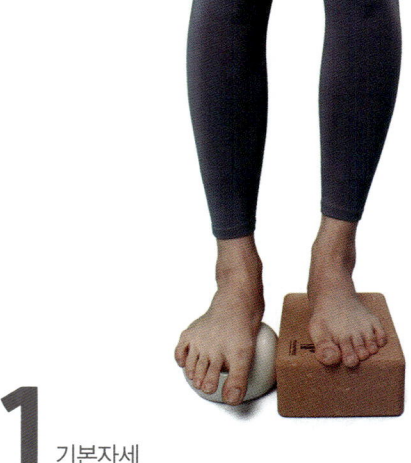

**1** 기본자세

맥스볼을 먼저 적용한 후, 2번 자세 미듐볼을 이용해 주세요.

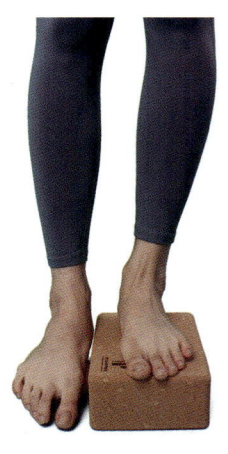

**2**

발바닥 중간부위에 미듐볼로 밟아주세요.

> **tip** 큰 자극은 없지만, 3분이상 시간이 지날 수록 발등과 종아리 부위에 자극을 느낄 수 있습니다.

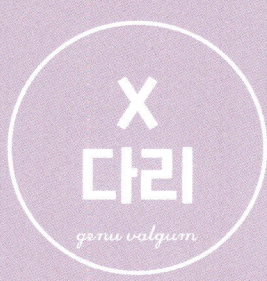

# X다리
*genu valgum*

외반슬이라 불리는 X다리는 대퇴골두의 외측회전, 양발의 회외, 무릎의 과신전 등이 복합적으로 작용하여 발생하기 때문에, 근육이완과 함께 근력강화 운동도 병행되어야 더욱 효과적입니다. 무릎관절 변형은 넙다리근육과도 직접적으로 연결되어 있기 때문에 골반부위 근육들과 함께 균형을 이뤄야 합니다.

| 순서 | 모음근 | 엉덩허리근 | 큰볼기근 | 모음근 강화 |

## 모음근 내전근 *adductor*

BALLTHERAPY
REHABILITATION
HOME TRAINING

 **근육 설명**
X다리(Genu valgum)는 골반과 넙다리를 둘러싼 근육들간의 불균형에 의해 야기됩니다. 골반의 전방경사와 엉덩관절 내회전 등으로 체형변형이 발생합니다. 또한, X다리는 모음근의 약화를 보입니다. 따라서, 모음근 단측된 근육을 활성화 시킴으로써, 근육의 기능 향상을 기대 할 수 있습니다.

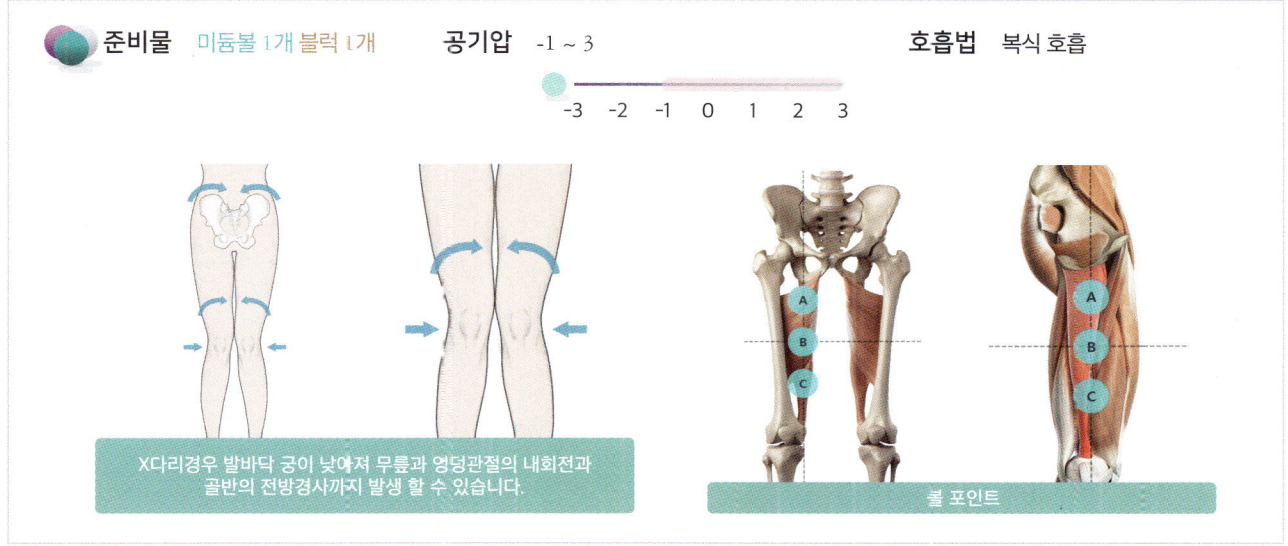

준비물  미듐볼 1개  블럭 1개    공기압  -1 ~ 3    호흡법  복식 호흡

X다리경우 발바닥 궁이 낮아져 무릎과 엉덩관절의 내회전과 골반의 전방경사까지 발생 할 수 있습니다.

롤 포인트

**tip**
X다리 변형은 단순히 무릎에서만의 변형이 아닌 골반 전방경사과 발의 변형 더 나아가 골반과 요추와도 관련이 있기 때문에 꾸준한 볼테라피와 운동이 병행 되어야 근본적인 효과를 기대할 수 있습니다.

## ① 커스텀시퀀스 *custom sequence*

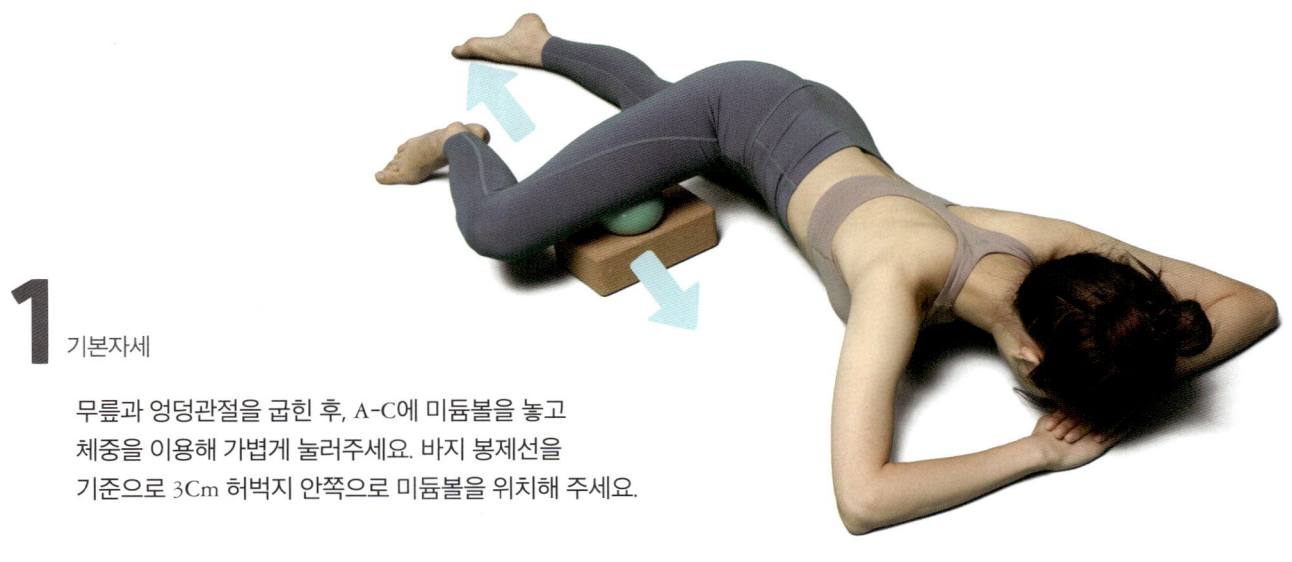

**1** 기본자세

무릎과 엉덩관절을 굽힌 후, A-C에 미듐볼을 놓고 체중을 이용해 가볍게 눌러주세요. 바지 봉제선을 기준으로 3Cm 허벅지 안쪽으로 미듐볼을 위치해 주세요.

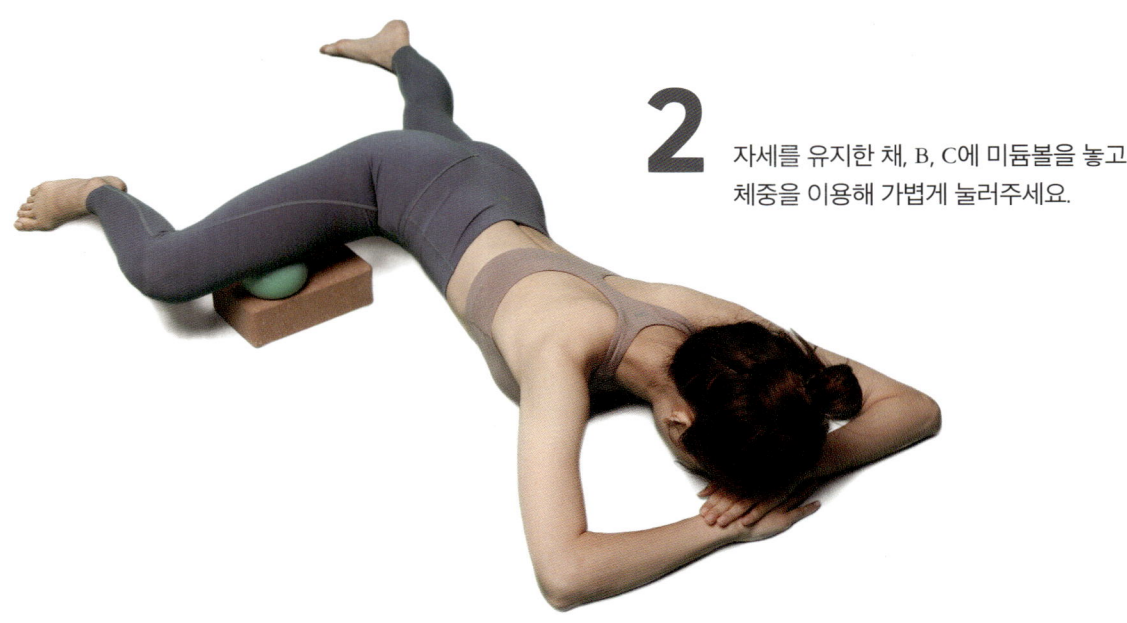

**2** 자세를 유지한 채, B, C에 미듐볼을 놓고 체중을 이용해 가볍게 눌러주세요.

*tip*
모음근은 안쪽에 혈관·신경·림프가 주로 위치하기 때문에 순환관점에서 매우 중요한 포인트 입니다.

# 엉덩허리근 - 뒤쪽 접근 장요근 psoas major

**근육 설명** X다리에 의한 골반의 전방경사는 엉덩허리근의 약화와 늘어짐이 주된 특징입니다. 엉덩허리근의 기능회복을 통해 골반 전방경사를 교정하는 효과를 기대할 수 있습니다.

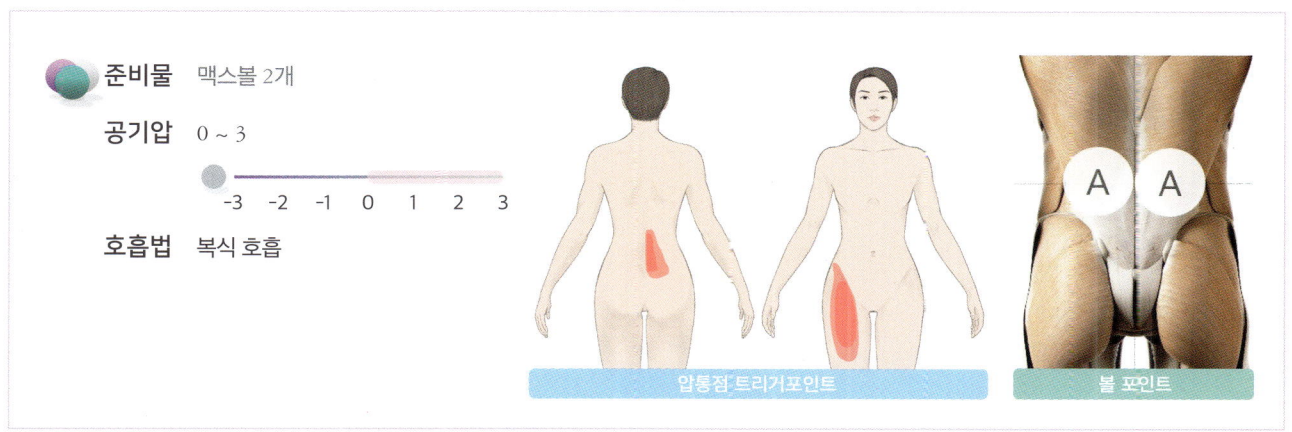

- **준비물**: 맥스볼 2개
- **공기압**: 0 ~ 3
- **호흡법**: 복식 호흡

압통점 트리거포인트 | 볼 포인트

## ① 커스텀시퀀스 custom seqvence

### 1 기본자세

A에 미듐볼을 이용해 자극을 준다.

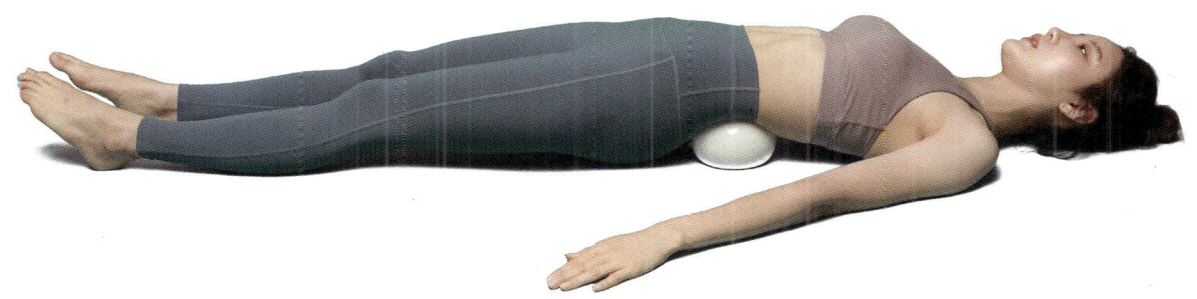

**tip** 두 무릎을 굽혀 엉덩허리근의 심부층까지 자극할 수 있습니다.

# 엉덩허리근 - 앞쪽 접근 장요근 psoas major

**근육설명** x다리의 경우, 골반의 전방경사를 동반합니다. 엉덩허리근의 늘어짐은 골반 전방경사의 주요 원인 중 하나입니다. 볼 테라피 이후, 엉덩허리근 강화 운동을 하면 골반 전방경사 예방, 관리에 더욱 효과적입니다.

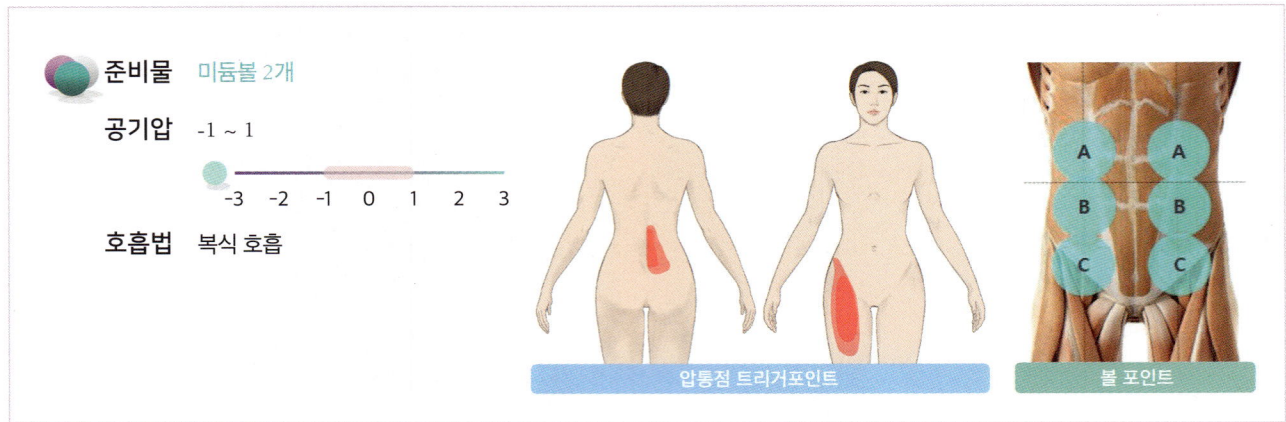

- 준비물: 미듐볼 2개
- 공기압: -1 ~ 1
- 호흡법: 복식 호흡
- 압통점 트리거포인트
- 볼 포인트

## ① 커스텀시퀀스 custom sequence

### 1 기본자세

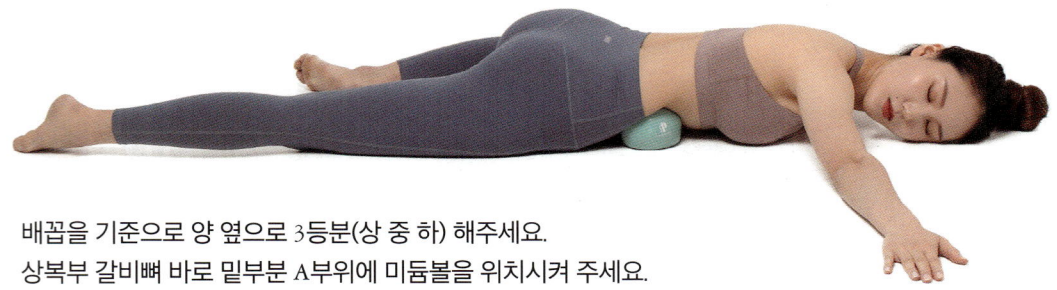

배꼽을 기준으로 양 옆으로 3등분(상 중 하) 해주세요.
상복부 갈비뼈 바로 밑부분 A부위에 미듐볼을 위치시켜 주세요.

**tip** 양쪽에 동시 적용보다는 오른쪽, 왼쪽에 각각 1개씩 적용해 주세요. 더욱 효과적입니다.

## 2

배꼽 양 옆 B부위에 미듐볼을 위치해주세요.
엉덩허리근 하단 자극을 위해, 서혜부쪽에 최대한 가깝게
미듐볼을 C에 위치시켜 주세요.

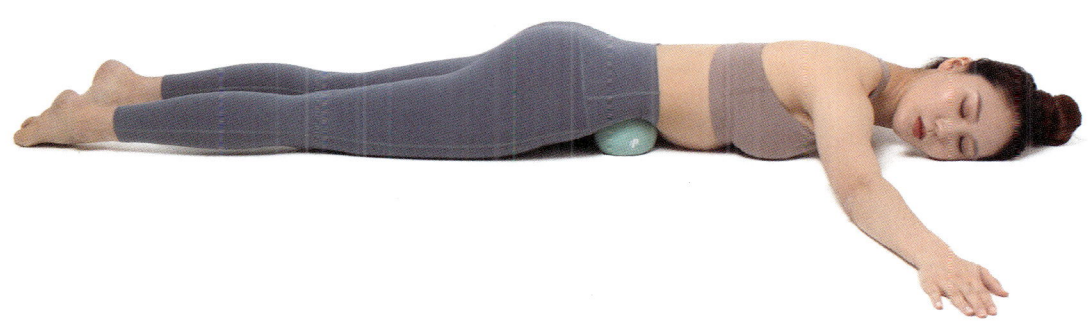

### ③ 볼자극 조절 *ajusting stimulation*

**1**

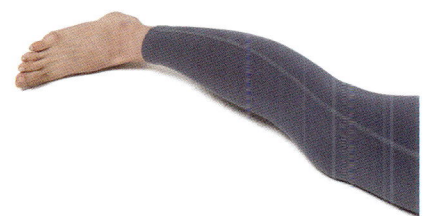

**2**

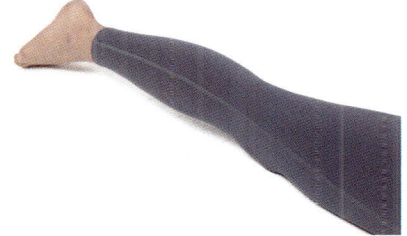

> **tip**
> 적용발 발꿈치 안쪽이 지면에 닿게 해, 엉덩허리근의 시작점과 부착점 거리를
> 가깝게 해 심부층까지 자극할 수 있습니다.

248 · 249

# 큰볼기근 대둔근 gluteus maximus

BALLTHERAPY
REHABILITATION
HOME TRAINING

 근육설명    x다리는 무릎의 내회전이 특징입니다. 무릎의 내회전은 엉덩관절의 내회전을 초래하며, 연쇄적으로 엉덩근육의 약화를 발생시킬 수 있습니다. 약화된 엉덩이 근육의 이완을 통해 엉덩관절의 외회전을 발생시켜, 넙다리뼈의 중립상태를 유지하는데 도움이 됩니다.

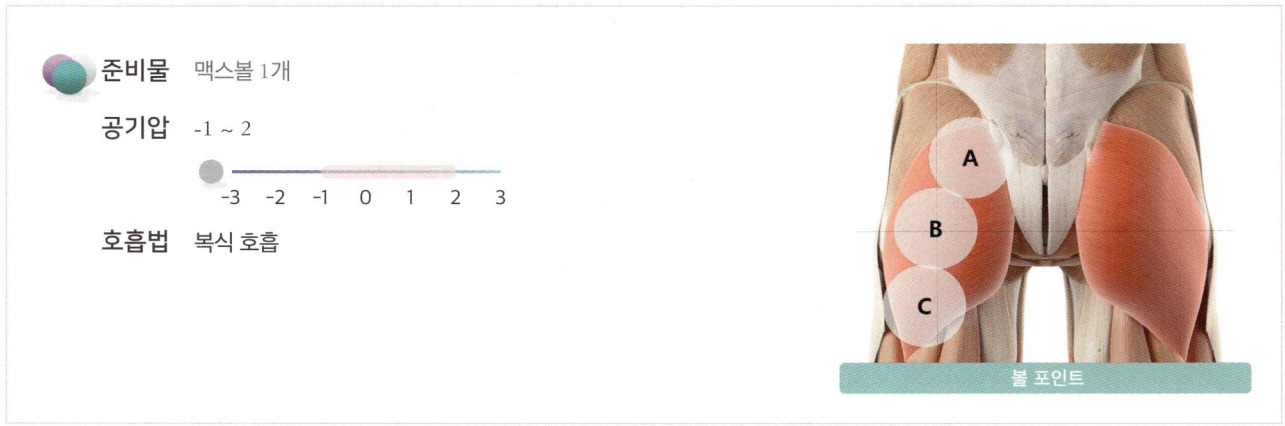

## ① 커스텀시퀀스 custom sequence

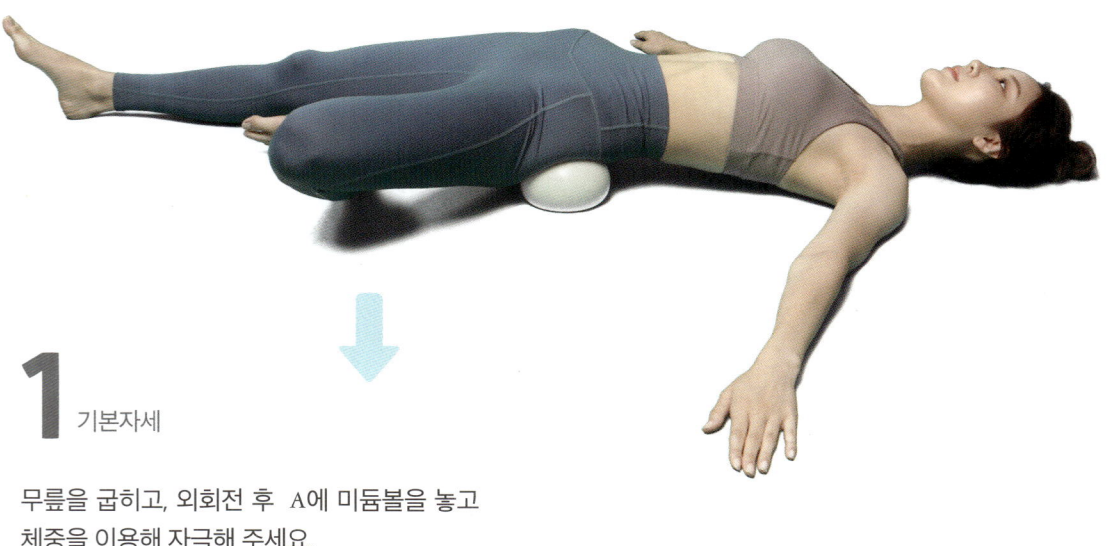

**1** 기본자세

무릎을 굽히고, 외회전 후 A에 미듐볼을 놓고 체중을 이용해 자극해 주세요.

**tip**
볼을 화살표 방향으로, 무릎이 땅에 닿을 정도로 눌러주세요.
볼테라피와 함께 근력운동이 병행하면 더욱 효과적입니다.

# 2

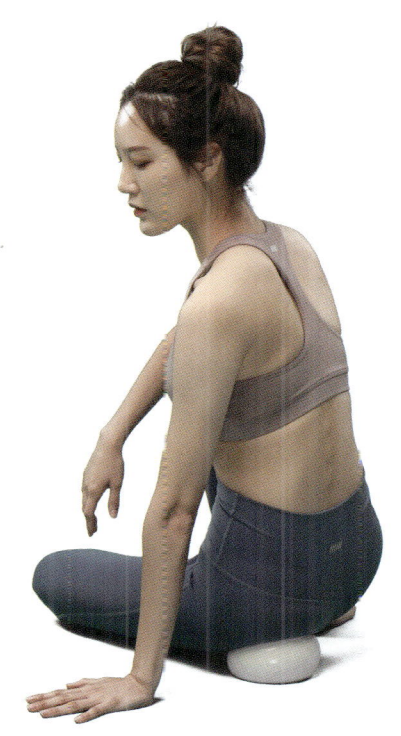

B, C에 미듐볼을 놓고 체중을 이용해 가볍게 눌러 줍니다.

# 모음근 내전근 adductor muscle 강화

 **근육설명** 모음근은 주요 혈관과 신경이 경유하는 중요 근육입니다. 모음근의 과긴장은 체형변형 뿐만 아니라, 혈관과 신경에도 영향을 끼쳐 다리 기능을 감소시킵니다. 약화된 모음근 이완 이후, 근력 강화를 통해 교정 효과를 지속해야 합니다.

BALLTHERAPY
REHABILITATION
HOME TRAINING

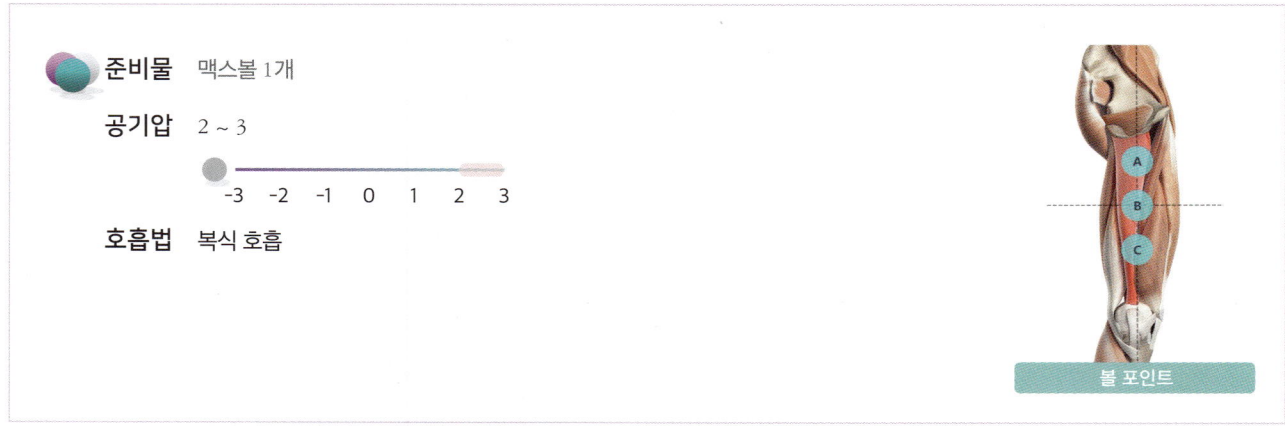

**준비물** 맥스볼 1개
**공기압** 2 ~ 3
-3 -2 -1 0 1 2 3
**호흡법** 복식 호흡

볼 포인트

## ① 커스텀시퀀스 *custom sequence*

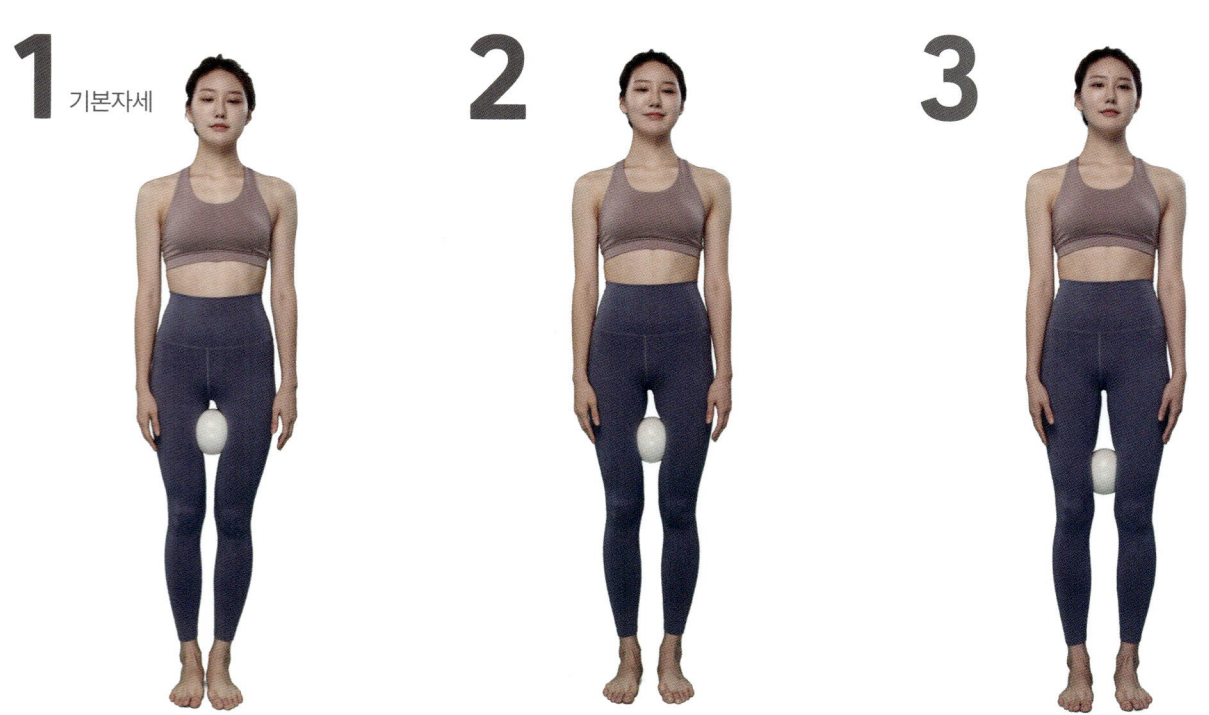

**1** 기본자세  **2**  **3**

맥스볼을 A, B, C에 놓고 다리를 오므리면서 공을 강하게 누릅니다.

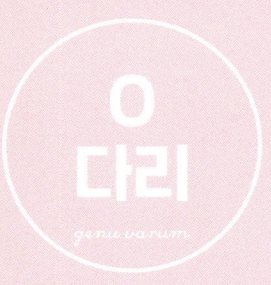

# O다리
*genu varum*

O다리(내반슬)는 넙다리뼈의 내측회전과 양발의 회내, 무릎의 과신전 등이 복합적으로 결합되어 발생합니다. 특히 O다리의 경우 넙다리네갈래근이 강해지는 특성을 가지고 있습니다.

**순서** | 중간볼기근 | 넙다리뒤근육 | 모음근 | 배곧은근 | 엉덩정강근막띠

## 중간볼기근 중둔근 *gluteus medius*

BALLTHERAPY
REHABILITATION
HOME TRAINING

근육 설명

O다리 체형은 단순히 무릎관절의 변형에 의한 것이 아닙니다. 무릎의 관절을 포함해, 엉덩관절의 외회전, 골반의 후방경사와 같은 관절이 변형됩니다. 무엇보다, 관절변형을 결정짓는 근육의 불균형이 주된 원인입니다. O다리 체형은 넙다리네갈래근 바깥쪽이 발달하는 반면, 중간볼기근의 약화의 특징을 보입니다. 중간 볼기근의 활성화 회복을 통해 골반과 엉덩관절의 안정성을 발달시켜 O다리 교정에 효과적입니다.

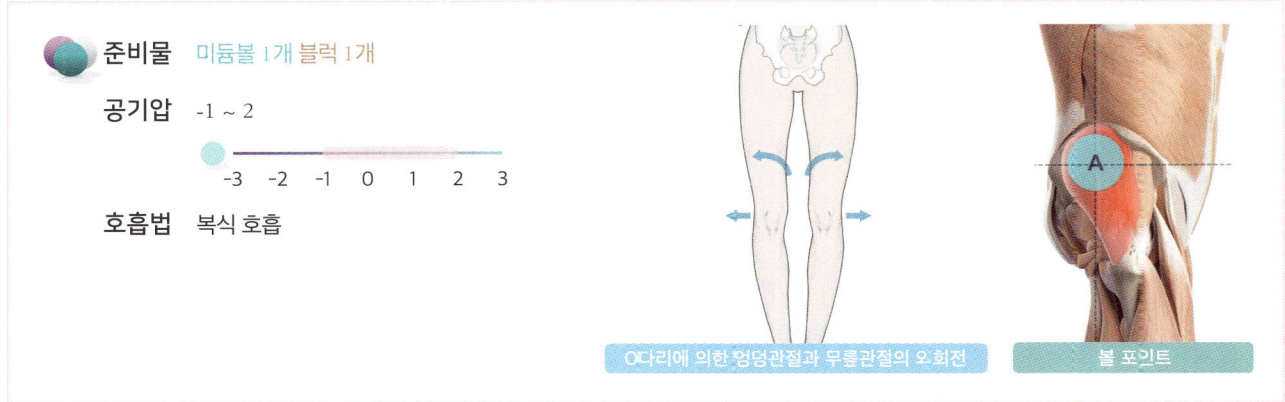

- **준비물**: 미듐볼 1개 블럭 1개
- **공기압**: -1 ~ 2
- **호흡법**: 복식 호흡

## ① 커스텀시퀀스 *custom sequence*

### 1 기본자세

바깥쪽 골반뼈 위쪽 바로 밑 A에 미듐볼을 놓고 가볍게 눌러 줍니다.

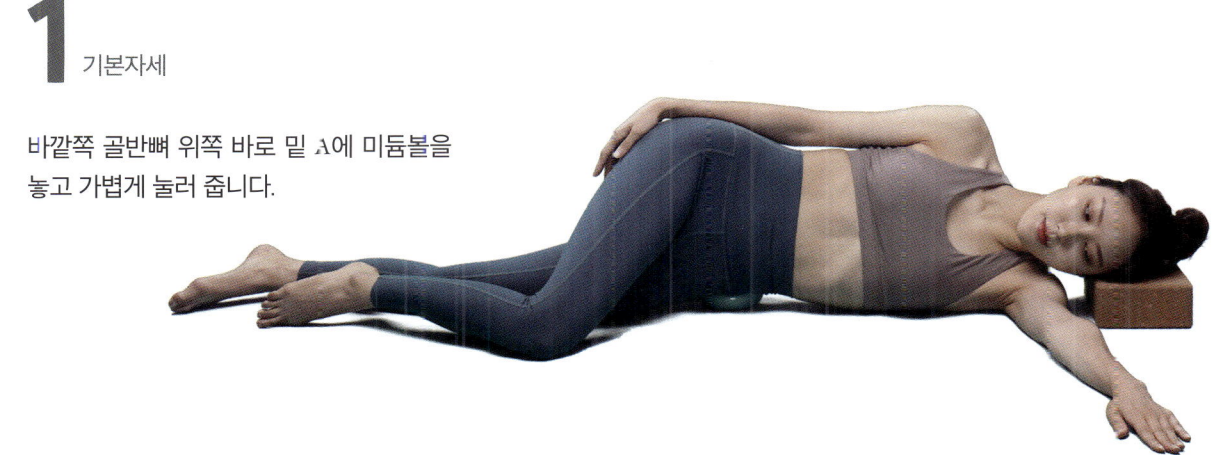

# 넙다리뒤근육 <small>슬괵근 hamstirng</small>

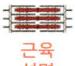 **근육설명** O다리 체형은 골반의 후방경사의 특징을 가지고 있습니다. 골반의 후반경사의 여러가지 원인 중, 넙다리뒤근육의 단축이 주요원인이기 때문에, 넙다리뒤근육의 이완은 골반후방경사를 회복하는 중요요소가 될 수 있습니다.

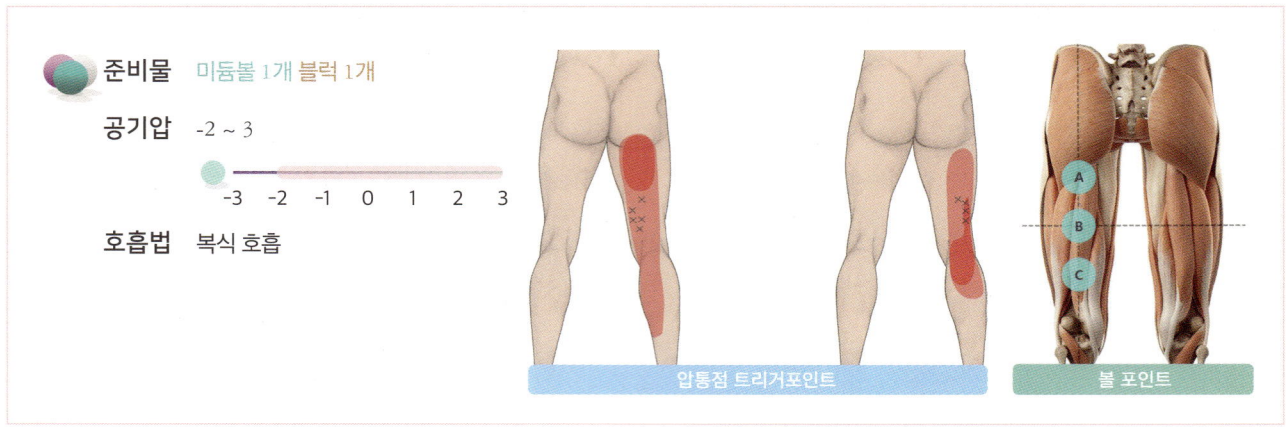

## ① 커스텀시퀀스 custom sequence

### 1 기본자세

A 위치에 미듐볼을 놓고, 체중을 이용해 자극해 주세요.

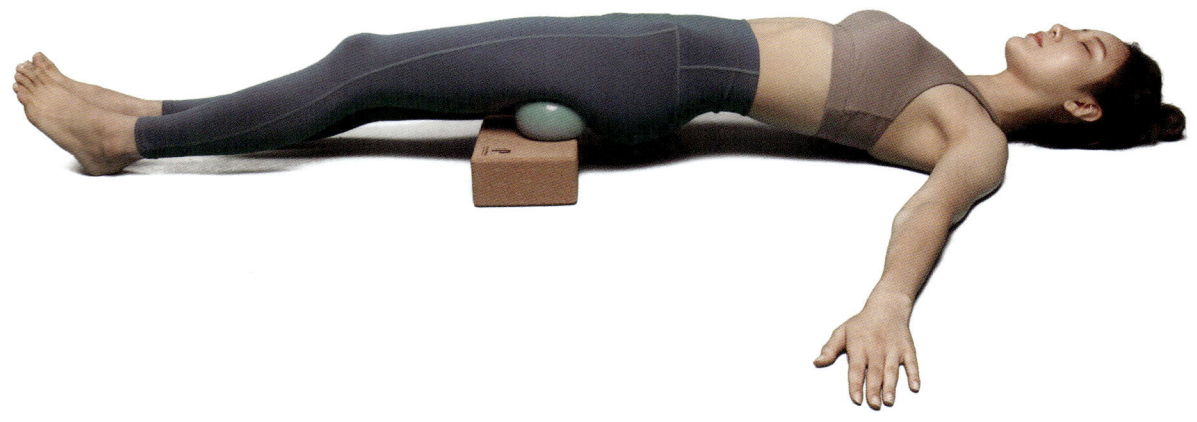

## 2

B 위치에 미듐볼을 놓고, 체중을 이용해 자극해 주세요.

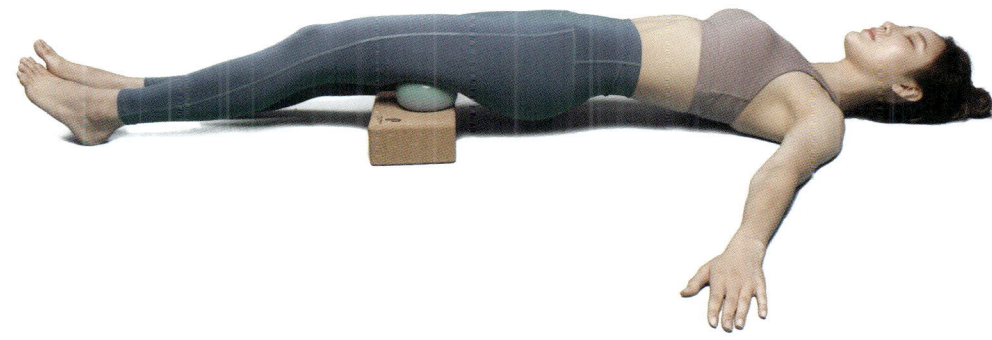

## 3

C 위치에 미듐볼을 놓고, 체중을 이용해 자극해 주세요.

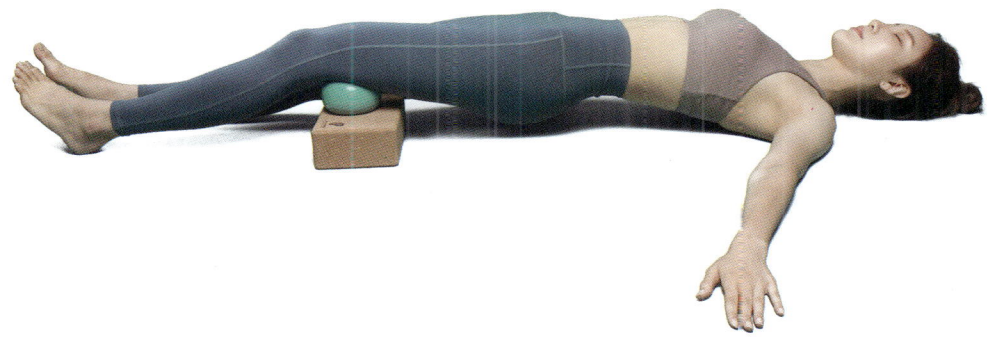

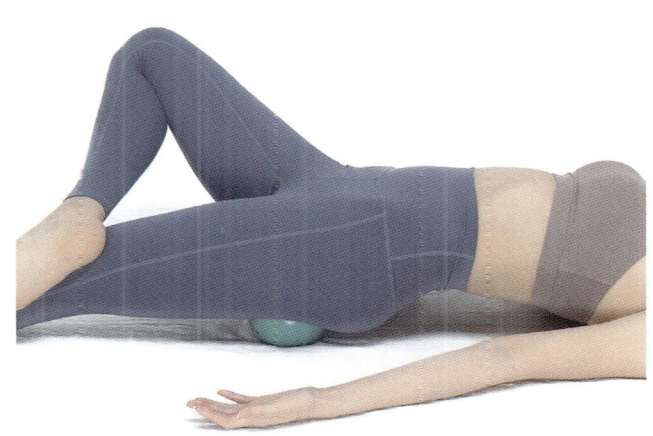

**tip** 자세를 유지한 채, C에 미듐볼을 놓고 체중을 이용해 가볍게 눌러주세요.

**tip** 더욱 큰 자극을 위해 반대편 발을 볼 적용 다리 무릎에 올려주세요.

# 모음근 내전근 *adductor*

 **근육 설명** O다리 체형은 모음근 단축이 주요 원인 중 하나입니다. 단축된 모음근 이완은 골반 후방경사를 교정하는데 중요한 근육입니다.

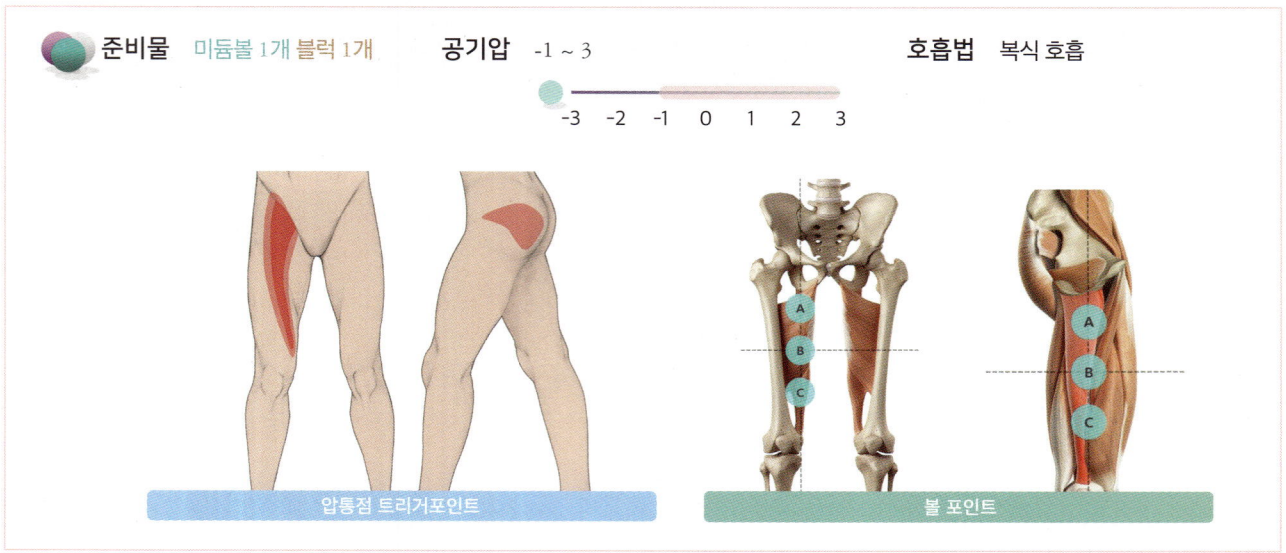

**준비물** 미듐볼 1개 블럭 1개  **공기압** -1 ~ 3  **호흡법** 복식 호흡

압통점 트리거포인트 | 볼 포인트

## ① 커스텀시퀀스 *custom sequence*

**1** 기본자세  무릎과 엉덩관절을 굽힌 후, A-C에 미듐볼을 놓고 체중을 이용해 가볍게 눌러주세요

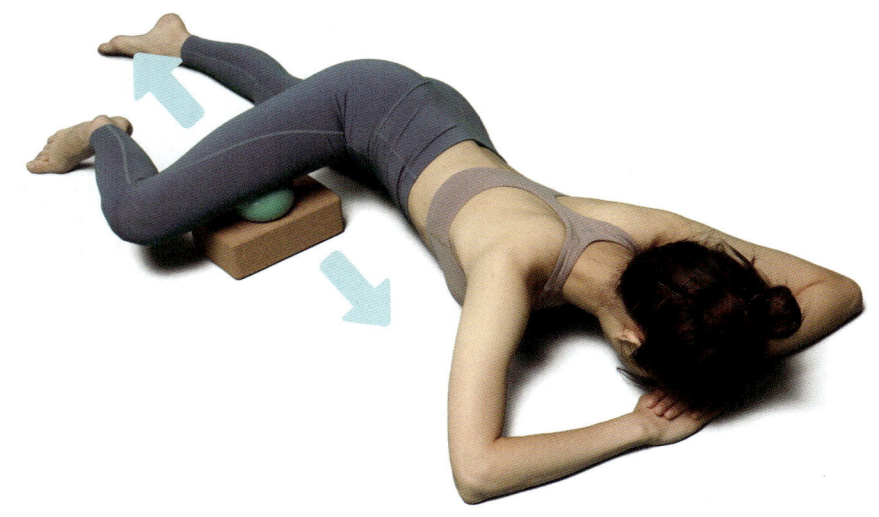

**2** 자세를 유지한 채, B에 미듐볼을 놓고 체중을 이용해 가볍게 눌러주세요.

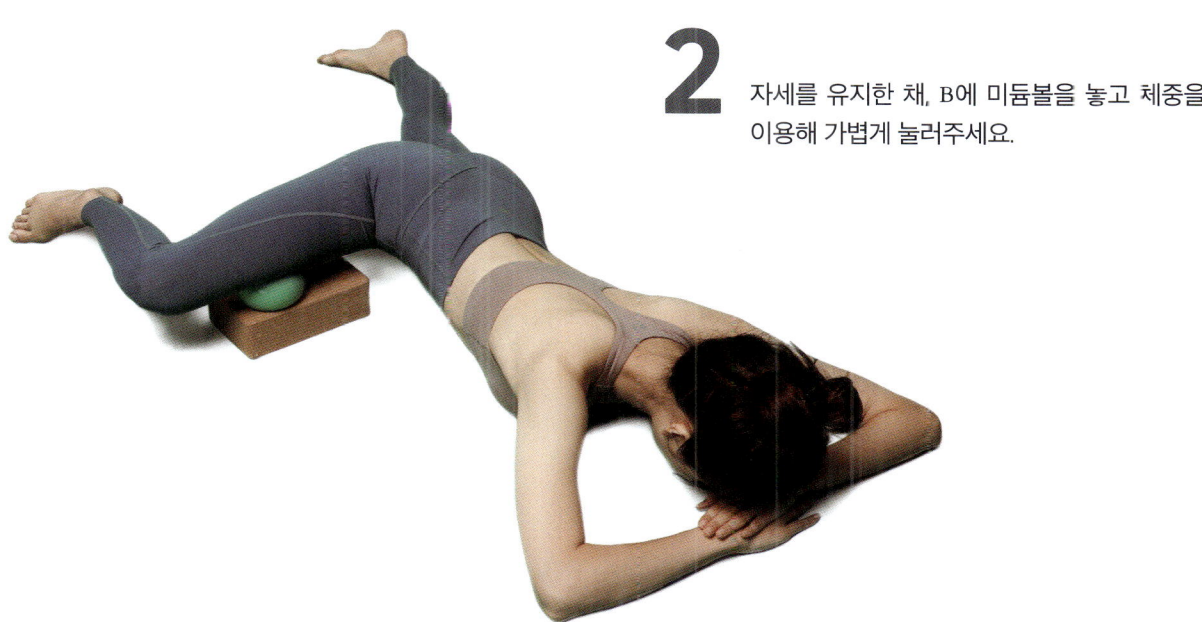

**3** 자세를 유지한 채, C에 미듐볼을 놓고 체중을 이용해 가볍게 눌러주세요.

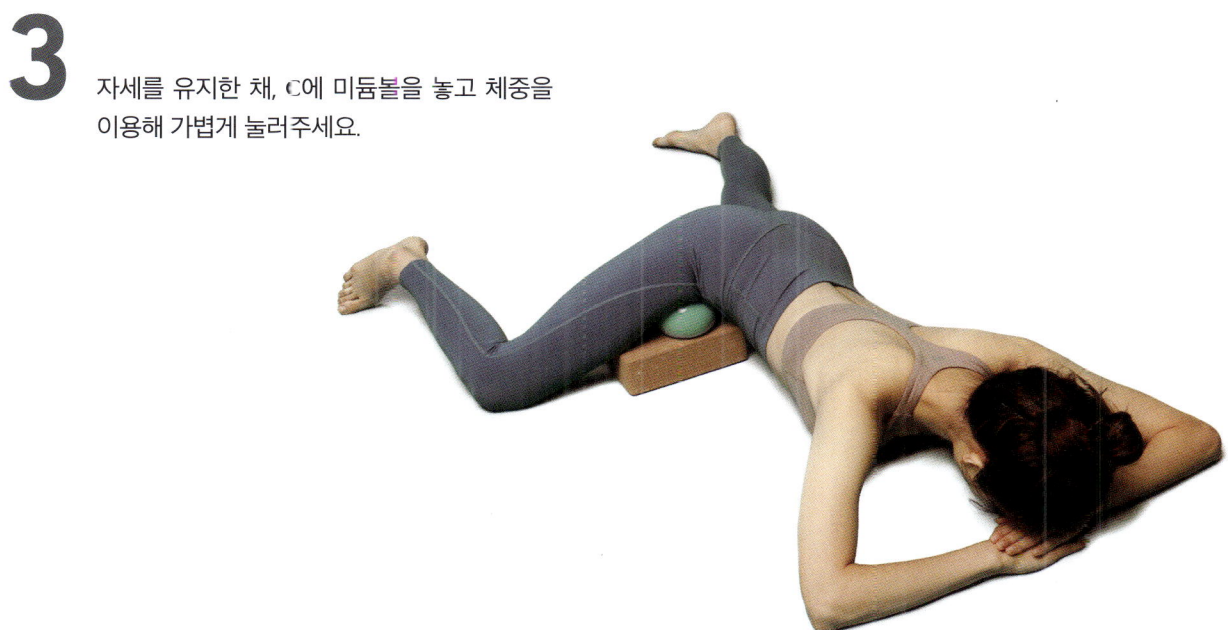

> tip
> 모음근 안쪽에 혈관·신경·림프가 주로 위치하기 때문에 순환단점에서 매우 중요한 포인트 입니다.

# 배곧은근 복직근 rectus abdominis

**근육설명** O다리의 경우 골반의 후방경사가 특징이기 때문에, 단축된 배곧은근의 이완을 통해 후방경사 체형을 완화시킬 수 있습니다.

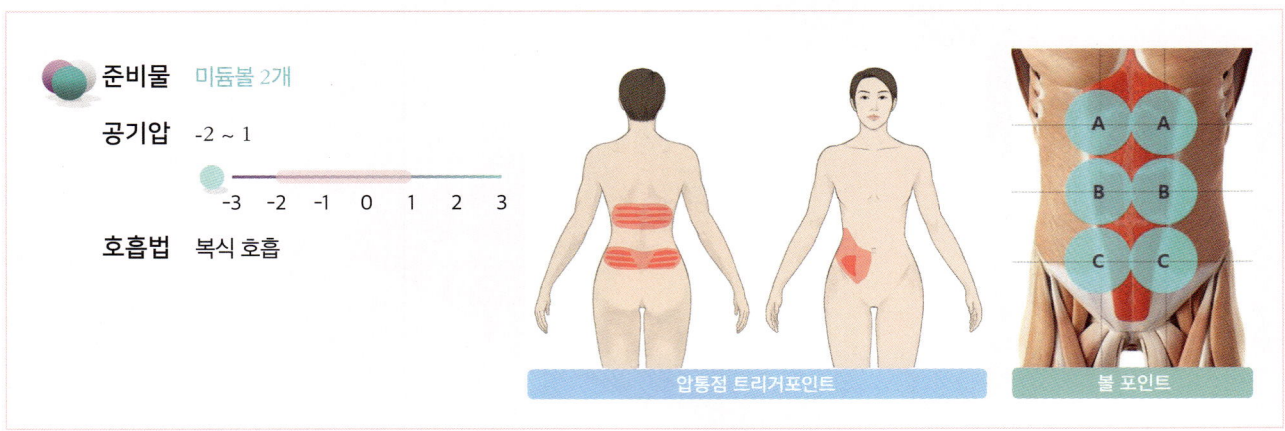

- **준비물** 미듐볼 2개
- **공기압** -2 ~ 1
- **호흡법** 복식 호흡

압통점 트리거포인트 | 볼 포인트

## ① 커스텀시퀀스 custom sequence

**1 기본자세** 미듐볼을 A에 놓고 체중을 이용해 가볍게 눌러주세요.

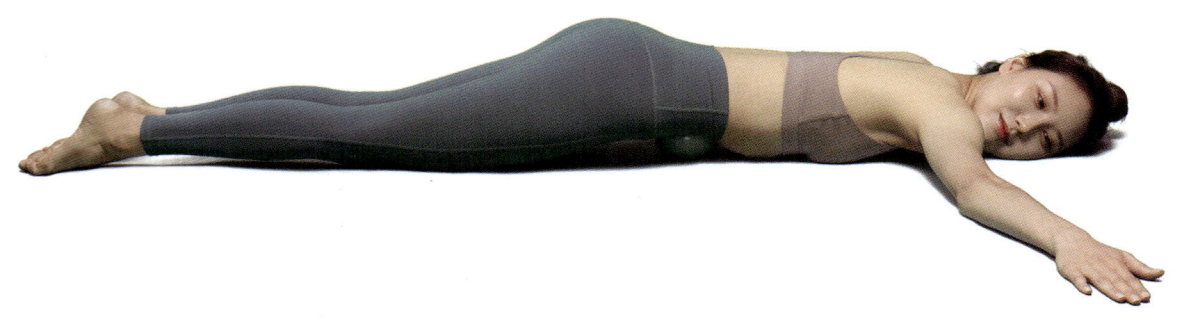

## ② 볼자극 조절 *ajusting stimulation*

### 1

복부에 통증이 심하면 팔꿈치를 이용해 상체를 높이 세워주세요.

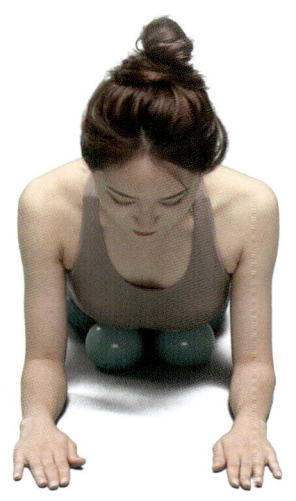

### 2

무릎을 곧게 펴면 심부층까지 자극할 수 있습니다. 반면에,
무릎을 굽히면 배곧은근의 표면층에 자극을 집중할 수 있습니다.

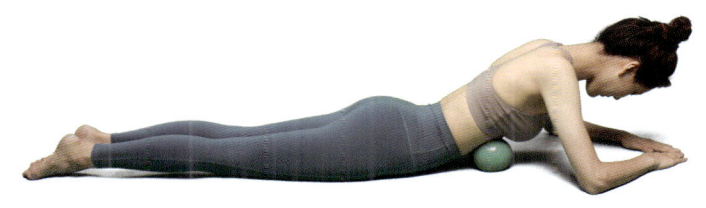

### 3

통증이 적응되면 팔꿈치 높이를 낮춰, 자극을 올릴 수 있습니다.

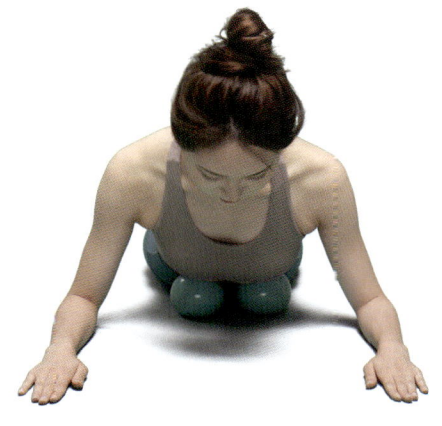

### 4

무릎을 곧게 펴면 심부층까지 자극할 수 있습니다. 반면에,
무릎을 굽히면 배곧은근의 표면층에 자극을 집중할 수 있습니다.

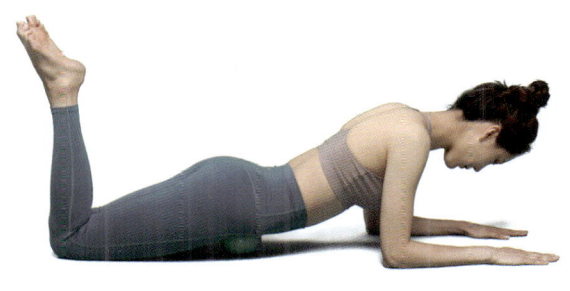

*tip*
심호흡을 하면 배곧은근의 심부층까지 자극할 수 있습니다.

## 엉덩정강근막띠 장경인대 iliotbial band

BALLTHERAPY
REHABILITATION
HOME TRAINING

근육
설명

넙다리근막긴장근 tensor fascia lata 와 연결된 엉덩정강근막띠는 엉덩관절과 무릎에 안정성을 제공하는역할을 합니다. O다리의 경우 엉덩정강근막띠와 대퇴근막긴장근의 긴장도가 높습니다. 무릎과 허벅지 통증에도 관여하기 때문에 큰 볼기근과 막으로 연결된 구조를 띄는 대퇴근막긴장근과 엉덩정강근막띠의 이완은 엉덩관절과 무릎 기능에도 매우 중요한 조직입니다.

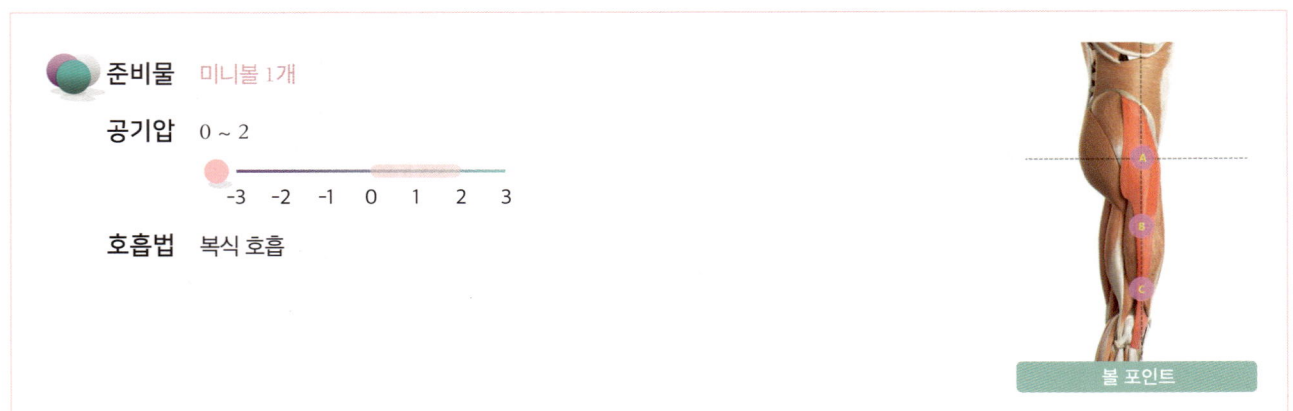

### ① 커스텀시퀀스 custom sequence

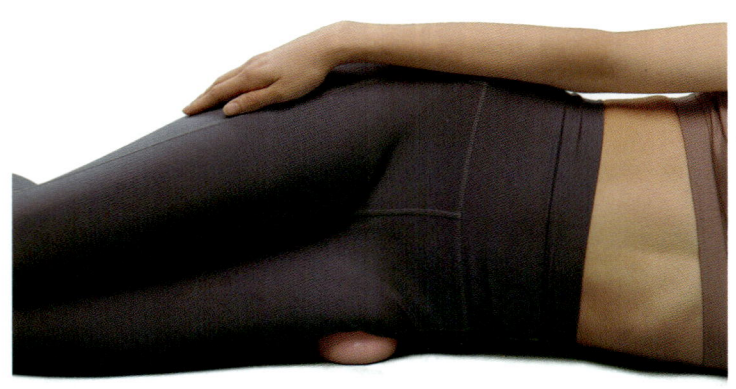

**1** 기본자세

바지 봉제선을 따라 허벅지 옆 뼈와 만나는 단단한 부위 A에 미니볼을 위치해 주세요.

*tip*

엉덩정강근막띠는 근육이 아니기 때문에 근력은 발생되지 않습니다.
하지만, 넙다리근육과 볼기근에 의해 발생된 장력을 효과적으로 전달하기 위해 중요한 부위입니다.

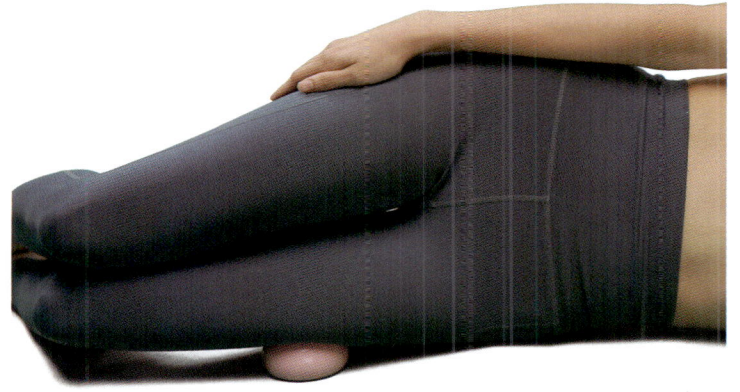

## 2

A부위에서 곧 바로 아래부위 B부위에 미니볼을 위치해주세요.

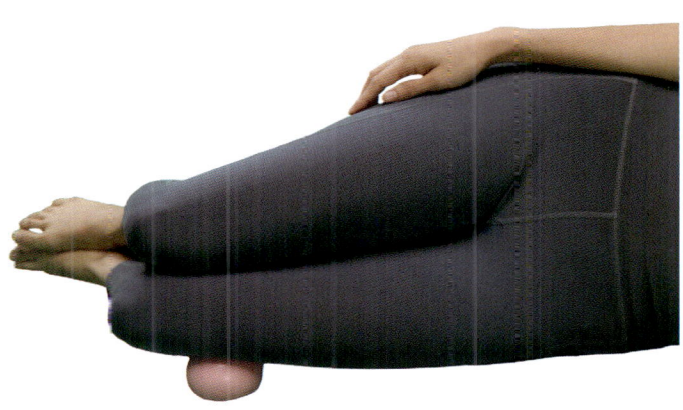

## 3

봉제 선 따라 므릎 위 5cm 위에 미니 볼을 위치해 주세요.

**tip**
앞닥 중심을 쉽게 유지하기위해 무릎을 가볍게 굽혀주세요. 중심잡기가 쉽다면 다리를 곧게 펴도 무방합니다.

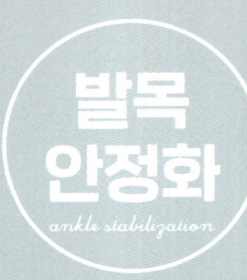

## 발목 안정화
*ankle stabilization*

발목의 불안정은 반복적인 발목염좌(삐끗)를 유발 할 수 있습니다. 발목 안정성은 종아리, 정강이와 발목 주변 근육의 균형을 회복하면 개선 될 수 있습니다. 더불어, 발바닥 근육의 이완이 병행되면 더욱 효과적일 수 있습니다.

| 순서 | 앞정강이근 | 종아리근 | 장딴지근 | 넙치근 |

---

## 앞정강이근 전경골근 *tibialis anterior*

BALLTHERAPY
REHABILITATION
HOME TRAINING

**근육 설명**  앞정강이근과 정강이-발목 주변 근육은 발목을 지나 발등, 발가락까지 연결되 있습니다. 단순히 발목 부위만 자극해서는 그 효과가 지속되기 어렵습니다.

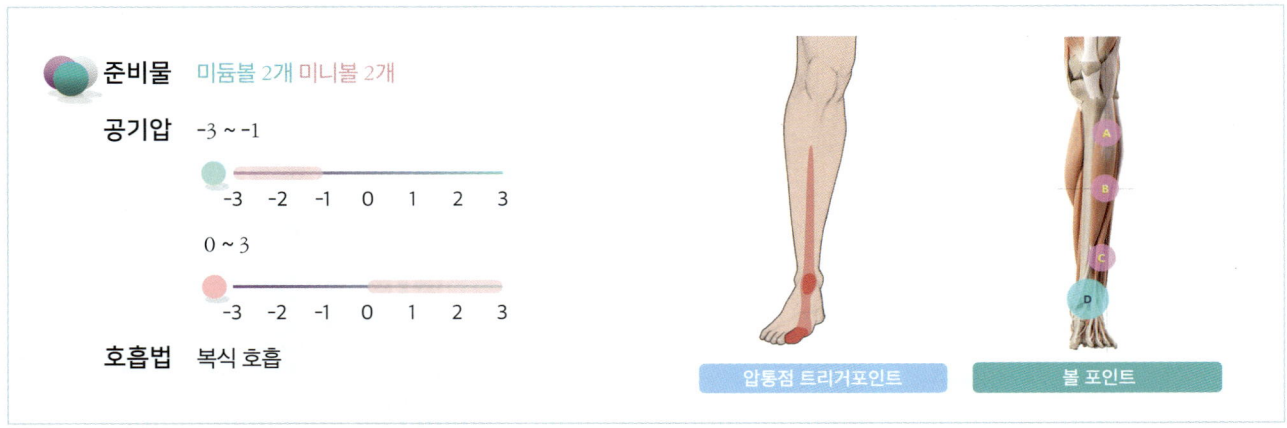

**준비물** 미듐볼 2개 미니볼 2개
**공기압** -3 ~ -1
          0 ~ 3
**호흡법** 복식 호흡

압통점 트리거포인트 | 볼 포인트

### ① 커스텀시퀀스 *custom sequence*

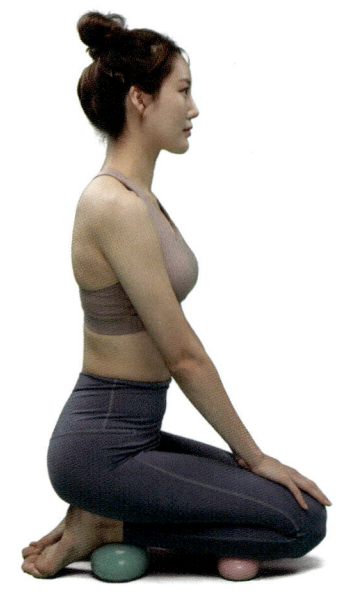

**1** 기본자세

정강이뼈 바깥쪽 A에 미니볼을 위치시키고, 체중을 이용해 자극해 주세요.

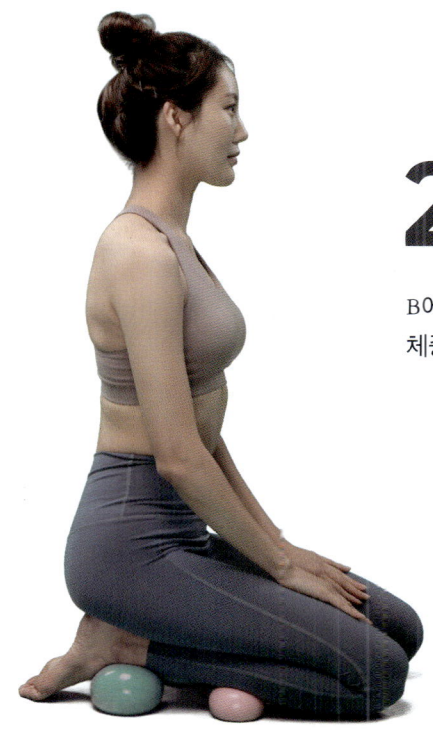

## 2

B에 미니볼을 위치시키고,
체중을 이용해 자극해 주세요.

## 3

C에 미니 볼을 위치시키고,
체중을 이용해 자극해 주세요.

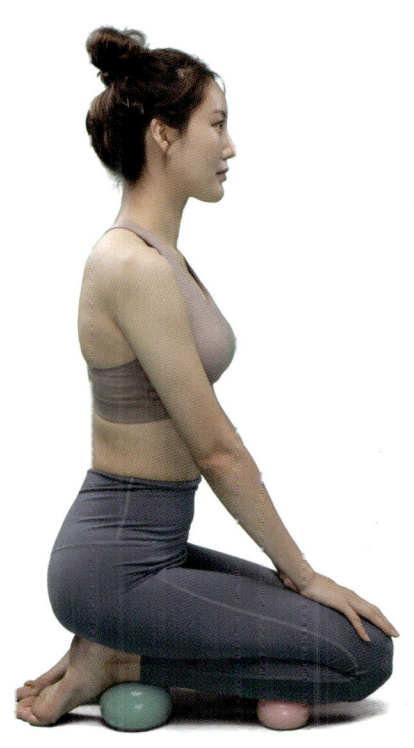

tip

볼 압력을 높여 강하게 자극하면, 힘줄형태의 근육을 더욱 자극할 수 있으며,
발목의 지지대 근막을 자극해 발목 움직임이 부드러워 집니다.

# 긴종아리근 장비골근 peroneus longus & 짧은종아리근 단비골근 peroneus brevis

BALLTHERAPY
REHABILITATION
HOME TRAINING

**근육 설명** 종아리근은 발목을 아래로 굽히며, 바깥쪽으로 드는 주된 역할을 합니다. 발바닥뼈와 종아리 옆부위에 근육이 붙어 있기 때문에 발목 움직임 뿐만 아니라, 발의 종아치 형성에도 관여하는 근육입니다.

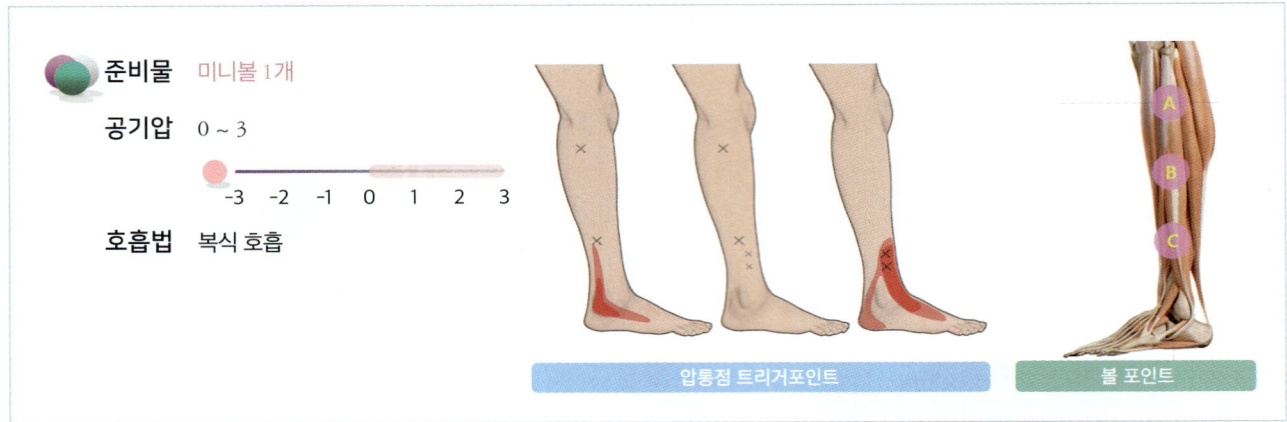

- **준비물** 미니볼 1개
- **공기압** 0 ~ 3
- **호흡법** 복식 호흡

압통점 트리거포인트 | 볼 포인트

## ① 커스텀시퀀스 custom sequence

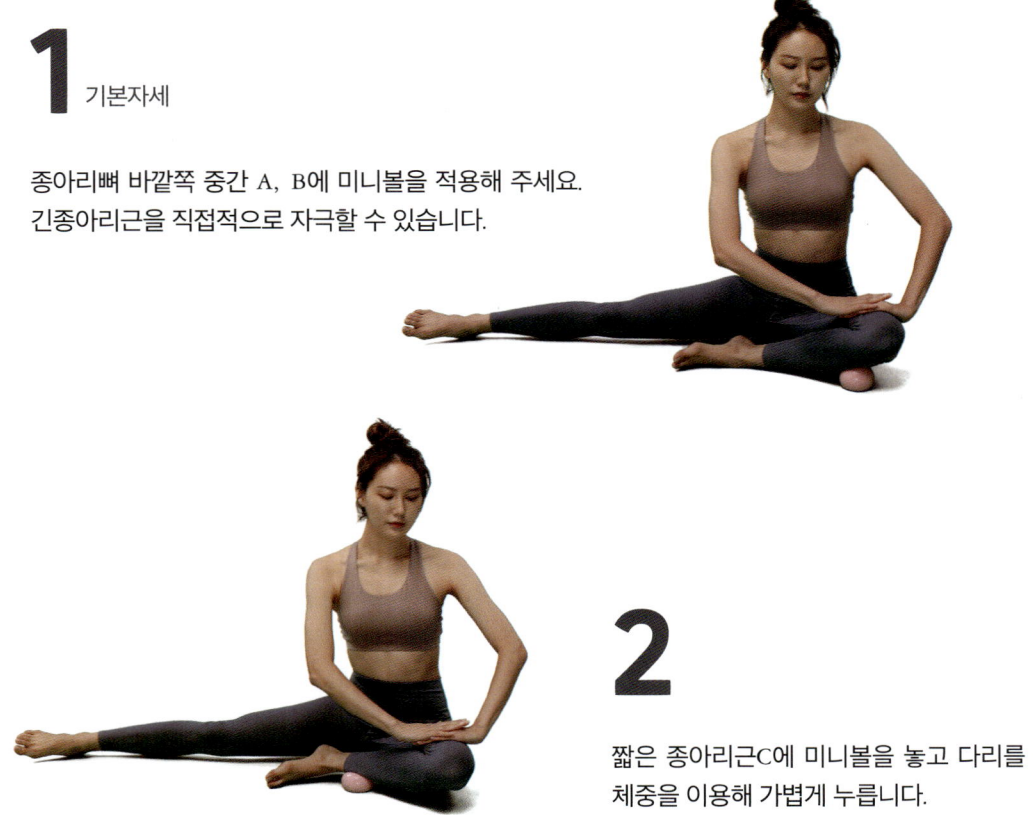

**1 기본자세**

종아리뼈 바깥쪽 중간 A, B에 미니볼을 적용해 주세요.
긴종아리근을 직접적으로 자극할 수 있습니다.

**2**

짧은 종아리근C에 미니볼을 놓고 다리를 올립니다.
체중을 이용해 가볍게 누릅니다.

# 장딴지근  바복근 gastrocne.nius

**근육 설명** 표면근육인 장딴지근과 바로 밑층 근육인 넙치근은 층을 이루며 발목의 발바닥 굽힘 작용을 합니다. 장딴지근은 무릎 굽힘과 발바닥 굽힘 작용을 하지만, 넙치근은 무릎움직임보다는 발목 움직임에만 직접적인 관여를 하는 차이를 가지고 있습니다.

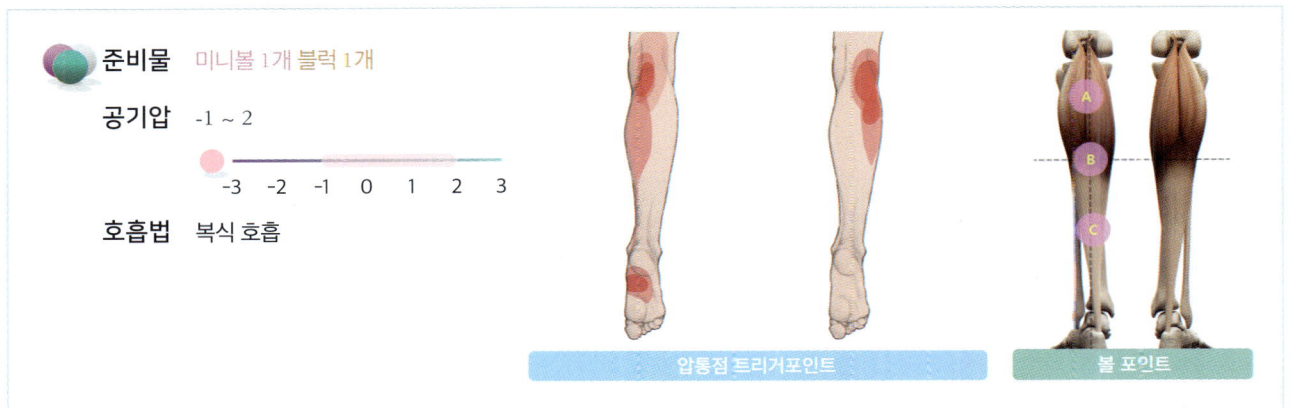

**준비물** 미니볼 1개 블럭 1개

**공기압** -1 ~ 2

-3 -2 -1 0 1 2 3

**호흡법** 복식 호흡

압통점 트리거포인트 | 볼 포인트

BALLTHERAPY
REHABILITATION
HOME TRAINING

## ① 커스텀시퀀스 custom sequence

### 1 기본자세

무릎 접히는 부위 5cm 아래 A에 미니볼을 놓고
다리를 블럭위에 올려주세요.

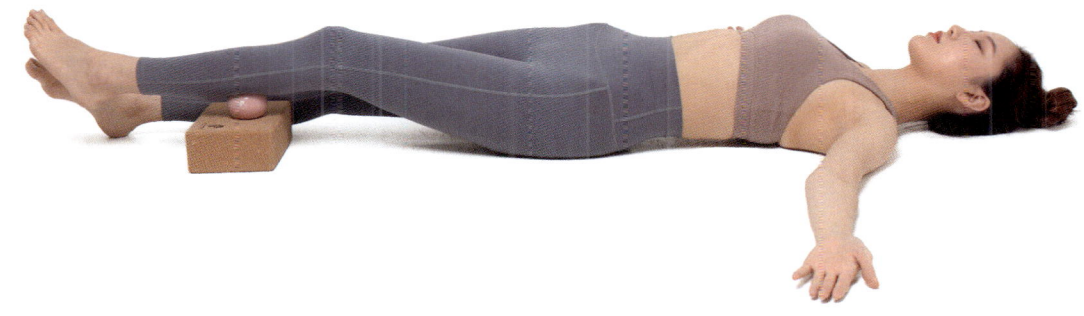

**tip**
A를 기준으로 종아리 부위를 A, B, C 3등분해 미니볼 위치를 정해주세요.

## 2

B에 미니볼을 놓고 다리를 블럭위에 올려주세요.

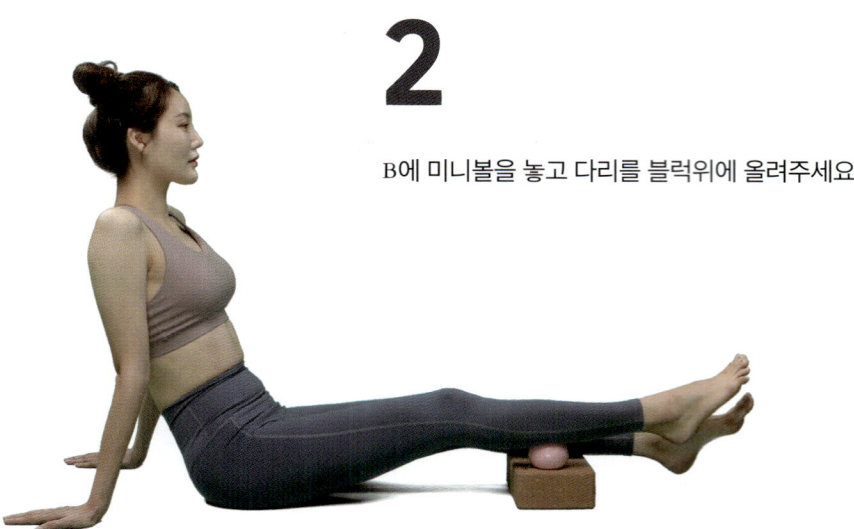

## 3

C에 미니볼을 놓고 다리를 블럭위에 올려주세요.

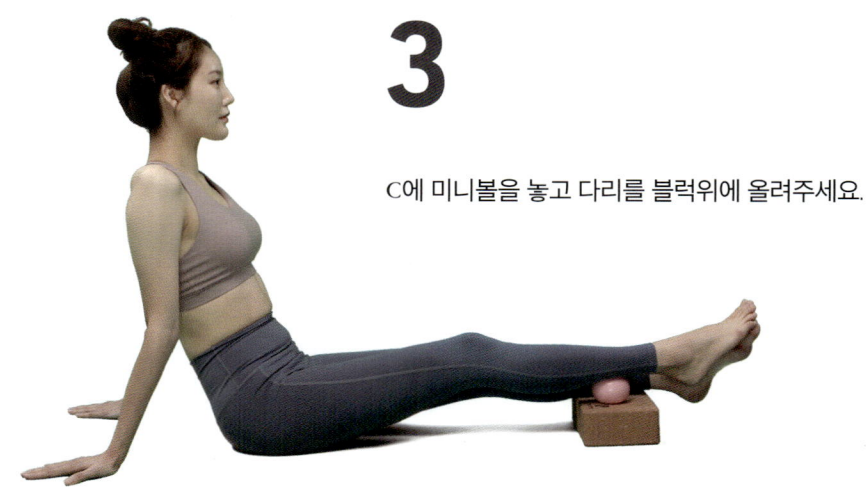

tip

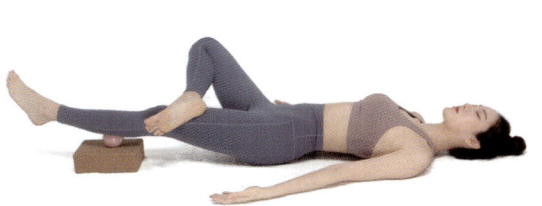

안정적인 자세와 강한 자극을 원할 경우, 반대편 다리를 볼 적용 다리 무릎위에 올려주세요.
볼 위치를 변경하면서 적용 할 수 있습니다.

# 넙치근 가자미근 soleus

BALLTHERAPY
REHABILITATION
HOME TRAINING

**근육 설명** 장딴지근과 달리 넙치근은 발목 움직임에만 관여하는 근육입니다. 아킬레스힘줄과 합쳐져 발목다리굽힘 동작에 관여합니다.

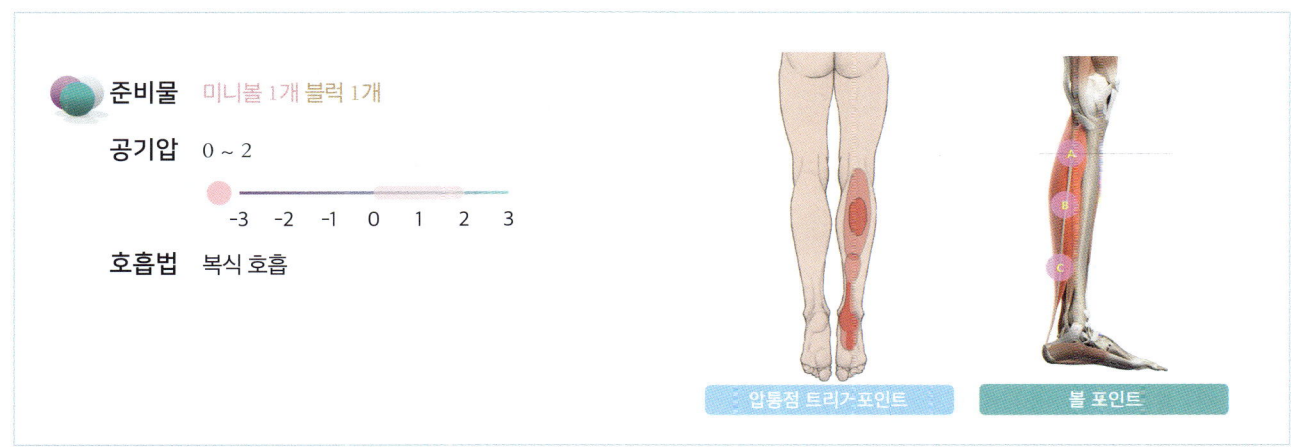

**준비물** 미니볼 1개 블럭 1개
**공기압** 0 ~ 2
**호흡법** 복식 호흡

압통점 트리거 포인트 | 볼 포인트

## ① 커스텀시퀀스 custom sequence

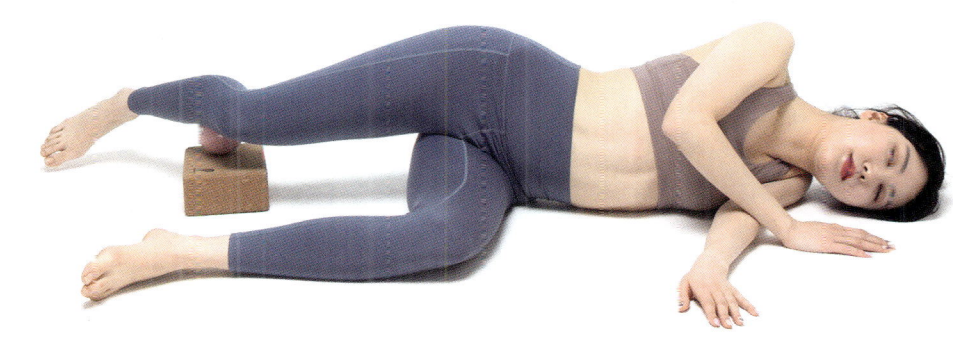

**1** 기본자세 - 누워서

정강이뼈 안쪽, A, B, C 부위에 미니볼을 위치해 주세요.

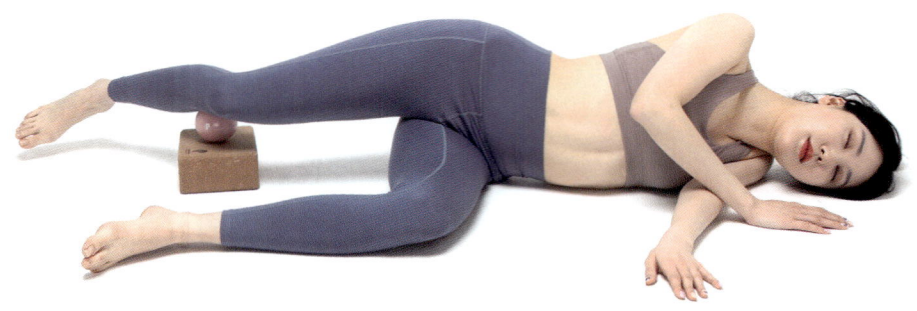

**2** 블럭을 이용해 B에 미니볼을 위치해 주세요. 개인 불편감이나 통증에 따라 볼을 놓는 위치는 유동적일 수 있습니다.

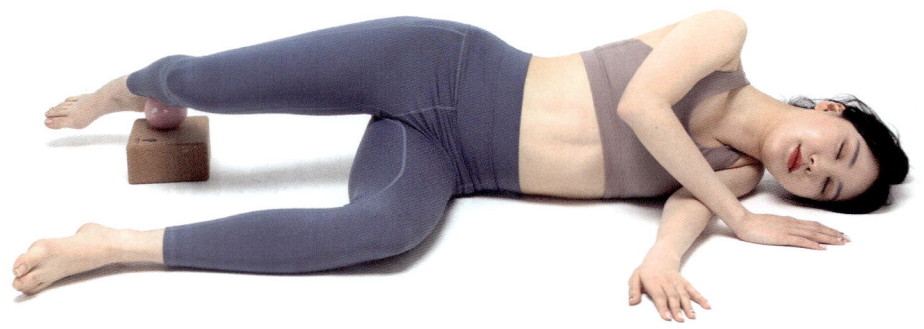

**3** C에 미니볼을 위치해 주세요. 볼 적용 다리를 뒤로 뻗거나 앞으로 무릎을 굽힌 자세도 불편하지 않다면, 편한 자세를 찾아보세요.

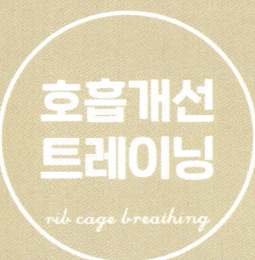

## 호흡개선 트레이닝
*rib cage breathing*

몸의 과긴장으로 인해 스스로 힘을 빼지 못하는 경우, 불면증, 두통 등의 증상이 반복 될 경우, 교감신경계의 과흥분이 그 원인일 수 있습니다. 흐흡 개선을 통해, 부교감 신경의 항진을 촉진하여 몸의 전체적인 긴장을 감소 시킬 수 있습니다. 볼테라피의 사용과 함께, 심호흡에 집중하견 좋은 효과를 기대할 수 있습니다.

| 손서 | 흉추커브 만들기 | 복장뼈 | 앞톱니근 | 위뒤톱니근 | 목빗근 스트레칭 | 콕갈비근 |

## 흉추커브 만들기 *shaping thoracic curve*

BALLTHERAPY
REHABILITATION
HOME TRAINING

 근육 설명

올바른 흉추커브는 정상적인 흉곽 움직임에 효과적입니다. 정상적인 흉곽 움직임을 위해서는 심흐흡과 함께 흉추주변 근육의 이완이 필수적입니다. 올바른 흉추커브와 호흡트레이닝을 통해 자율신경계의 항상성과 호흡능력 회복을 기대할 수 있습니다. 자율신경계의 항상성 회복은 불면증과 두통 개선에도 도움이 됩니다.

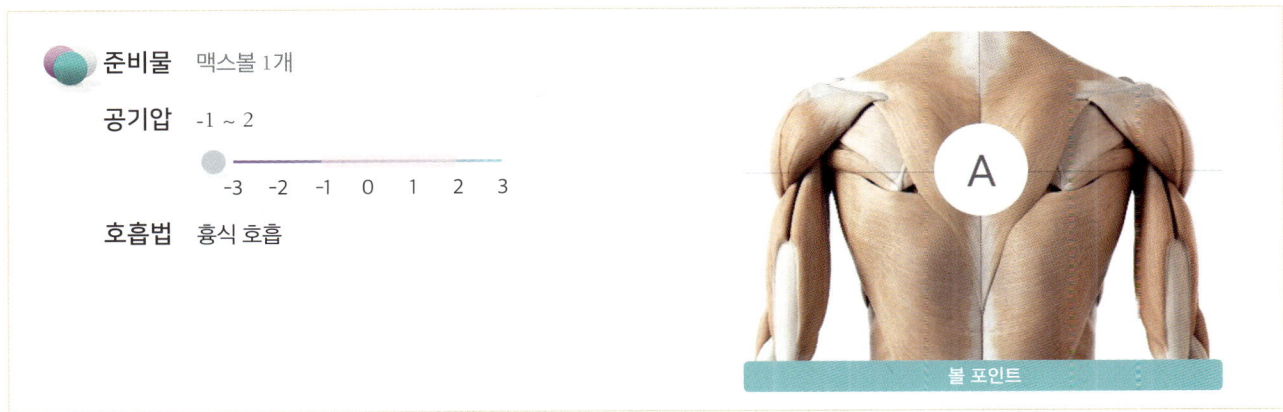

- **준비물** 맥스볼 1개
- **공기압** -1 ~ 2
  -3 -2 -1 0 1 2 3
- **호흡법** 흉식 호흡

볼 포인트

### ① 커스텀시퀀스 *custom sequence*

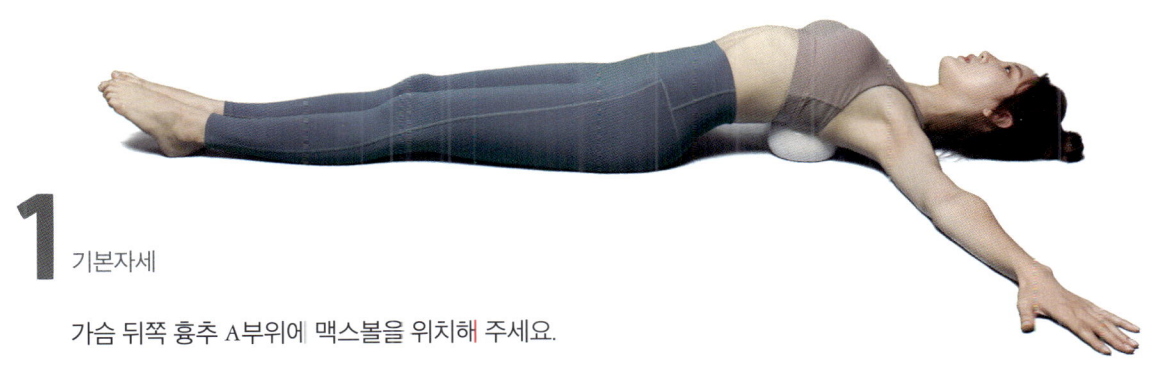

**1** 기본자세

가슴 뒤쪽 흉추 A부위에 맥스볼을 위치해 주세요.

## 2
두팔을 가슴앞으로 교차해주세요. 어깨뼈와 흉추의 움직임을 발생해 자극에 변화를 줄 수 있습니다.

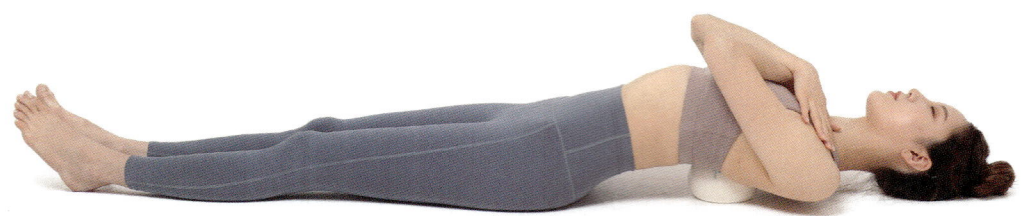

## 3
두팔을 만세해 주세요. 어깨뼈를 상방회전, 후방경사를 발생해 더욱 자극할 수 있습니다.

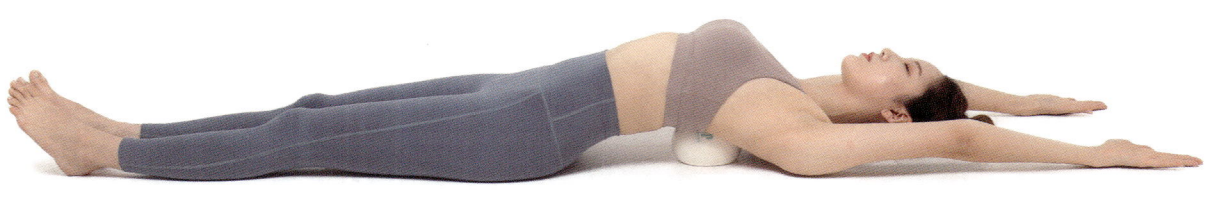

## 4
3번자세에서 두 무릎을 굽혀주세요. 체중이동을 통해 더욱 자극할수 있습니다.

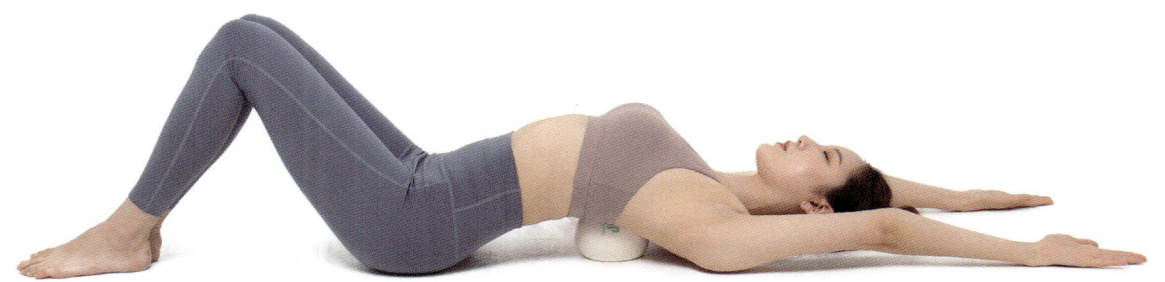

**tip**

흉추는 생각보다 움직임 폭이 큽니다. 호흡시 날숨과 들숨시 과긴장된 바깥갈비사이근과 속갈비사이근은 호흡능력과 흉곽 움직임을 제한합니다.

# 복장뼈 흉골 sternum

 **근육설명** 복장뼈의 견고한 결합은 심호흡시 흉곽확장에 방해되는 요소가 됩니다. 복장뼈 시퀀스는 흉곽 주변 근육의 이완을 통해 흉곽 팽창에 효과적입니다.

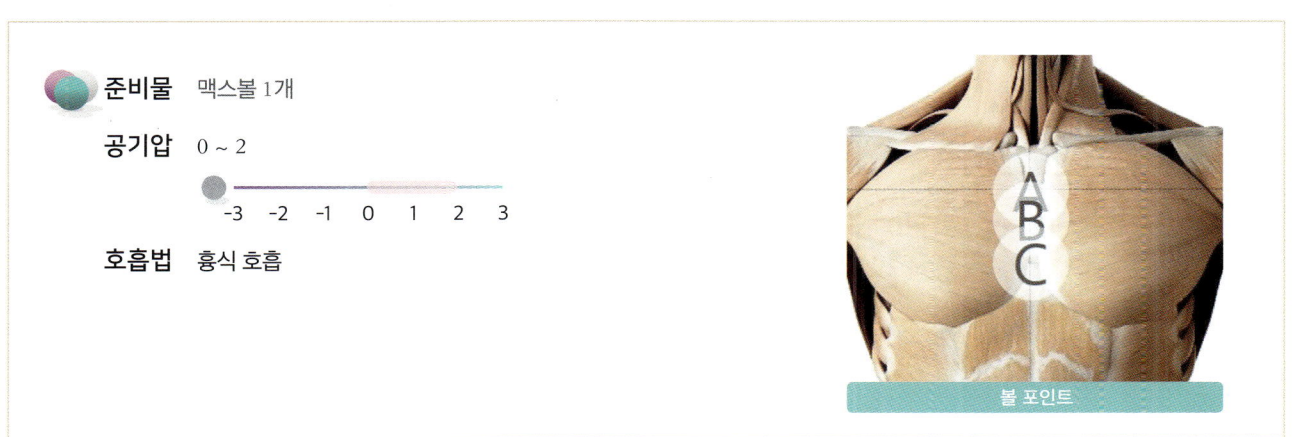

- **준비물** 맥스볼 1개
- **공기압** 0 ~ 2
  -3 -2 -1 0 1 2 3
- **호흡법** 흉식 호흡

볼 포인트

## ① 커스텀시퀀스 custom sequence

### 1 기본자세

복장뼈 A, B, C에 공을 놓고 맥스볼을 지긋이 누릅니다.

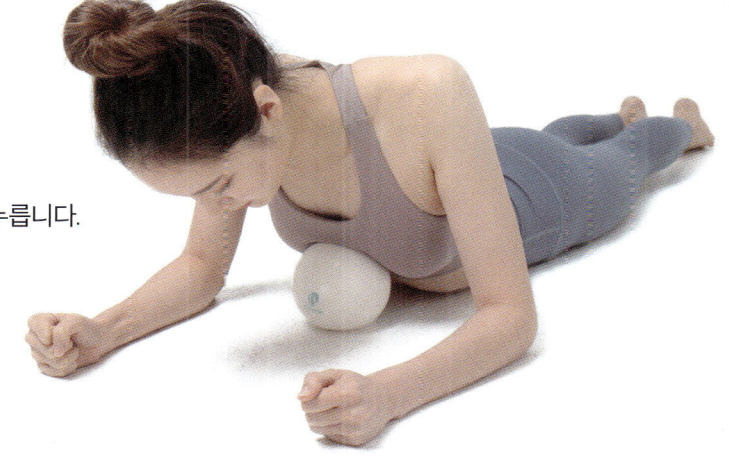

**tip**
A부위는 상대적으로 자극이 약합니다. B, C가 더욱 자극이 강합니다. 깊은 흉식호흡을 하면 조금씩 통증에 적응할 수 있습니다. 통증이 심하면 볼 압력을 -1, -2까지 내려주셔도 좋습니다.

## ③ 볼자극 조절 *ajusting stimulation*

**1** 기본자세

팔꿈치 위치를 조절해 상체 높이를 조절해 볼 자극을 조절해 주세요.

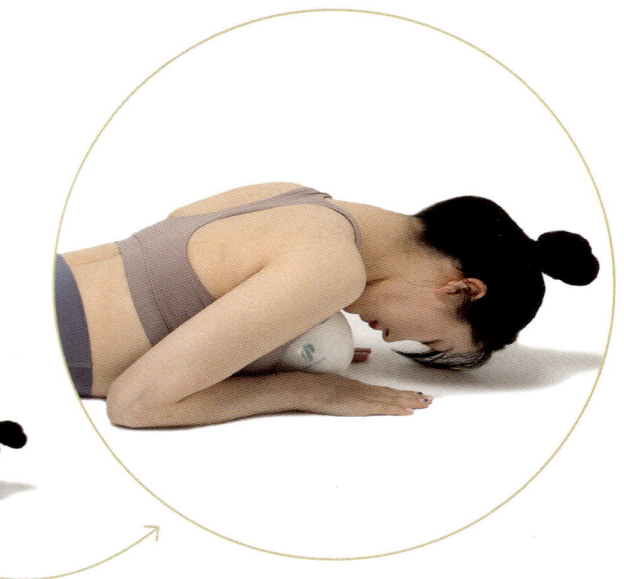

**2**

통증, 불편감이 낮아지면, 양팔을 허리옆으로 붙여 완전 엎드려 주세요.

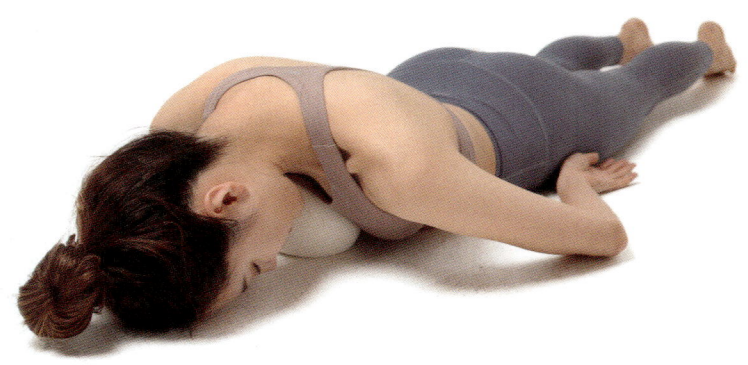

**3**

무릎을 굽혀 더 큰 자극을 할 수 있습니다.

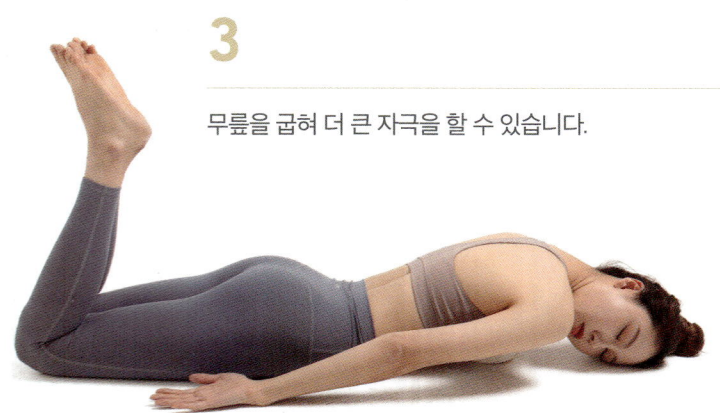

# 앞톱니근 전거근 serratus anterior

**근육 설명** 앞톱니근은 갈비뼈를 둘러싸고 있기 때문에, 호흡과 직접적으로 관련성이 높은 근육입니다. 앞톱니근의 과긴장과 단축은 호흡시, 흉곽의 움직임을 제한시키기 때문에 이완되어야 할 필수 근육입니다. 또한, 앞톱니근의 충분한 이완은 흉곽움직임을 개선시켜 갈비뼈사이에 위치한 늑간근의 수축·이완에도 도움을 줄 수 있습니다.

**준비물** 맥스볼 1개 블럭 1개

**공기압** -2 ~ 0

**호흡법** 흉식 호흡

압통점 트리거포인트 | 볼 포인트

## ① 커스텀시퀀스 custom sequence

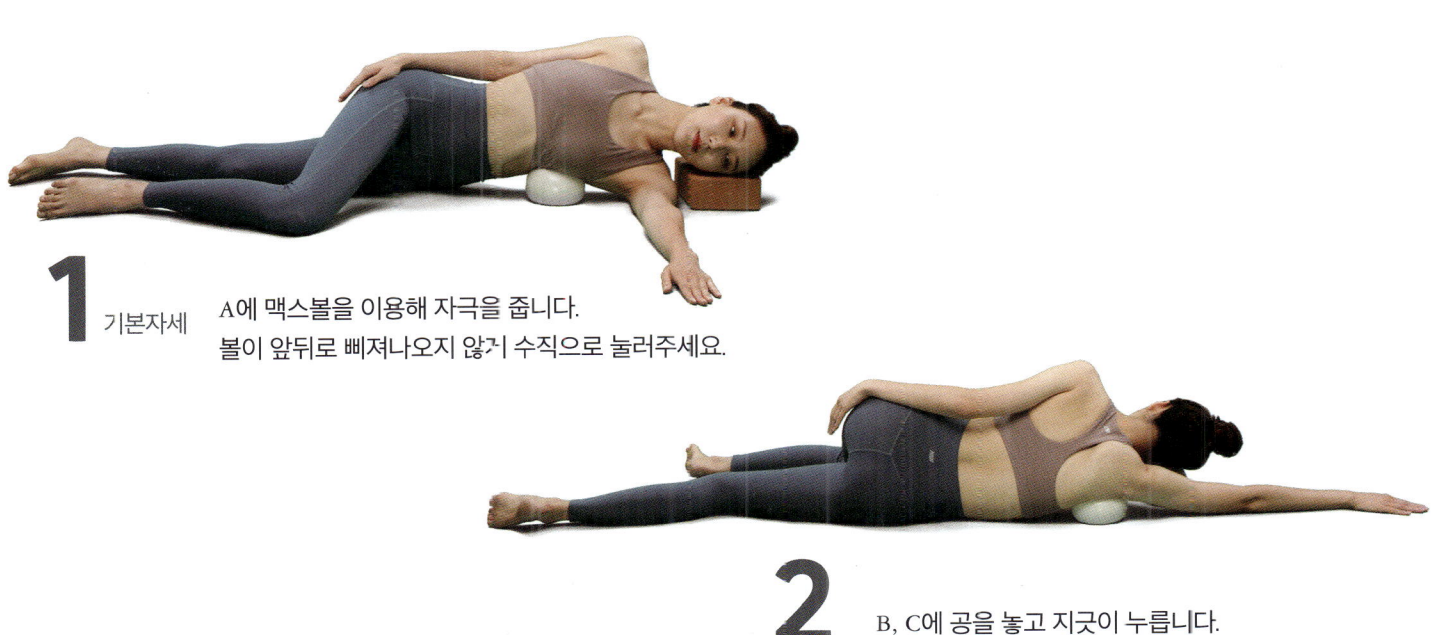

**1 기본자세** A에 맥스볼을 이용해 자극을 줍니다.
볼이 앞뒤로 삐져나오지 않게 수직으로 눌러주세요.

**2** B, C에 공을 놓고 지긋이 누릅니다.

**tip** 노약자의 경우 갈비뼈 골절도 발생할 수 있으니 볼 압력을 0단계 이하로 사용해주세요.
호흡개선 트레이닝인 만큼 흉식호흡에 더욱 집중해 주세요!

# 위 뒤톱니근 상후거근 *serratus posterior superior*

BALLTHERAPY
REHABILITATION
HOME TRAINING

**근육설명** 마름근 아래층에 위치한 위 뒤톱니근은 흡기시 흉곽을 들어올리는 역할을 합니다. 미니볼과 호흡트레이닝을 통해 위 톱니근의 이완을 촉진 할 수 있습니다.

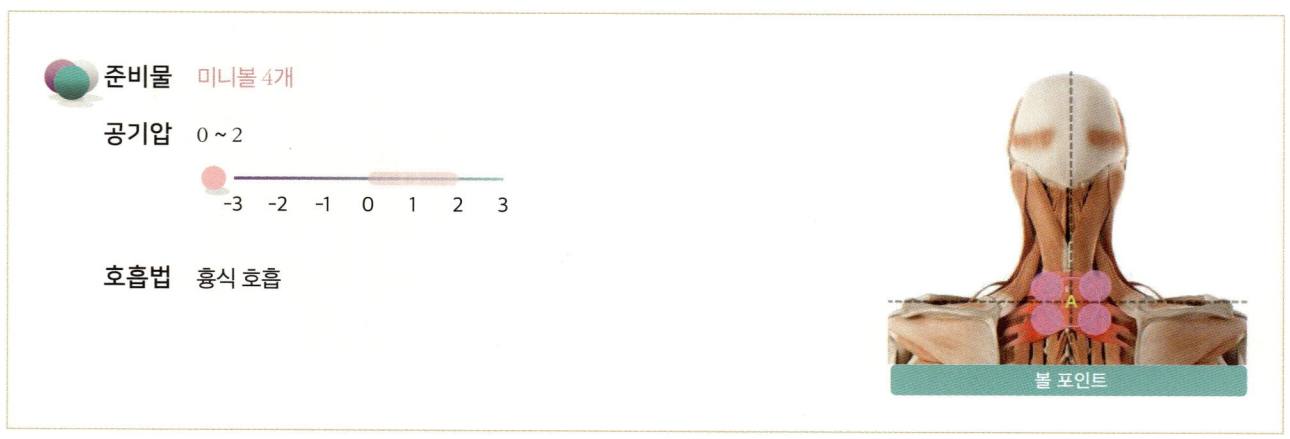

**준비물** 미니볼 4개
**공기압** 0 ~ 2
**호흡법** 흉식 호흡

볼 포인트

## ① 커스텀시퀀스 *custom sequence*

**1** 기본자세

어깨높이인 A부위에 미니볼 4개를 위치해주세요.
척추뼈 양쪽과 어깨뼈 사이에 위아래로 2개씩 위치시켜주세요.

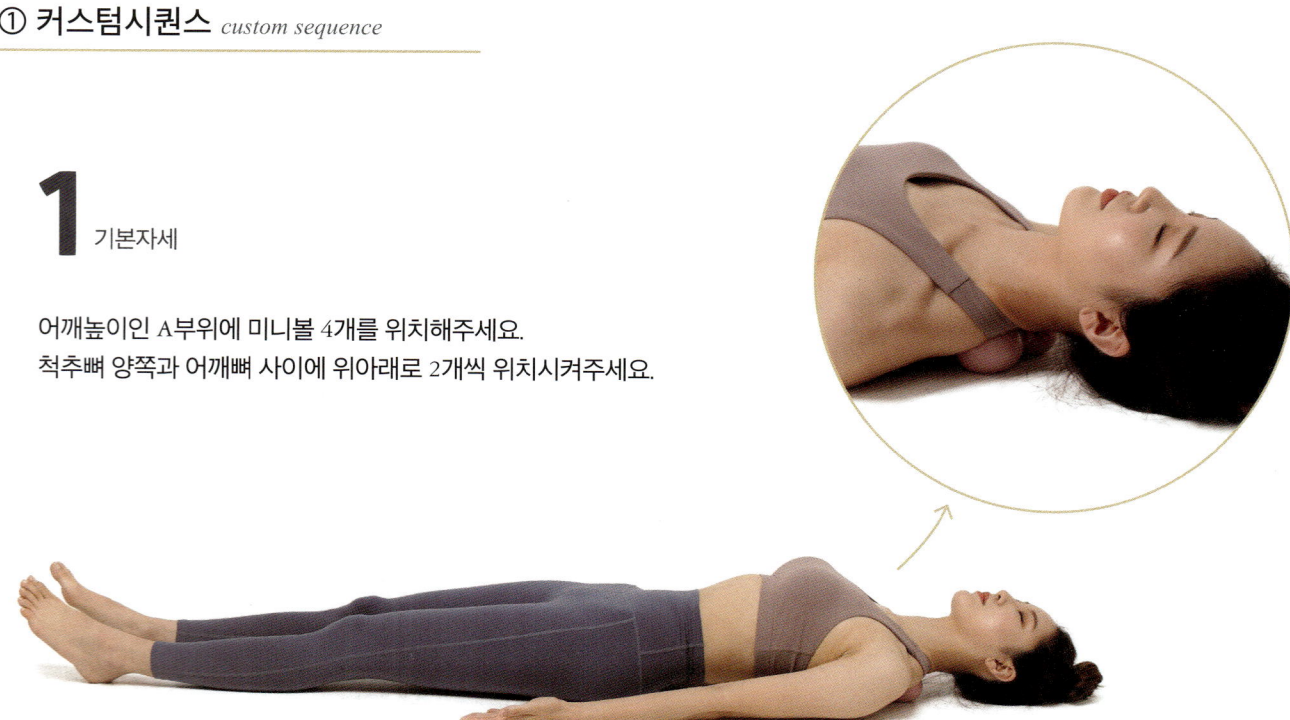

팔을 벌리면 척추 주변의 속근육까지 자극이 전달 됩니다.

# 목빗근 흉쇄유돌근 sternocleidomstoid 스트레칭

**근육 설명** 목회전 스트레칭을 통해 목빗근과 함께 머리널판근의 스트레칭 효과를 기대할 수 있습니다. 목빗근은 호흡시 흉곽움직임에 있어서 보조근육으로 사용되기 때문에 목빗근의 스트레칭은 흉곽의 상하 움즈임에 효과적입니다.

BALLTHERAPY
REHABILITATION
HOME TRAINING

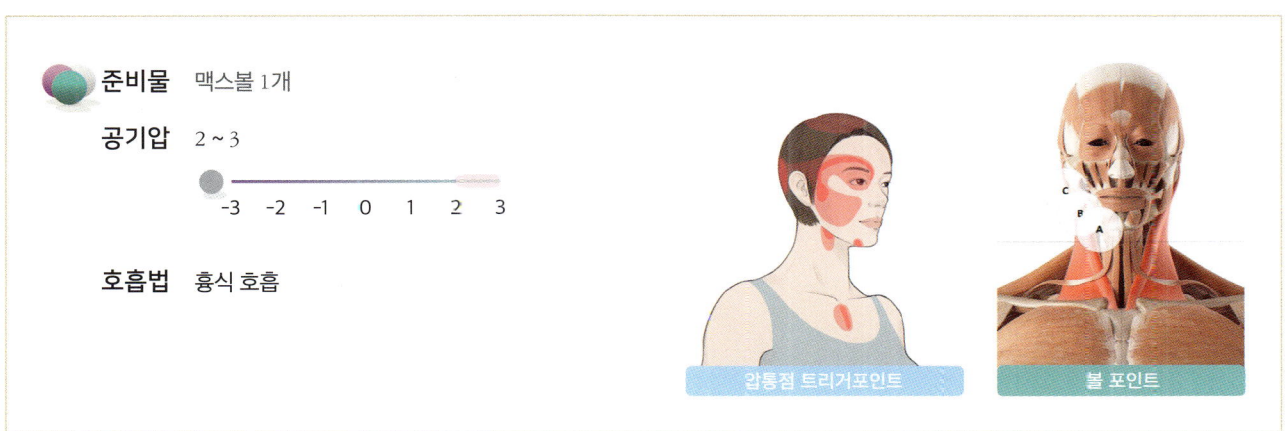

- **준비물** 맥스볼 1개
- **공기압** 2 ~ 3
- **호흡법** 흉식 호흡

압통점 트리거포인트 / 볼 포인트

## ① 커스텀시퀀스 *custom sequence*

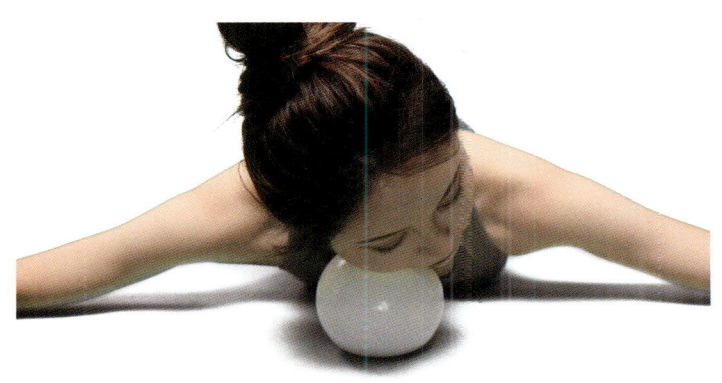

### 1 기본자세

A, B를 가볍기 누르면서 왼쪽, 오른쪽으로 천천히 이동합니다.

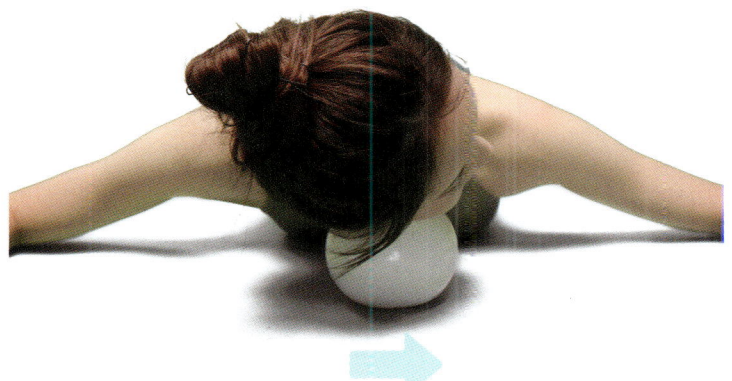

### 2

C 에 공을 위치하고 목을 회전시키면서 공을 가볍게 누릅니다.

**tip** 목에 힘을 빼고, 몸통을 가볍게 화살표 방향으로 움직인다.

# 목갈비근 *사각근 scalene muscles*

**근육 설명** 목갈비근은 대부분 경추에서 시작해 갈비뼈 1, 2번에 붙습니다. 즉, 호흡으로 인한 흉곽움직임시 직접적인 움직임에 관여하는 근육입니다. 목갈비근의 과긴장은 흉곽 움직임을 제한해 호흡능력을 감소시킵니다.

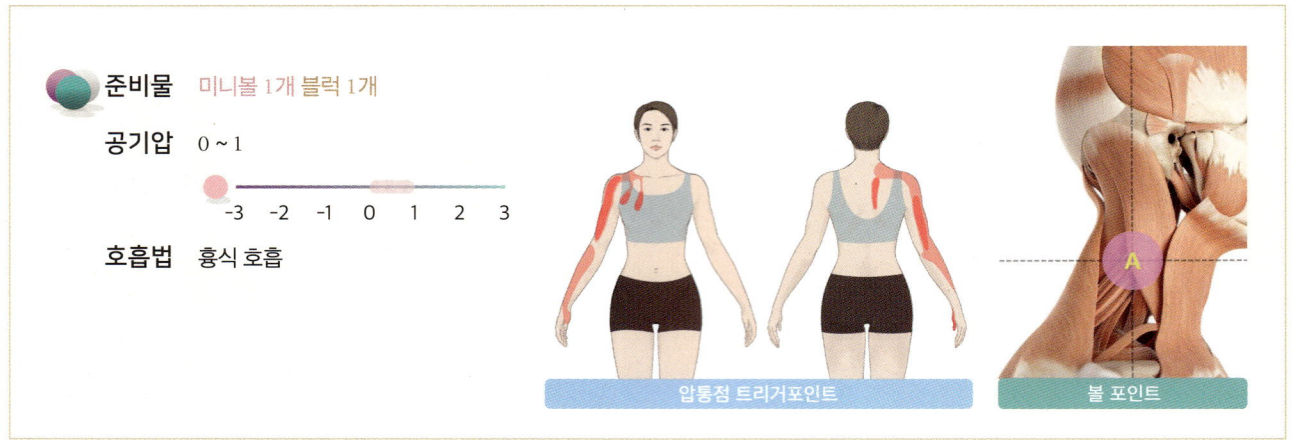

## ① 커스텀시퀀스 *custom sequence*

### 1 기본자세

블럭위에 미니볼을 위치시킨 후, 목뼈 4 - 6번을 중심으로 A 위치를 미니볼로 자극해주세요.

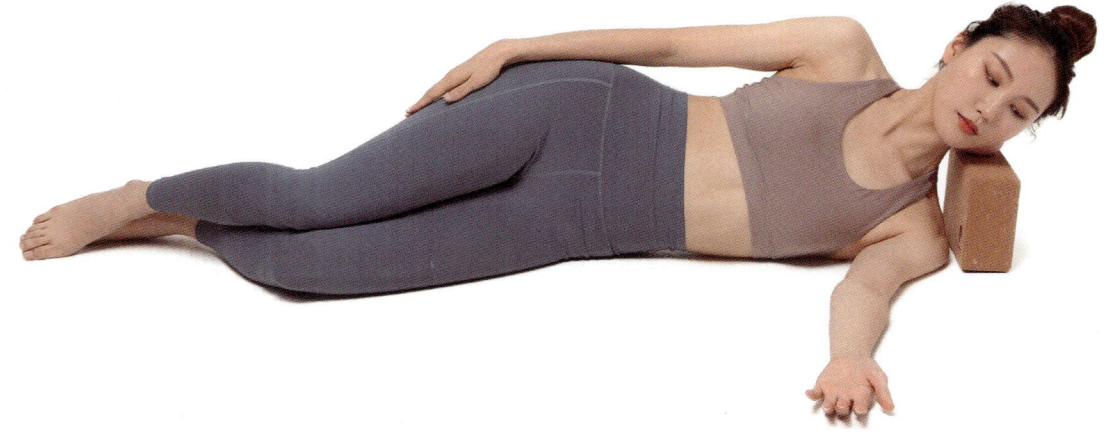

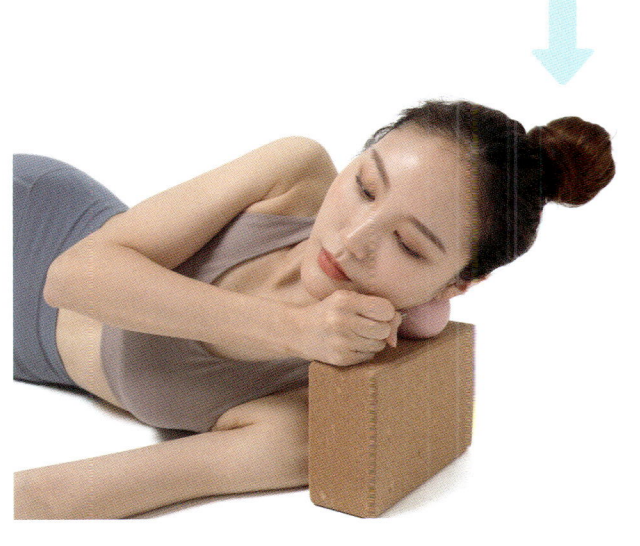

## 2

통증이 심할 경우, ㅁ듐볼과 맥스볼을 이용해도 좋습니다. 턱에 반대편 손을 이용해 단계적으로 자극을 조절해 주세요. 목갈비근 부위는 민감하기 때문에 조심스럽게 볼을 적용해 주세요.

## 참고 문헌

Minseock Kim(2021), Development of a Customized Rehabilitation Program For Improving Physical Function of Breast Cancer Survivors. PhD Thesis, Korea university.

Minseock Kim, Bumchul Yoon(2020), The effects of scapular-oriented myofascial release for biomechanical properties of trapezius and pectoralis major of breast cancer patient with sentinel lymph node dissection and radiotherapy. Archives of physical medicine and rehabilitation, submission(SCI).

Minseock Kim, Minyoung Lee, Minhee Kim, Sejun Oh, Bumchul Yoon(2018), The effectiveness of therapeutic inflatable ball for shoulder function and quality of life breast cancer survivors after Sentinel Lymph Node Dissection. Supportive Care In Cancer, (SCI), published.

Minseock Kim, Minhee Kim, SeJun Oh, BumChul Yoon (2017), Effectiveness of Hollowing and Bracing Strategies with Lumbar stabilization Exercises for Older Adult Women with Nonspecific Low Back Pain: A Quasi-Experimental Study on a Community based Rehabilitation. Journal of Manipulative Physiology Therapeutics (SCIE).

SeJun Oh, Minhee Kim, Minyoung Lee, Jun-Woo Yeom, TaeYeong Kim, Minseock Kim, BumChul Yoon (2017) Effect of aquomanual therapy on pain and physical function of patients with chronic musculoskeletal disorders: A mixed-methods study, European Journal of Integrative Medicine, published (SCIE).

Minseock Kim, Jong-Min Lim, Jungjin Kim, Minhee Kim, Sejun Oh, Woongang Song, Bumchul Yoon(2015) A Pilot Study on the effect of physical activities in water amusement park on stress and depression level of adolescent, Korean Journal of Sports Science, KCI, published.

Sejun Oh, Jong-Min Lim, Yushin Kim, Minseock Kim, WoonGang Song, BumChul Yoon (2014) Comparison of the effects of water- and land-based exercises on the physical function and quality of life in community-dwelling elderly people with history of falling: A single-blind, randomized controlled trial, 60:288-293 (SCI), published.

## 페인프리테라피 소개

체형변형으로 고생하시는 수많은 분들을 겪으면서 신체기능 저하와 만성통증의 본질적 원인을 찾지 못하고 오랜 시간 동안 질환으로 발전시킨다는 것이 매우 안타까웠습니다. 페인프리테르피의 목표는 변형된 체형을 바로 잡아 신체기능 향상과 만성통증 관리하는 것입니다. 체형변형의 원인은 매우 다양합니다. 잘못된 생활습관·외상에 의한 변형·수술적 치료 후 근육 단축·근막유착·심리적 요인 등 다양한 원인에 의해 체형은 변형될 수 있습니다. 또한, 외상성 수술 후 성공적인 수술이터라도 신체의 물리적·구조적 손상에 의해 신체에 무리가 가는 것이 필연적입니다. 성장기 아동·바쁜 현더인·어르신들의 경우에도 신체적 제한은 자연스러운 신체기능에 부담을 주기 때문에 불편함 증가·신체기능 저하·통증 감소 등을 경험할 수 있습니다. 체형교정은 단시간에 해결될 문제가 아닙니다. 꾸준한 관리와 운동이 필수적입니다. 바쁜일상 생활 속에 지속적인 자기관리를 한다는 것은 매우 어려운 일입니다. 페인프리테라피는 체형교정관리에 탁월한 노하우를 보유하고 있습니다. 체형고정·신체기능 향상을 통해 보다나은 삶의 질을 영유할수 있도록 노력할 것과 고객들과 소통하며 만족하실 때까지 끊임없는 노력을 약속을 드립니다.

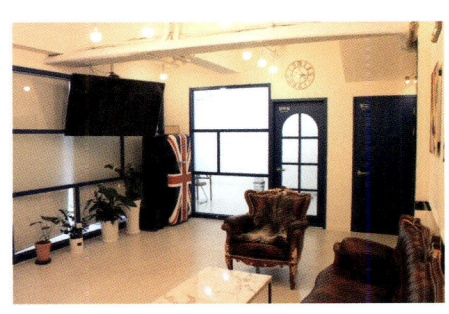
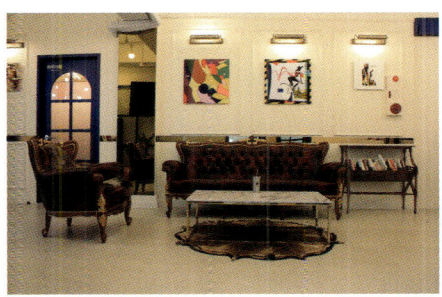
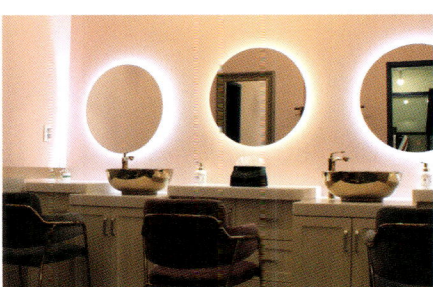
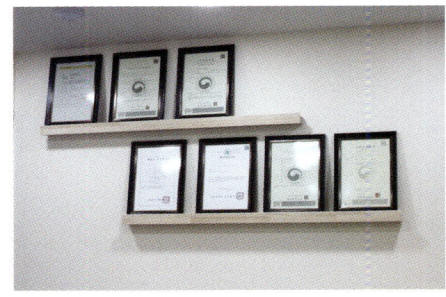
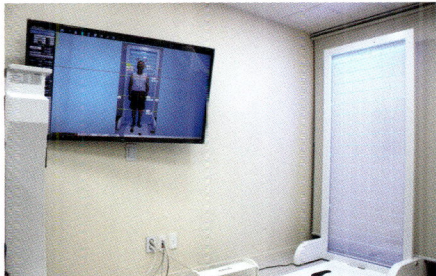
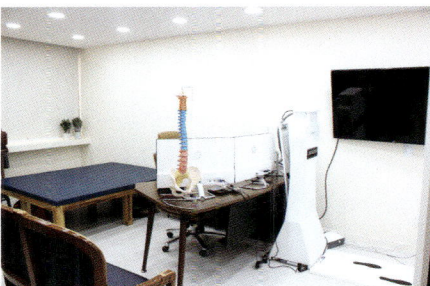
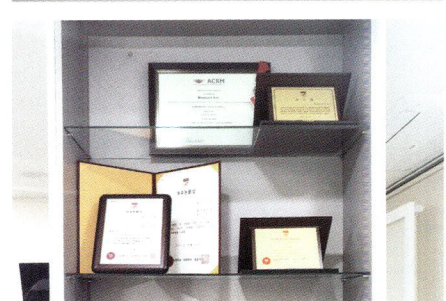

## 페인프리테라피 고객

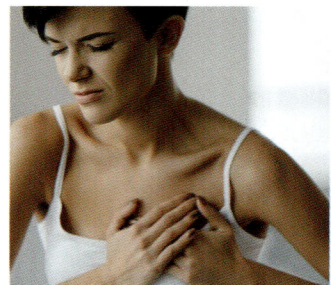
유방암 재활

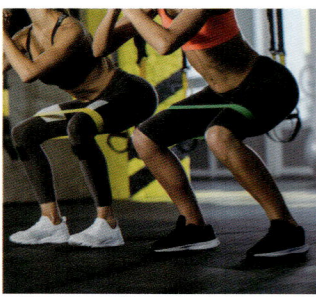
신체기능 향상

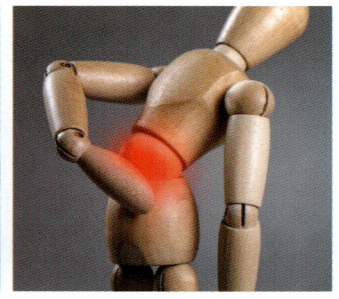
만성통증 관리

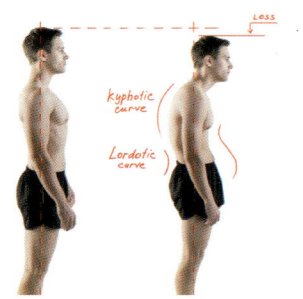
성장기 체형관리

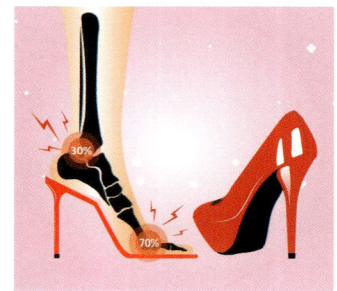
여성통증

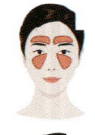 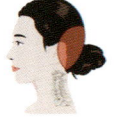
두통

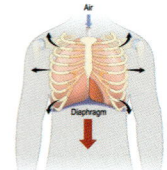
호흡개선

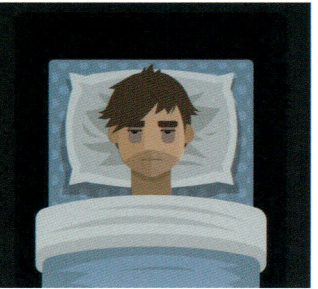
불면증

## 페인프리북스

페인프리북스는 계속 출간됩니다.

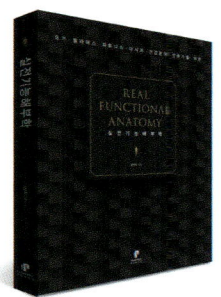

《실전기능 해부학》

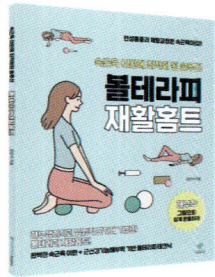

《볼테라피 재활홈트》

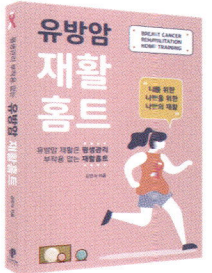

《유방암 재활홈트》

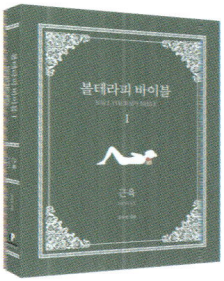

《볼테라피 바이블 근육》

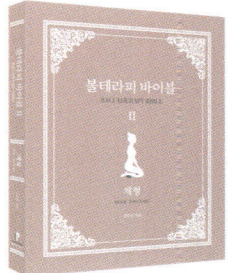

《볼테라피 바이블 계형》

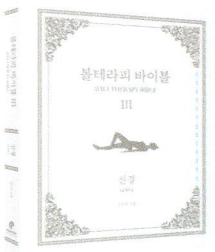

《볼테라피 바이블 신경》

## 볼테라피 재활 전문가 자격증 정보

| | |
|---|---|
| 자격증명 | 볼테라피 재활 필라테스 전문가 1·2·3급 |
| 자격등급 | 1·2·3급· 마스터 |
| 자격교육 기관 | 대한근신경기능재활협회 / 페인프리에듀 |
| 자격발급기관 | 한국직업능력개발원 |
| 민간자격관리기관 | 대한근신경기능재활협회 |
| 민간등록자격증 등록번호 | 2019-003851호 |

## 교육 커리큘럼

| 급수 | 차이점 | 주요 학습내용 | 교재 | 대상 |
|---|---|---|---|---|
| 기본과정 | | 볼테라피 기본원리<br>볼테라피 실습<br>(볼테라피 커스텀 시퀀스 중심으로) | 볼테라피<br>재활홈트 | 일반인 |
| 3급 | 근육학적 접근<br>볼테라피기본 원리<br>기본 해부생리학 | 실전기능해부학<br>기능부전 통증<br>목 어깨<br>허리 골반 무릎 | 볼테라피 바이블<br>근육 | 요가<br>필라테스<br>피트니스<br>물리치료사<br>건강분야전문가 |
| 2급 | 관절학적 접근<br>볼테라피기본 원리<br>기본 해부생리학 | 볼테라피 시퀀스<br>기능부전 통증<br>팔 발목 팔꿈치<br>손목 가슴 | 볼테라피 바이블<br>체형 | 3급 이수자 |
| 1급 | 신경학적 접근<br>볼테라피 기본원리<br>기본 해부생리학 | 볼테라피 시퀀스<br>기능부전 통증<br>등 허리 골반<br>두통 턱 | 볼테라피 바이블<br>신경 | 2급 이수자 |
| 마스터 | 1·2·3급 통합 활용능력 | 볼매뉴얼 / 체형분석 및 측정능력<br>/ 운동프로그램 구성능력 배양 | | 1급 이수자 |

## 학습 목표

| 급수 | 목표 | 시간 |
|---|---|---|
| 3급 | 볼테라피 재활 전문가로써 볼 활용능력을 보유하며 근육학적 관점에서 주요 근육에 대한 만성근골격계 질환 예방과 관리의 보조 실무자로써 능력을 갖춘 초급 수준 | 32시간 |
| 2급 | 볼테라피 재활 전문가로써 볼 활용능력을 보유하며 체형변형 관점에서 주요 관절과 근육에 대한 만성 근골격계 질환 예방과 관리의 실무자로써 능력을 갖춘 중급 수준 | 32시간 |
| 1급 | 볼테라피 재활 전문가로써 볼 활용능력을 보유하며 신경관절 근육에 대한 만성 근골격계 질환 예방과 관리의 실무자르써 능력을 갖춘 고급 수준 | 32시간 |
| 마스터 | 볼테라피 재활 전문가로써 체형분석 및 측정능력과 볼 활용능력을 통해 운동프로그램 구성능력을 갖춘 최고등급 전문가 | 32시간 |

· 교육 일정과 커리큘럼은 학습능력에 따라 유동적일 수 있습니다.
· 볼테라피 재활 전문가 전용 페인프리볼과 교자 구매와 교육문의
　☎ 032-872-7555　· 010-2544-7555
· 홈페이지
　http://www.painfreedu.co.kr/
　http://www.painfreetherapy.co.kr/